増刊 レジデントノート
Vol.12-No.2

心電図の読み方, 診かた, 考え方

重要症例で学ぶ

池田隆徳／編

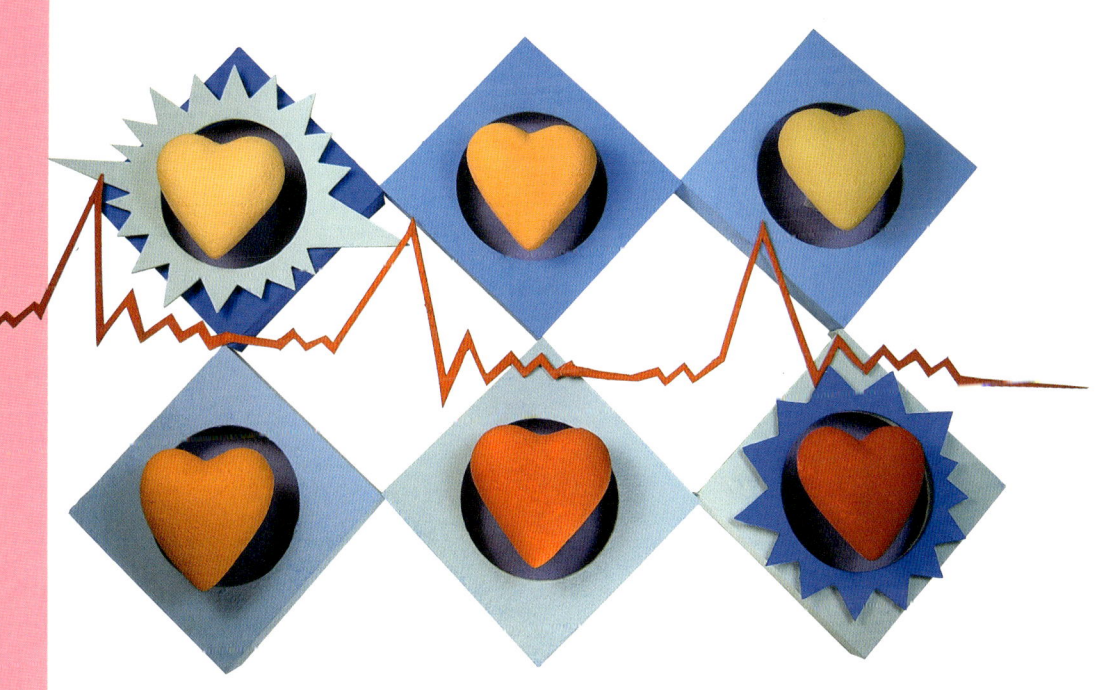

羊土社
YODOSHA

謹告

　本書に記載されている診断法・治療法に関しては，発行時点における最新の情報に基づき，正確を期するよう，著者ならびに出版社はそれぞれ最善の努力を払っております．しかし，医学，医療の進歩により，記載された内容が正確かつ完全ではなくなる場合もございます．

　したがって，実際の診断法・治療法で，熟知していない，あるいは汎用されていない新薬をはじめとする医薬品の使用，検査の実施および判読にあたっては，まず医薬品添付文書や機器および試薬の説明書で確認され，また診療技術に関しては十分考慮されたうえで，常に細心の注意を払われるようお願いいたします．

　本書記載の診断法・治療法・医薬品・検査法・疾患への適応などが，その後の医学研究ならびに医療の進歩により本書発行後に変更された場合，その診断法・治療法・医薬品・検査法・疾患への適応などによる不測の事故に対して，著者ならびに出版社はその責を負いかねますのでご了承ください．

序

　現在，大学病院でレジデントや若手臨床医の教育の一部を担当しているが，心電図は苦手だ，読み方がよくわからない，という声をよく耳にする．この原因として，心電図は心エコーや冠動脈造影などの画像検査と違って，異常を目で見て確かめることができないことが影響しているのかもしれない．しかし，心疾患の診断は，たった1枚の心電図から始まるといっても過言ではない．心疾患に限らず，他の内科疾患の診断においても心電図は必要な検査のひとつであることが多く，また外科的治療を受ける患者においては術前検査として心電図は必ず記録される．突然死をきたす疾患のなかには，心電図さえ記録しておけば，それを未然に防げるものも少なくはない．

　好きこそ物の上手なれと昔からよくいうが，「心電図は面白い」と自分に暗示をかけて，その扉を開けて一歩進むと，非常に多くの面白さを秘めた世界がこの心電図にはある．また，心電図は考え方によっていくつかの解釈ができるため，理論立てて十分に説明ができれば，レジデントでも上級医と十分にディスカッションすることができる．心電図を理解する上で1ついえることは，レジデントの頃は検査技師や看護師にまかせきりにしないで，なるべく自分で心電図をとることである．電極の付け間違いや肋間の違いによる心電図変化など，学ぶべきことはたくさんある．ぜひ，率先してとることを勧める．

　レジデントに心電図をもっと理解してほしいという願いをこめて，この度レジデントノート増刊号として「心電図の読み方，診かた，考え方」を発刊することを企画した．本書は，好評であったレジデントノート本誌2007年6月号（特集「研修医のための心電図のよみ方入門」）をベースにしている．「心電図が好きになる！」，「心電図がきっと読めるようになる！」を目標に，心電図の読み方・診かたを前誌よりもさらにかみ砕いて解説している．文章は短くし，心電図を大きくして，図を多用するなど，視覚的に受け入れやすいように工夫した．第1章では「心電図の読み方入門」として，これから心電図を学ぶレジデントに心電図の基本を徹底的に分かりやすく解説しており，心電図判読のための扉と位置づけている．第2章では「症例からみた心電図の読み方【基本編】」として，前期レジデントに役立ち，また，臨床で遭遇することの多い症例を選定して，心電図の読み方のポイントを解説している．第3章では「症例からみた心電図の読み方【アドバンス編】」として，後期レジデントや非循環器専門医にも役立つ症例の解説を行っている．このように個々のレベルに応じて心電図診断のスキルアップができるような構成にもなっている．

　ぜひ，本書を十分にご活用していただき，心電図の読みが得意になり，将来は心電図診断のエキスパートになっていただければ，企画した者としてはこの上ない喜びである．

2010年2月

池田　隆徳

増刊 レジデントノート
Vol.12-No.2

心電図の読み方，診かた，考え方
重要症例で学ぶ

序 ……………………………………………………………………… 池田隆徳　3（177）

第1章　心電図の読み方入門

1. 心電図のとり方と読み方の基本－A）とり方の基本 ……… 池田隆徳　10（184）
2. 心電図のとり方と読み方の基本－B）読み方の基本 ……… 池田隆徳　17（191）
3. どこまでを正常と読むべきか ………………………………… 丹野　郁　26（200）
4. 心電図所見の記載のしかたのポイント ……………………… 芦原貴司　35（209）
5. 見逃してはいけない異常波形－A）健常者において ……… 難波経豊　43（217）
6. 見逃してはいけない異常波形－B）心疾患を有する患者において
　　………………………………………………………………… 難波経豊　52（226）
7. 12誘導以外の心電図－A）運動負荷心電図 ………………… 笠巻祐二　59（233）
8. 12誘導以外の心電図－B）ホルター心電図 ………………… 笠巻祐二　64（238）
9. 不整脈の種類と解釈のしかた ………………………………… 池田隆徳　71（245）
10. 不整脈をきたす病態の理解－A）冠動脈疾患
　　………………………………………………… 吉岡公一郎，網野真理　83（257）

11. 不整脈をきたす病態の理解 – B) 特発性心筋症
　　　　　　　　　　　　　　　　　　　　　　　吉岡公一郎, 網野真理　89 (263)

12. 不整脈をきたす病態の理解 – C) 心電図症候群（WPW 症候群, Brugada 症候群, QT 延長症候群, QT 短縮症候群）
　　　　　　　　　　　　　　　　　　　　　　　吉岡公一郎, 網野真理　94 (268)

第 2 章　症例からみた心電図の読み方【基本編】

I　心電図波形からみた不整脈診断

1. 健常者でみられたどこかおかしい心電図 → 電極の付け間違い
　　　　　　　　　　　　　　　　　　　　　　　吉岡公一郎, 網野真理　100 (274)

2. P 波が欠落する不整脈 → 洞停止 …………吉岡公一郎, 網野真理　105 (279)

3. QRS 波が脱落する不整脈 → 高度房室ブロック ………難波経豊　109 (283)

4. P 波と QRS 波の数が等しい房室ブロック → 等頻度性房室解離
　　　　　　　　　　　　　　　　　　　　　　　　　　　難波経豊　112 (286)

5. RR 間隔が不規則な不整脈 → 発作性心房細動 ………大野則彦　115 (289)

6. 鋸歯状波がみられる頻拍 → 通常型心房粗動 …………大野則彦　120 (294)

7. QRS の後ろに逆行性 P 波を認める発作性上室頻拍
　　→ WPW 症候群に起因する頻拍 ……………石田明彦, 八木哲夫　126 (300)

8. P 波がはっきりしない発作性上室頻拍 → 房室結節リエントリーに起因
　　　　　　　　　　　　　　　　　　　　　　　佐藤弘和, 八木哲夫　131 (305)

9. wide QRS 波を示す早期収縮 → 変行伝導を伴った心房期外収縮
　　　　　　　　　　　　　　　　　　　　　　　　　　　大野則彦　136 (310)

10. 陳旧性心筋梗塞に合併した wide QRS 頻拍 → 単形性心室頻拍
　　　　　　　　　　　　　　　　　　　　　　　　　　　吉田明弘　140 (314)

11. 頻拍レートが遅い心室頻拍 → 促進型心室調律 ………吉田明弘　145 (319)

II　心電図変化からみた臨床診断

1. 胸痛を伴う先鋭 T 波 → 急性心筋梗塞発症早期 …………原　久男　149 (323)

2. ST 低下を示す心筋梗塞 → 心内膜下心筋梗塞 ……………………岡山英樹　153 (327)

3. ST 上昇を示す狭心症 → 冠攣縮性狭心症 ……………………………原　久男　158 (332)

4. 非特異的な ST-T 異常 → 拡張型心筋症 ………………………………原　久男　163 (337)

5. 巨大陰性 T 波を示す心肥大 → 心尖部肥大型心筋症 ………笠巻祐二　168 (342)

6. 全誘導での ST 上昇 → 急性心膜炎 ……………………………………岡山英樹　171 (345)

7. 前胸部誘導で凸型の ST 上昇 → Brugada 症候群
　　　　　　　　　　　　　　……………………………………志賀　剛，鈴木　敦　175 (349)

8. 抗不整脈薬服用後の QT 時間延長 → 二次性 QT 延長症候群
　　　　　　　　　　　　　　　　　　　　　　　　　………………志賀　剛　179 (353)

第3章　症例からみた心電図の読み方【アドバンス編】

I　心電図波形からみた不整脈診断

1. ２枝ブロック患者で生じた失神発作 → 発作性房室ブロック
　　　　　　　　　　　　　　　　　　　　　　　　　………………芦原貴司　183 (357)

2. RR 間隔が等しい細動波を認める高度徐脈
　→ 完全房室ブロックを伴う心房細動 ………………………………芦原貴司　187 (361)

3. 不規則な wide QRS 頻拍 → 心房細動を合併した WPW 症候群
　　　　　　　　　　　　　　……………………………………志賀　剛，鈴木　敦　191 (365)

4. 長い R-P′ を示す上室性頻拍症 → 心房頻拍症
　　　　　　　　　　　　　　……………………………………山科順裕，八木哲夫　195 (369)

5. 規則的な wide QRS 頻拍 → 変行伝導を伴った発作性上室性頻拍
　　　　　　　　　　　　　　　　　　　　　　　　　………………丹野　郁　200 (374)

6. 右脚ブロック型・上方軸を示す wide QRS 頻拍 → 特発性心室頻拍
　　　　　　　　　　　　　　　　　　　　　　　　　………………吉田明弘　204 (378)

II　心電図変化からみた臨床診断

1. 右側胸部誘導で ST 上昇を示す心筋梗塞 → 右室梗塞 ……岡山英樹　207 (381)

2. 広範囲の急性心筋梗塞に類似した心電図 → たこつぼ心筋症
   ·· 笠巻祐二　211（385）

3. QRS波終末部にみられるε波と右室の拡大 → 不整脈原性右室心筋症
   ·· 池田隆徳　215（389）

4. 運動中に生じる若年者の頻拍症 → カテコラミン誘発性多形性心室頻拍
   ·· 丹野　郁　220（394）

5. QRS波終末部にみられるJ波と原因不明の失神発作 → 特発性心室細動
   ·· 池田隆徳　224（398）

● 索　引 ·· 228（402）

Color Atlas

● 第3章 II-3）QRS波終末部にみられるε波と右室の拡大 → 不整脈原性右室心筋症

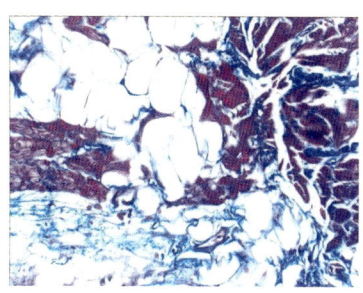

図5　不整脈原性右室心筋症患者の右室心筋生検像（アザン染色×200）．p.218参照

■ 執筆者一覧

■ 編　集

池田隆徳	杏林大学医学部　第二内科・不整脈センター

■ 執筆（掲載順）

池田隆徳	杏林大学医学部　第二内科・不整脈センター
丹野　郁	昭和大学医学部　内科学講座　循環器内科学部門
芦原貴司	滋賀医科大学　呼吸循環器内科・不整脈センター
難波経豊	姫路獨協大学　臨床工学科
笠巻祐二	日本大学医学部　内科学系循環器内科学分野
吉岡公一郎	東海大学　循環器内科
網野真理	東海大学　循環器内科
大野則彦	日本医科大学　千葉北総病院　循環器内科
石田明彦	仙台市立病院　循環器内科
八木哲夫	仙台市立病院　循環器内科
佐藤弘和	仙台市立病院　循環器内科
吉田明弘	神戸大学大学院医学研究科　内科学講座　循環器内科学分野　不整脈先端治療学部門
原　久男	東邦大学医療センター　大橋病院　循環器内科
岡山英樹	愛媛大学付属病院　脳卒中・循環器病センター
志賀　剛	東京女子医科大学　循環器内科
鈴木　敦	東京女子医科大学　循環器内科
山科順裕	仙台市立病院　循環器内科

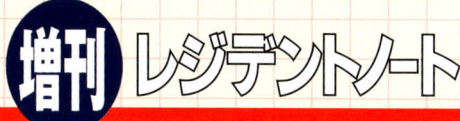

心電図の読み方, 診かた, 考え方

重要症例で学ぶ

第1章 心電図の読み方入門

1. 心電図のとり方と読み方の基本
― A）とり方の基本

池田隆徳

> ● Point
> ・心電計には，3あるいは6チャネルごとに記録するものと12チャネル同時に記録できるものがある．
> ・12誘導心電図をとるときは，まず（四）肢誘導を記録してから胸部誘導を記録する．
> ・心電図ノイズの主な原因は，筋電図，電極皮膚間の接触不良，交流電流の混入である．

はじめに

　心電図検査には，12誘導心電図，運動負荷心電図，ホルター心電図，モニター心電図，イベントレコーダーがある．運動負荷心電図とホルター心電図は，生理機能検査室の臨床検査技師が中心となって行われる検査である．モニター心電図は，病棟の看護師が管理するものであり，イベントレコーダーは患者主導型の装置といえる．レジデントが実際に記録することが多いのは，やはり12誘導心電図である．

　ここでは主に12誘導心電図のとり方の基本について解説する．12誘導心電図のとり方をしっかりと理解していれば，モニター心電図などの簡易な心電図をとることは容易である．

1. 心電計の種類

　12誘導を記録するための心電計には，3チャネルあるいは6チャネルごとに記録するものから12チャネルを同時に記録できるものまである．12チャネル同時記録の心電計は，生理機能検査室にしか置いていないことが多く，レジデントが病棟で記録するのに用いるのは，6チャネルもしくは3チャネルの心電計である．6チャネルで記録した健常成人の12誘導心電図を図1に示した．

　最近は，ほとんどが自動心電計となっているが，手動心電計を使用するときには，かならずその前に現在の設定条件について確認する必要がある〔第1章-2）のp.17参照〕．

2. 心電図記録に必要な器具

　準備するものは，心電計のほかには，（四）肢誘導と胸部誘導の記録用の電極，誘導コード，それに電極装着用のペースト（ケラチンクリーム）である（図2）．ペーストは，皮膚の電気的抵抗を少なくするために使われる．アースコードについては，最近の心電計ではアース配線が電源コードに内蔵されており，使用しなくてもきれいな心電図を記録することができる．しかし，旧式の心電計ではアースコードを専用の接地端子につないで，交流電流（ハム雑音）をとらなければならない．また，最近の心電計の電源プラグは三方式であるが，病院によっては壁に設けられているコンセントが二方式のことがあるため，この場合もアースコードが必要となる．

　四肢電極ははさみ式，胸部電極はスポイト式が一般的である．しかし，ICUあるいはCCUなど

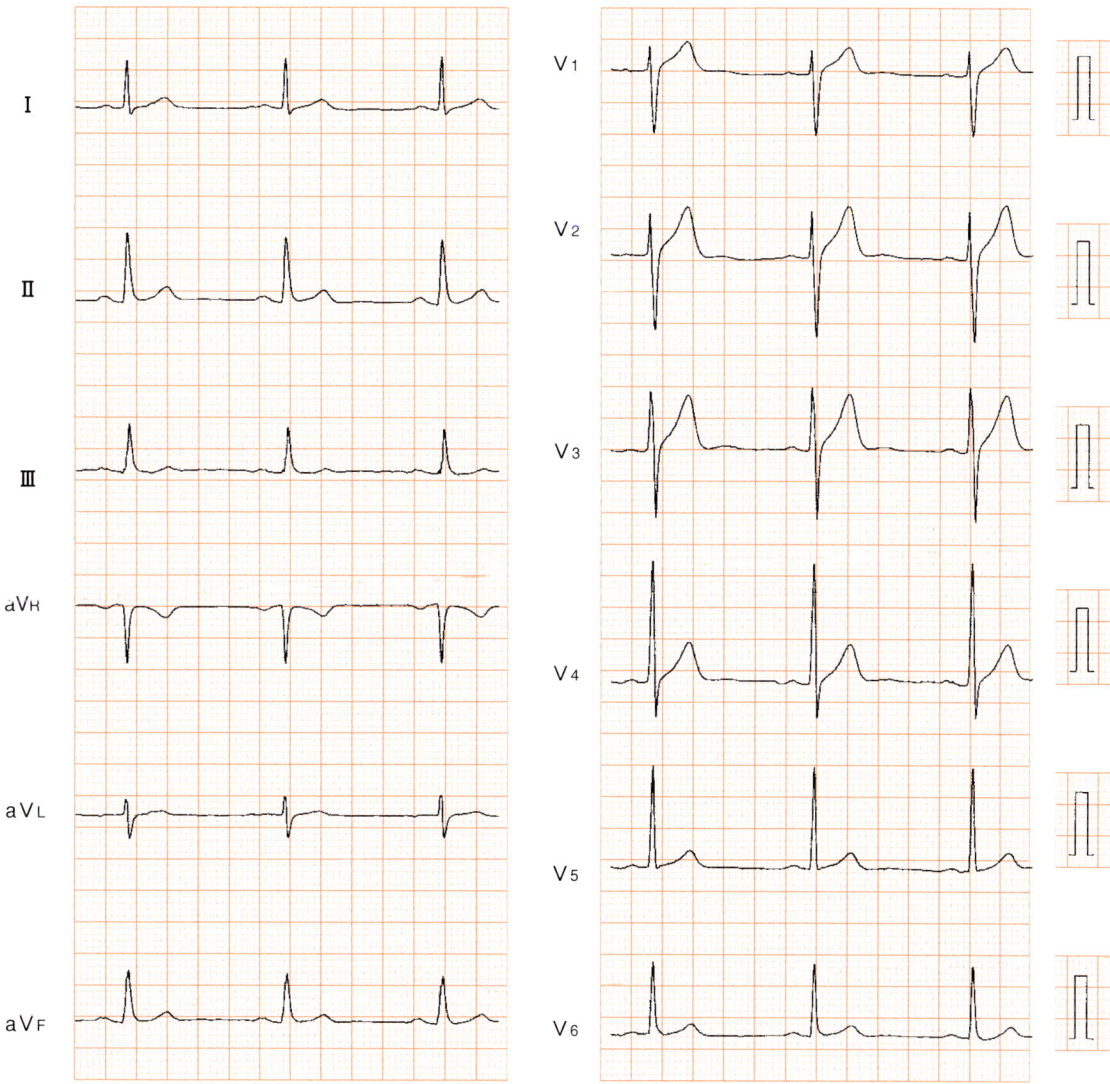

図1　健常成人で記録された12誘導心電図

で頻回に心電図を記録する場合は，粘着式の貼り付け電極を用いることもある．四肢の電極は（四）肢誘導（Ⅰ・Ⅱ・Ⅲ・aV$_R$・aV$_L$・aV$_F$）の記録に使われ，胸部の電極は胸部誘導（V$_1$・V$_2$・V$_3$・V$_4$・V$_5$・V$_6$）の記録に使われる．

3. 12誘導心電図のとり方

　患者を静かに寝かせ，電極を四肢と胸部に付ける．記録する時は患者に力を抜いて筋肉の緊張を和らげるように指導する．緊張していると筋電図が混入してしまい，きれいな心電図を記録することができない．

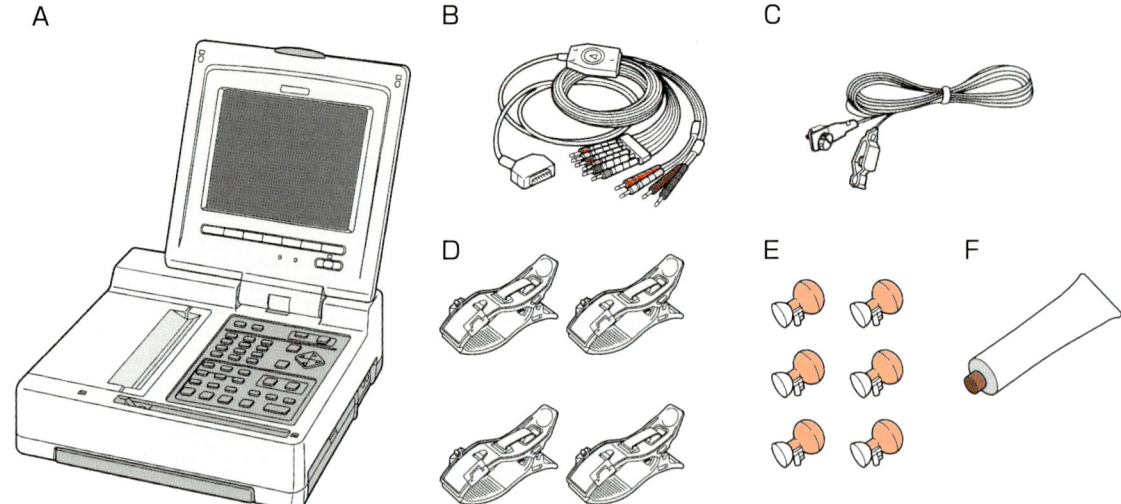

図2　12誘導心電図の記録セット
A：心電計，B：誘導コード，C：アースコード，D：四肢電極（はさみ式）4個，E：胸部電極（スポイト式）6個，F：ケラチンクリーム

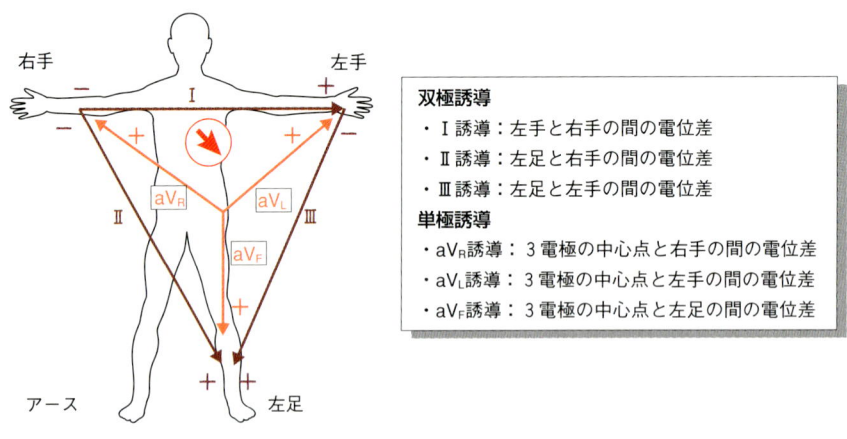

図3　（四）肢誘導の原理とその概略
矢印は心臓の電気軸の方向を表す

1 （四）肢誘導

　四肢の手首と足首に，赤電極（右手首），黄電極（左手首），緑電極（左足首），黒電極（右足首）を付ける．黒電極は心電図の記録には直接関係しないが，記録にあたって混入する交流電流の除去や，人体の安全性を高めるために有用なアースとしての役割を担う．肢誘導は，双極誘導（I・II・III）と単極誘導（aV_R・aV_L・aV_F）に分けられる．双極誘導は，2点間の電位差を求めることで得られるものである．単極誘導は，双極誘導の記録に利用される赤・黄・緑電極の中心点（不関電極）と各電極装着点の電位差を記録することで得られるものである（図3）．不関電極は，心電計のなかで構成されて利用されるので，双極誘導の電極のように直接手で触ることはできない．

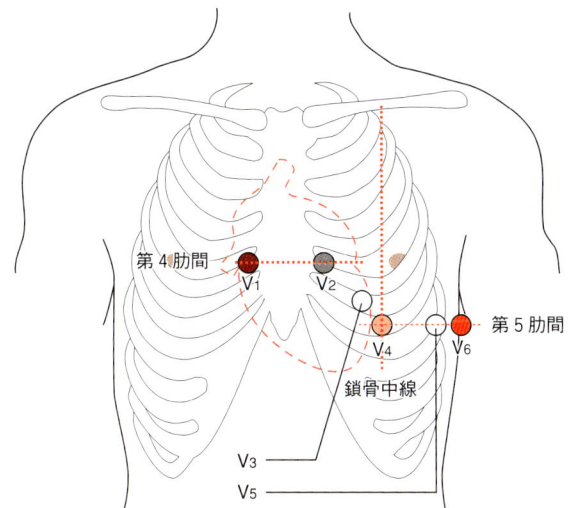

図4　胸部誘導（単極誘導）の電極の位置

2 胸部誘導

　胸部誘導は，すべて単極誘導，すなわち不関電極と電極装着点の電位差で記録されるものである（図4）．不関電極には，四肢の単極誘導の記録で使われる赤・黄・緑電極の中心点が用いられる．そのため，胸部誘導の記録には，四肢電極をかならず装着しなければならない．この原理から分かるように，四肢電極の装着なしに胸部誘導を記録することはできない．

　電極を装着するときのポイントは，まず胸骨を挟んで左右の第4肋間に赤電極（V_1）と黄電極（V_2）を付け，次に茶電極（V_4）を第5肋間鎖骨中線上の点に付ける．そして，V_2とV_4の中間に緑電極（V_3）を付け，黒電極（V_5）と紫電極（V_6）はV_4から垂直におろした点で付けるようにすると素早く装着できる．

4. モニター心電図のとり方

　モニター心電図は，2点間の電位差を求める双極誘導の原理を用いて記録するもので，単一誘導のみの心電図を描写する．電極の装着は，12誘導心電図のように四肢に付けるのではなく，胸部前面に付ける．使用する電極の数は3つである．ただし，1つは不関電極として使用される．電極の色は，赤・黄・緑のものと赤・黄・黒のものがある．いずれの場合も，どの電極を不関電極として使用するかを任意に選択することができる．

　貼り付ける3つの電極の位置は近接しない方がよく，少なくとも10 cm以上の間隔をあけたほうがきれいな心電図を記録することができる．一般に，電極は胸部上部の左右と胸部下部の左に付けることが多い（図5）．モニター心電図の基本誘導はⅡ誘導とされているため，この場合，記録に利用されるのは胸部上部右と胸部下部左に付けた電極である．

5. 心電図のとり方に関する素朴な疑問

1 標準心電図の誘導数はなぜ12誘導なのか？

　心拍数のモニタリングあるいは心房細動や心室期外収縮などの簡単な不整脈の発現を監視するなら，モニター心電図のような1つの誘導の心電図でも構わない．しかし，12誘導で心電図を記録す

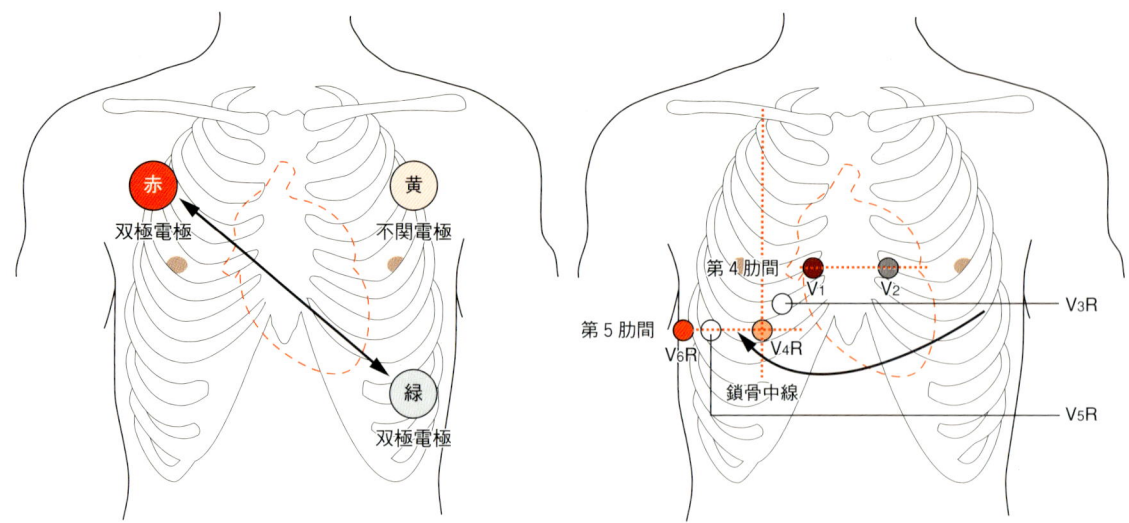

図5 モニター心電図（双極誘導）の電極の一般的な位置
矢印は双極電極の関係を表す

図6 右側胸部誘導の電極の位置
矢印は通常の左側位置からの移動を表す

ると，P波，QRS波，ST部分，T波などの波形診断により，不整脈の発現のみならず，虚血性心疾患や心肥大などの病態診断や傷害領域の部位診断，電解質異常，薬物の効果判定にも応用できる．また，鑑別を要する頻脈性不整脈の診断においても，誘導数が12もあるので，総合的な判断により診断が可能になることも多い．このように，心電図は誘導数が多いほど多くの情報をもたらしてくれる．しかし，12誘導よりもっと多くの誘導数を標準にすると，今度は心電図をとり付けるのが煩雑となり，検査時間も長くなり，日常臨床における診断装置としての活用性が低下する．

心電図の歴史において12誘導が標準となって50年以上経過するが，12よりも多くの誘導数の記録が一般的となっていない現状を考えると，12誘導の記録というのは「情報量」と「利便性」の両者を天秤にかけて，ちょうど釣り合いのとれた数なのかもしれない．

2 右側胸部誘導を記録するのはどういうときか？

右側胸部誘導の記録が行われるのは，急性心筋梗塞で下壁梗塞と診断された場合と，内臓逆位症（胸腹部の臓器の位置が左右逆となる先天異常）が疑われた場合である．

下壁梗塞で記録するのは下記の理由による．

下壁領域の主な灌流血管は右冠動脈である．右冠動脈は右室心筋を灌流する右室枝を出したあと，下壁領域および房室接合部領域を灌流する．右冠動脈の近位部の閉塞で梗塞が生じると，（左室）下壁梗塞のみならず右室梗塞もきたす．右室梗塞の診断は，胸壁の左に電極をつける通常の胸部誘導では診断することができない．右側胸部誘導が診断にとって重要な役割を担うことになる．心筋梗塞の診断で右側胸部誘導を記録する場合は，V_1とV_2誘導は通常の位置とし，V_3～V_6誘導を通常とはまったく反対の位置にするのが一般的である（図6）．

内臓逆位症については，心臓の位置も他の臓器と同じように反対，すなわち胸腔内のやや右側に位置するため，胸部誘導の付ける位置も当然のことながら通常と反対にしなければならない．内臓逆位症では，V_1とV_2誘導の位置も通常と反対の位置に付けることが多い．

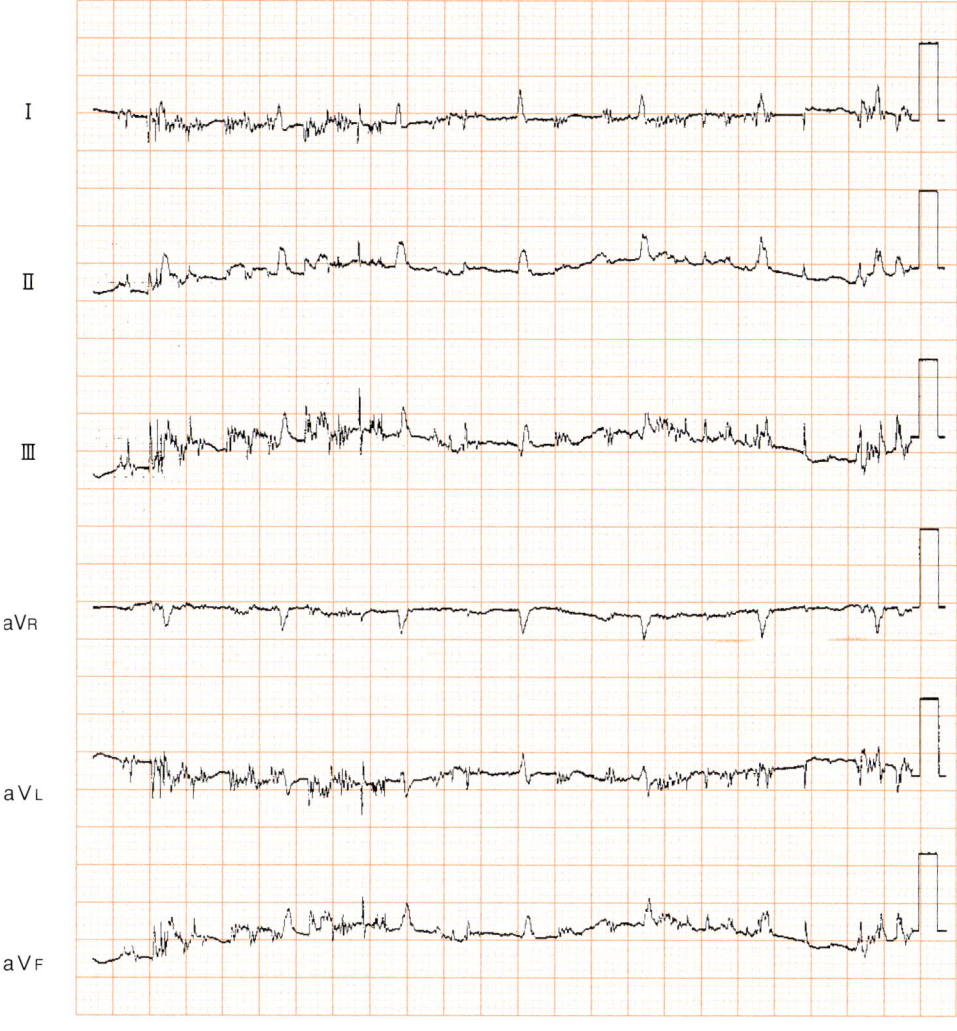

図7　筋電図が混入した健常者の心電図（肢誘導）
　　　細かくて不連続なギザギザした波形を呈するのが特徴である

3 心電図にノイズが混入する原因は？

　　　心電図ノイズの主な原因は，筋電図，電極皮膚間の接触不良，外部からの交流電流の混入である．

　患者の四肢筋肉の緊張で筋電図が混入すると，基線がギザギザあるいは震えたような波形になってP波を認識できなくなり，本来ならシャープなQRS波までもが判別しづらくなってしまう（図7）．基線のギザギザを心房細動と誤診してしまうレジデントがいるが，心房細動のようにRR間隔がバラバラにならないので鑑別は可能である．患者をリラックスさせて，筋肉の緊張をほぐす以外に除去する方法はない．

　電極皮膚間の接触不良は，胸部誘導においてみられやすい（図8）．心電図の基線が大きくドリフトする場合は，電極皮膚間の接触不良である可能性が高い．まず電極が皮膚に完全に密着しているかを確認し，不十分な場合はペーストクリームを付け再度付け直す．交流電流の混入については，アースがとれていないのが一番の原因であるため，アースの状態を確認する．心電計の近くに交流電流を発する医療機器がある場合は，それを離してから記録する．

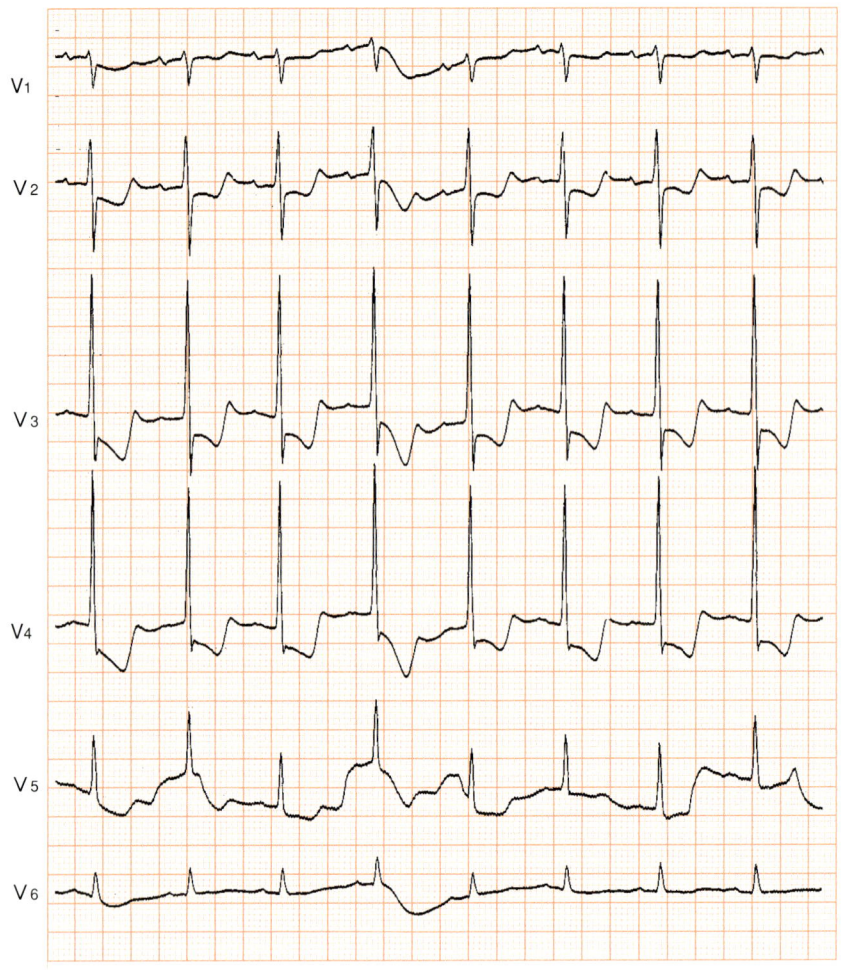

図8　電極皮膚間の接触不良（胸部誘導）
心電図波形がドリフトするのが特徴である

おわりに

　心電図をうまくとれなければ，正しい心電図診断を行うことができない．レジデントの頃は人まかせにせず，積極的に自分で記録し，記録した後はかならず診断するうえで問題ない心電図であるかを確認する必要がある．

プロフィール

池田隆徳（Takanori Ikeda）
杏林大学医学部第二内科・不整脈センター　教授．
詳細は編者プロフィール（p.230）を参照．

第1章 心電図の読み方入門

2. 心電図のとり方と読み方の基本
― B）読み方の基本

池田隆徳

● Point ●

- 心電図を読むときは，記録条件を確認してから，調律，電気軸，波形の順で読む．
- 典型的な正常心電図をまず覚え，正常にもバリエーションがあることを理解する．
- 調律診断は，刺激伝導系を介した心臓内の電気の流れを理解すると容易になる．
- 波形診断ではP波，QRS波，T波のみならず，PQ時間やQT時間にも目を向ける．

はじめに

　心電図は日常臨床で行われる一般検査の代表であるが，心電図の読みを不得手としている医師は意外に多い．心電図に関する書籍は数多く出されているものの，初心者向けにわかりやすく記載された書籍が少ないのかもしれない．今さら聞けないような基本中の基本を含めて，心電図の読み方について解説する．

　12誘導心電図の読み方の基本は，①記録条件の確認，②調律診断（整・不整），③電気軸と心臓回転の判定，④誘導ごとの波形診断，の順で行うのが原則である．ある程度心電図を読めるようになるまでは，この原則に従って読むことを勧める．

1. 記録条件の確認

　心電図を正しく読むには，必ず専用の記録用紙を使って心電図を記録する．心電図の記録用紙は，太い線と細い線によって区切られており，太い線で囲まれた正方形は 5×5 mm の大きさ，細い線は 1×1 mm の大きさとなっている（図1）．

　心電図を記録する時の紙送り速度は，1秒間に 25 mm が標準である．長時間心電図を記録する場合は，1秒間に 10 mm あるいは 5 mm まで速度を下げることもある．電位の大きさを表す上下方向の振れ（感度）は，1 cm＝1 mV が標準となっている．感度調節スイッチを1にすれば，標準感度になる．電位が大きく，所定の幅に入りきらないときには，0.5 cm＝1 mV，すなわち感度を2分の1に切り換えて記録するとよい．この場合も必ず標準感度での記録を残すようにする．思わぬ誤診につながりかねない．必ずキャリブレーションを入れるようにしておくと，あとで見た時にどのような条件で記録されたかが分かる．

　記録条件で最も注意しなければならないのが，電極の付け間違いである．電極を付けた後，記録する前に今一度確認するようにする．記録条件が異なっていると，あとで正しい心電図診断ができなくなる（図2）．肢誘導の電極を付け間違えると，本来なら上向きに振れるQRS波が下向きになってしまう．この場合，軸偏位との鑑別が問題になる．電極の付け間違いではP波とT波までもが本来と逆の振れになるので，鑑別は可能である．胸部誘導で付け間違えたときは，本来なら V_1 から V_6 誘導になるにつれて，QRS波の振れが下向きから上向きへと徐々に移行するが，これが急に

変わったり，上向きであるはずの QRS 波が下向きになったりする．

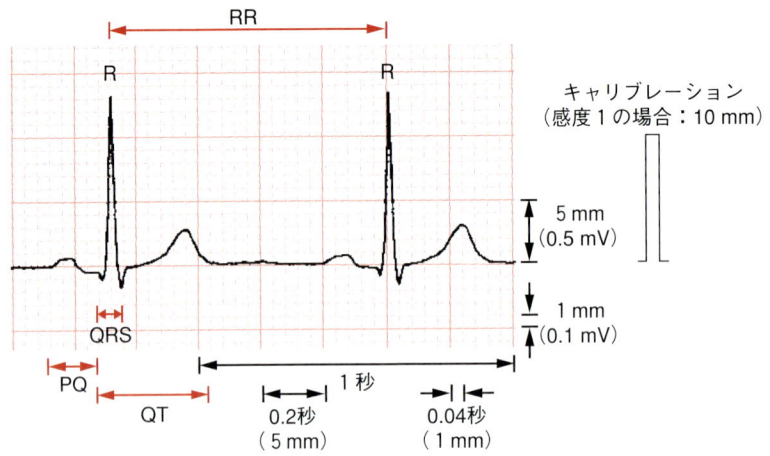

図1　心電図の標準的な記録条件
　　　12 誘導心電図の基本はⅡ誘導である．これはその基準となる記録である

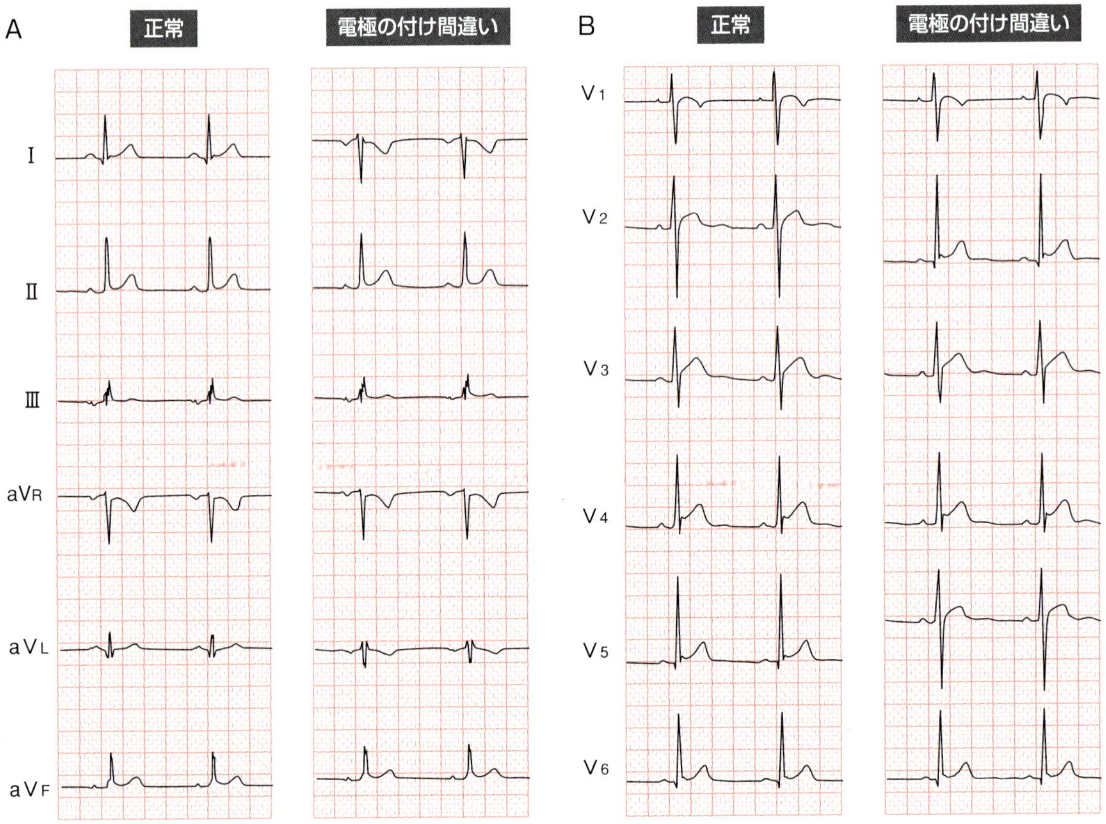

図2　正常心電図と電極を付け間違えた心電図の比較
　　　A：肢誘導における上肢左右電極（赤と黄）の付け間違い，B：胸部誘導における V_2 電極と V_5 電極の付け間違い

2. 調律診断と心拍数の推定

1 調律診断

　まず，調律が整か，不整かを判断する．これはQRS波の頂点であるR波を見て判断する．R波が一定の間隔で出現していれば整，していなければ不整と判断する．ただし，調律は呼吸（14〜20/分）によって若干変動することを知っておく．吸気時にわずかに短縮し，呼気時にわずかに延長する．呼吸性の変動は患者によっては顕著なこともあり，RR間隔が最大と最小で20％以上の差がなければ正常範囲としてよい．それ以上の差がある場合は，調律は不整と判断する．心拍が通常よりも早期にでた場合は期外収縮とよび，遅れてでた場合は補充収縮と呼ぶ．これらは，本来の刺激伝導系を介した心拍ではなく，心筋の異なる部位から出現していることが多い．

2 心拍数の推定

　調律診断の後は心拍数を推定する．一般の心電計では，通常，心拍数は自動計測されるが，モニター心電図などの切れ端で心拍数を知るには，計測法を知らなければならない．図1を見ると，太い線の間隔が0.2秒，細い線の間隔が0.04秒であるため，RR間隔は0.88秒である．60秒（1分）を0.88秒で割ると1分間の心拍数が計測できる．この例の場合は心拍数68/分と計測される．正常の心拍数は50〜100/分であるため，この例の心拍数は正常である．簡易法として，300をR波と次のR波の間に縦一列に並んでいる太い線の本数で割るとおよその心拍数を計測できる．仮に，太い線が4本あったとしたら，300÷4＝75となり，心拍数は75/分となる．これは覚えておくと便利である．図1の場合，太線が4本，細線が2本なので約4.4本の太線が存在し，300÷4.4＝68.18…となり，上述の計算と合うことになる．

3. 電気軸と心臓回転の判定

　電気軸は，左脚前枝ブロックや左脚後枝ブロックなどの伝導障害や右胸心などの診断に有用である．心臓回転は，心臓が通常の位置にあるかを判断するのに有用である．心電図を読む場合は，電気軸と心臓回転の異常の有無をかならず以下のように確認しなければならない（図3）．

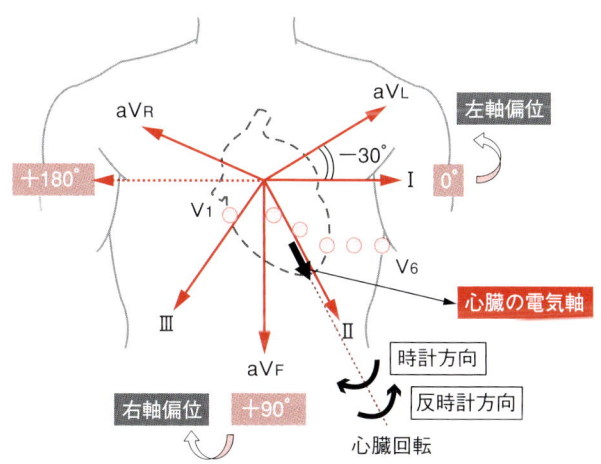

図3　電気軸と心臓回転を解説したシェーマ

1 電気軸

　肢誘導では aV_R 誘導以外の誘導は，上向きの振れとなる（図2）．しかし，若い人や痩せた人ではaV_L 誘導は下向きの振れになることがよくある．これは，心臓の電気軸（電気の流れていくベクトル方向）を考えれば分かることである．正常の電気軸は0°～＋90°の軽度の左軸を呈しているが，若い人や痩せた人では＋90°に近くなる．いわゆる心臓が心尖部を下にして立ったような状態となるためで，心臓の電気の流れはaV_L 誘導にしてみれば遠ざかる方向になる．そのため，aV_L 誘導では下向きの振れとなる．逆に，高齢者や肥満の人は，心臓が横に寝たような状態となるため，電気軸は0°に近くなり，aV_L 誘導では近付く方向となるため，上向きの振れとなる．電気軸は，0°より小さい場合を（高度）左軸偏位，＋90°より大きい場合を右軸偏位とよぶ（図4）．

2 心臓回転

　胸部誘導では，電気軸の移行帯（R 波と S 波の波高がほぼ等しくなる誘導）は V_3 誘導が正常とされている．そのため，V_1 誘導と V_2 誘導は下向きの振れ，V_4 ～ V_6 誘導は上向きの振れとなる．しかし，これも心臓の縦軸の周囲方向が回転していれば変化する．心臓を下から見たときに正常の心臓の位置に比べて右回りに回転している場合を「時計方向回転」，反対に左周りに回転している場合を「反時計方向回転」とよぶ．仮に，反時計方向回転していれば，移行帯は V_4 誘導または V_5 誘導になる．

4. 波形診断

　波形診断をするには，心臓における刺激伝導系を介した正常の電気の流れを理解するとよい．
洞結節→心房筋→房室結節→ His 束→右脚と左脚（前枝・後枝）→ Purkinje 線維→心室筋，と電気的興奮は伝わっていく（図5）．これを理解したうえで，波形の名称とその意味について理解することを勧める（図6）．なお，心筋が電気的に興奮することを「脱分極」，興奮から脱却することを「再分極」とよぶので，覚えるようにする．

1 P 波

　心房の脱分極を表す．心房には右房と左房があるので，P 波は右房と左房の脱分極の融合波であ

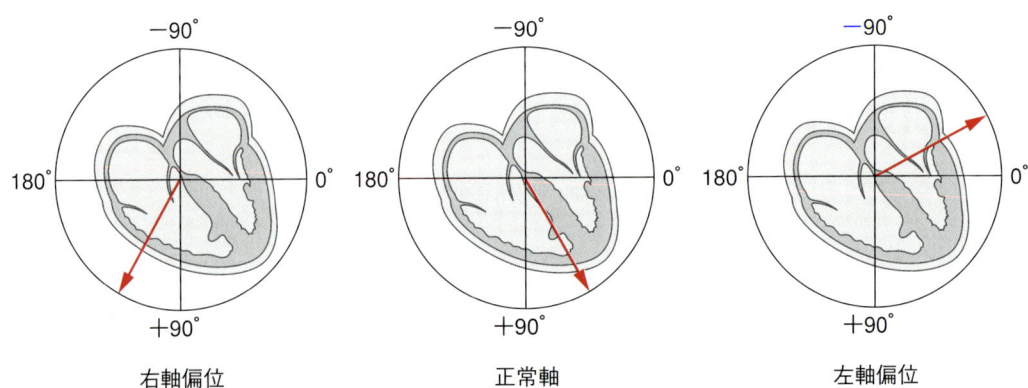

図4　電気軸の変化
「清野精彦：これでわかる心電図の読み方と心臓病，p.20，1998，南江堂」より許諾を得て改変し転載

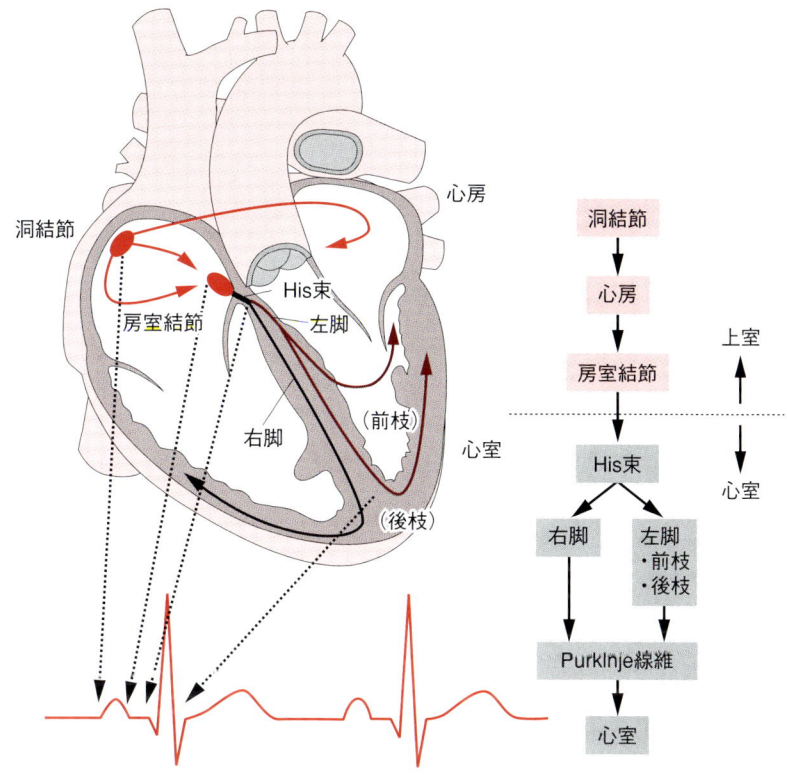

図5　刺激伝導系を介した電気的興奮の伝達と心電図波形との関連性

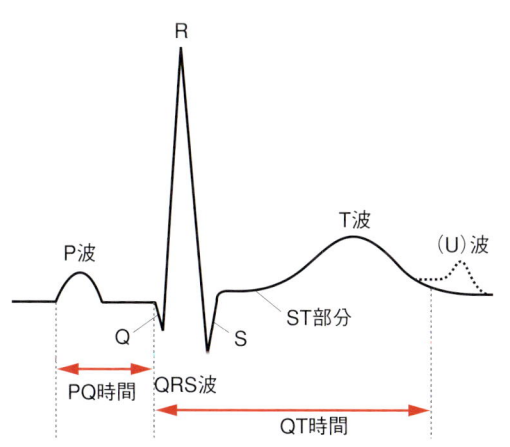

P波　　：心房の興奮（脱分極）［0.06〜0.10秒］
　　　　　洞結節機能や上室性不整脈の診断などに有用
QRS波　：心室の興奮（脱分極）［0.06〜0.10秒］
　　　　　心収縮の確認や心室性不整脈の診断などに有用
T波　　：心室の再分極
　　　　　心室傷害や電気的不安定性の判断などに有用
ST部分　：虚血性心疾患やBrugada症候群などの診断に有用
U波　　：心室の再分極
PQ（PR）時間
　　　　：房室結節の伝導時間を反映［0.12〜0.20秒］
　　　　　房室ブロックの診断に有用
QT時間　：心室の再分極時間を反映［0.34〜0.44秒］
　　　　　QT延長症候群の診断に有用
異常Q波：心筋梗塞の診断に有用

図6　心電図の基本波形とその解釈

る．P波にはいくつかの形態がある（図7）．P波はaV_R誘導とV_1誘導を除いて上向きの振れ（陽性P波）が正常である．aV_R誘導では下向きの振れ（陰性P波），V_1誘導では二相性P波を示す．疾患により，二峰性P波，先鋭P波，平底P波を呈することがある．

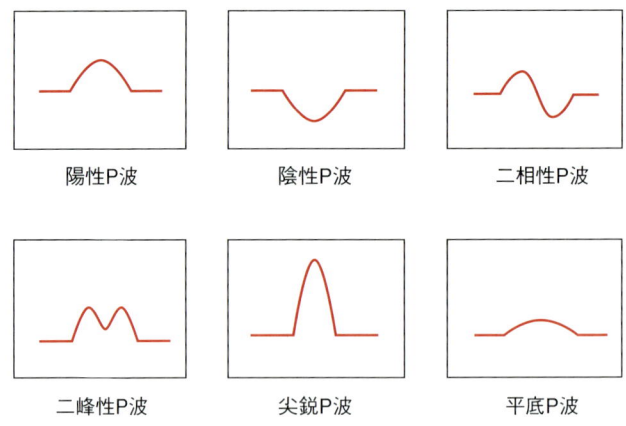

図7　P波の種類とその表現法

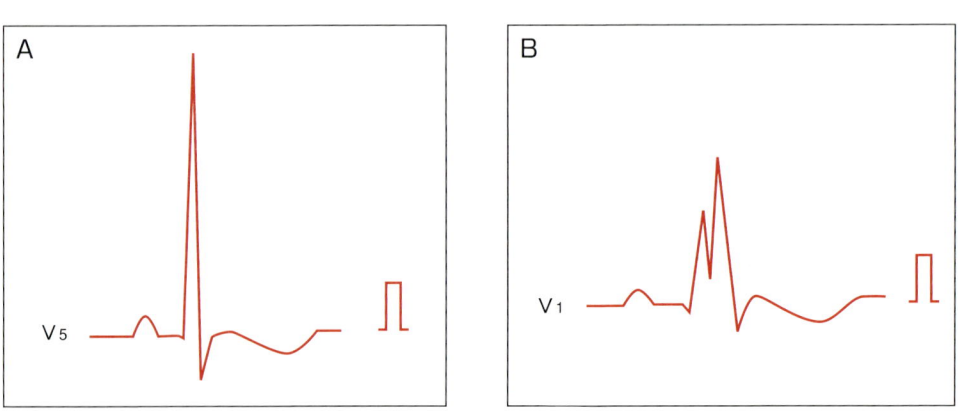

図8　QRS波の異常
　　A：左室肥大：QRS波の振幅が高い，B：右脚ブロック：QRS波の幅が広い

2 QRS波（群）

　心室の脱分極を表す． 心室には右室と左室があるので，QRS波は右室と左室の脱分極の融合波である．心室の電気的興奮は，まず心室中隔上部から始まり，心尖部を経て，最後に心基部へと伝わる．しかし，刺激伝導系を介して瞬時に末端まで伝えられるため，心室全体がほぼ同時に興奮する．そのため，QRS波の成分のどこが右室または左室由来であるかの判断は難しい．ただ，V_1およびV_2誘導は右側胸部誘導であるので初期成分は主に右室由来，V_4〜V_6誘導は左側胸部誘導であるので初期成分は主に左室由来である．

　QRS波の振れの向きについては，電気軸と心臓回転の項で述べたので，ここでは振れの高さ（振幅）と横幅の広さ（伝導時間）について解説する（図8）．QRS波の振幅が高いということは，心室における起電力が大きいことを意味する．もっとも典型的なのが左室肥大の場合である（図8A）．左室自由壁が肥大していれば，当然のことながらその部分の起電力が大きくなる．その領域のV_3〜V_6誘導ではQRS波の振幅が高くなってしまう．QRS波の幅が広いのは，心室内の伝導時間が長くかかっていることを意味する．もっとも典型的なのが脚ブロックである（図8B）．左右いずれかの脚がブロックされていると，片方のみの脚を通ってまず電気が流れ，その後は（通常の伝導系でな

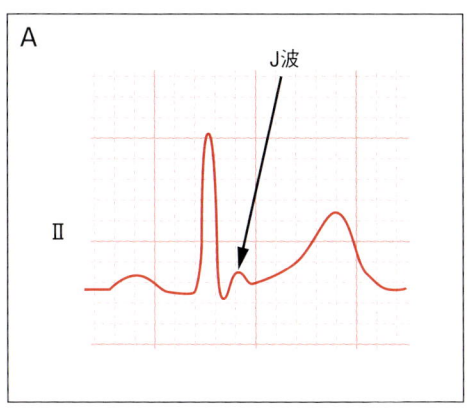
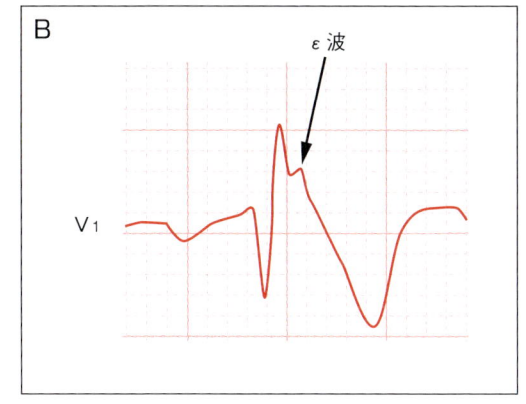

図9　QRS波終末部の異常（J波とε波）
　　A：J波は特発性心室細動，B：ε（イプシロン）波は不整脈原性右室心筋症と関連性のある波形である

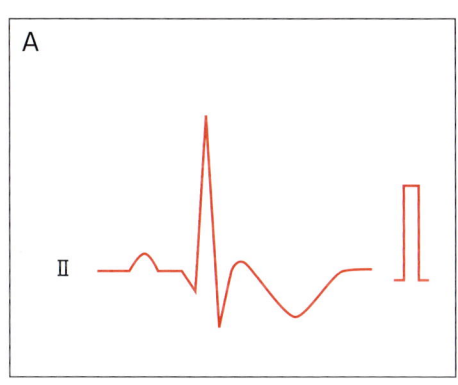
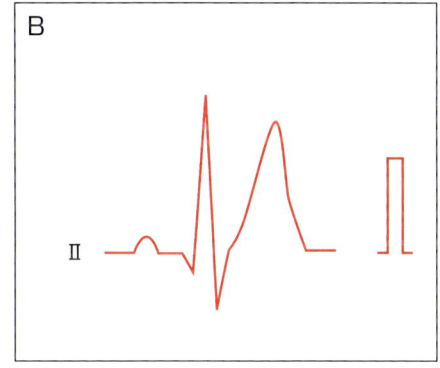

図10　T波の異常
　　A：陰性T波：下に振れる，B：先鋭T波：上に鋭くとがる

い）心筋間伝導によって電気が他方に流れるため，より長い伝導時間を要することになる．
　QRS波のなかでQ波は明瞭でないことが多く，仮に区別できたとしてもごく小さなものである．もし，大きな（異常）Q波が記録されれば，心筋梗塞の既往があると判断する．QRS波の終末部にノッチが記録されることがある．J波またはε（イプシロン）波とよばれる（図9）．J波は下壁誘導（Ⅱ・Ⅲ・aV$_F$）または側壁誘導（Ⅰ・aV$_L$・V$_5$・V$_6$），ε波はV$_1$誘導で記録された場合にこのようによばれる．J波は正常者でも記録されるが，特発性心室細動とも関連する．ε波は不整脈原性右室心筋症で記録される．

3 T波

　心室の再分極を表す．心室は心房に比べて厚い心筋なので，脱分極から脱却する過程までもが心電図で記録される．成人では，V$_1$誘導とV$_2$誘導を除いてQRS波と同じ方向の振れを示す．V$_1$およびV$_2$誘導ではT波の振れはQRS波と逆で上向きになる（小児〜青年期ではV$_1$誘導は下向き）．心室の再分極には，脱分極より4〜5倍くらい長い時間が必要である．脱分極が刺激伝導系を介して瞬時に行われるのに対して，再分極にはこのような伝導系を介した伝達がないため，より長い時

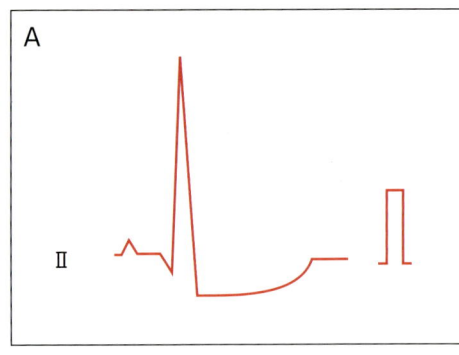
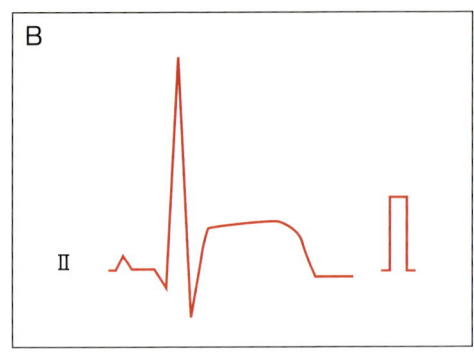
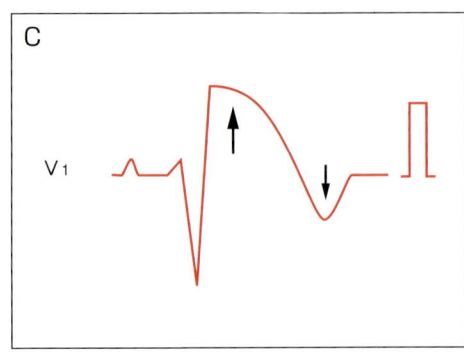
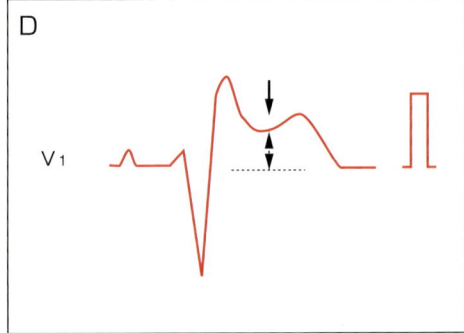

図 11 ST 部分の異常
A：ST 低下（狭心症），B：ST 上昇（急性心筋梗塞），C：coved 型 ST 上昇（Brugada 症候群），
D：saddleback 型 ST 上昇．C，D で示された矢印は波形の特徴を表している

間を要してしまう．
　T 波の異常は，心室性不整脈の発現にもっとも関与する．再分極は，いわば心室筋が強く収縮した後の憩いの時間であり，この時間が傷害されるため心室性不整脈が発症するというように理解すると納得できる．T 波の異常には，陰性 T 波，先鋭 T 波などがある（図 10）．

4 ST 部分

　QRS 波と T 波の間でやや平坦となるところがあり，ST 部分とよばれる．虚血性心疾患，心膜炎，Brugada 症候群の診断に有用である（図 10）．虚血性心疾患においては，ST 部分は乏血の状態（狭心症）であれば低下し（図 11A），壊死（梗塞）が生じると逆に上昇する（図 11B）．Brugada 症候群では，上に凸（coved）型の ST 上昇を示す（図 11C）．馬鞍（saddleback）型の ST 上昇のみであれば（図 11D），最近では Brugada 症候群の心電図とよばなくなっている．

5 U 波

　T 波に続いて勾配の緩やかな波形がみられることがまれにあり，U 波とよばれる．これも再分極を反映する．

6 RR 間隔

　正常では，1.2 秒（心拍数 50/分）から 0.6 秒（心拍数 100/分）である．RR 間隔が 1.2 秒以上であれば徐脈，0.6 秒以下であれば頻脈と判断される．

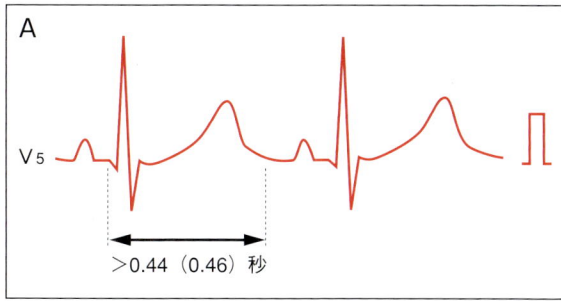 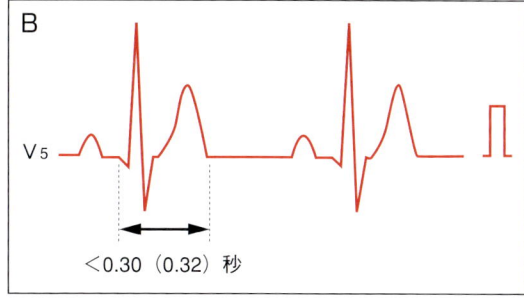

図12 QT時間の異常
A：QT延長，B：QT短縮．（　）内は女性の場合の数値

7 PQ時間

P波の始まりからQ（R）波の始まりまでの時間で，洞結節からHis束までの伝導時間を表す．
そのなかでも，特に房室結節内の伝導時間を反映するものである．PQ時間が延長（＞0.20秒）していれば房室ブロックと診断される．

8 QT時間

Q波の始まりからT波の終わりまでの時間で，心室の脱分極と再分極を合わせた時間を表す．
しかし，QRS波よりもT波の時間，すなわち再分極時間によって変化しやすいことから，再分極の指標として用いられる．QT時間は，RR間隔で補正（QT［秒］／$\sqrt{RR}$［秒］）することがよくある．その理由は，QT時間は心拍数の影響を受けやすいためである．この場合はQTc時間と表現する．QT時間が延長（男性では＞0.44秒，女性では＞0.46秒）していればQT延長症候群，QTが短縮（男性では＜0.30秒，女性では＜0.32秒）していればQT短縮症候群と診断される（図12）．

おわりに

12誘導心電図は多くの情報を提供することを理解できたと思う．心電図をみて診断に苦慮した場合は，初心にかえって，①記録条件の確認，②調律診断（整・不整），③電気軸の判定，④波形診断，の順にもう一度心電図を見なおすことを勧める．きっと，診断に至るまでの活路を見出すことができると思う．

おすすめ書籍

- 「不整脈診療 Skill Up マニュアル」（池田隆徳 編），羊土社，2008
    ↑難解な不整脈の鑑別が，シェーマを用いて分かりやすく解説されている．
- 「これでわかる危険な不整脈の診かたと治療」（池田隆徳 著），南江堂，2008
    ↑不整脈の理解のみならず，基礎病態の知識の整理にも役立つ．

プロフィール

池田隆徳（Takanori Ikeda）
杏林大学医学部第二内科・不整脈センター　教授．
詳細は編者プロフィール（p.230）を参照．

第1章 心電図の読み方入門

3. どこまでを正常と読むべきか

丹野　郁

> **Point**
> - 現在の心電図と以前の心電図を比べて評価する．
> - 心房の拡大があるとP波の形態が変化する．右房拡大では，Ⅱ，Ⅲ，aV_F誘導でP波の高さが2.5mm以上となり，左房拡大ではV_1誘導で後半陰性成分の深さが大きくなり，幅が広くなる．
> - PQ間隔は心臓の電気的興奮が心房から心室に伝わるまでの時間を反映する．
> - QRS波の軸，幅，異常Q波，電位高は重要なポイントである．
> - 再分極過程に変化が生じれば，ST部分とT波に変化が生じる．
> - QT間隔の延長は致死性の不整脈につながる．

はじめに

　循環器領域における検査・診断技術の多様化・発達により，心電図だけで診断をつけることは少なくなったが，いまでもなお心電図は循環器領域において不可欠の検査である．非侵襲的で，簡便で，普遍的な方法であり，時間経過の観察にも優れている．同一人物の心電図であれば，できるだけ現在とった心電図と以前の心電図を比べて評価すべきである．一度の心電図検査だけでは見つからない異常はたびたび経験する．心筋梗塞の急性期は時間単位で心電図は変わる．狭心症では発作時のみ心電図変化が現れる．この変化を心電図記録として残しておくことが重要である．たとえ1回の心電図が正常であったからといって，全ての循環器疾患が否定できるわけではない．図1に

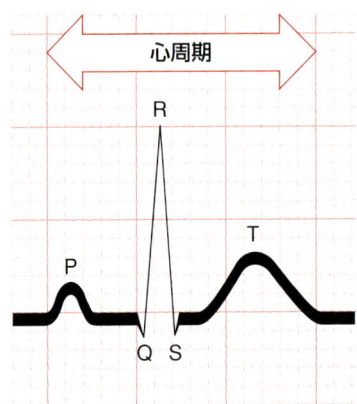

図1　正常心電図の波形と正常値

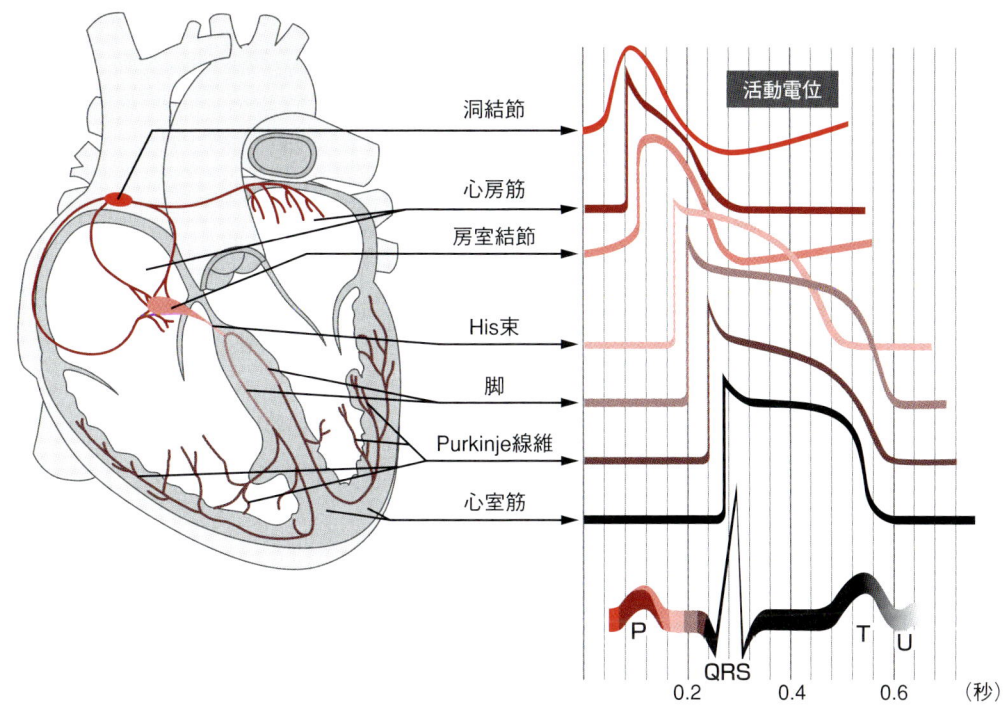

図2　刺激伝導系各部位の活動電位

　心電図の波形と正常値を表示したが，これ以外は全て異常というわけではない．正常とも異常とも判断できない心電図も少なくない．心電図はほかの循環器の検査と組み合わせながら診断および治療に活用すべきである．
　本文に入る前に簡単に心電図の成り立ちについて説明する．心臓には機械的収縮に関与する固有心筋（心房筋と心室筋）と自律的に刺激を発生し伝導する特殊心筋（刺激伝導系）が存在する．刺激伝導系は洞結節，房室結節，His束，左脚と右脚，およびPurkinje線維から構成される．洞結節⇒心房筋⇒房室結節⇒His束⇒左脚と右脚⇒Purkinje線維⇒心室筋の順番に心臓は興奮し，それぞれの細胞は特有の活動電位を発生する．心電図とは心筋の電気的活動の時間的変動を描写したものであり，心臓内の各部位から発生した活動電位の総和が体表面の心電図として現れる（図2）．以下，心電図判読における注意点を記述する．

1. 正常心電図

1 調律と心拍数

　洞結節の興奮により心臓の調律が支配されている状態が洞調律であり，安静時心拍数で60/分以上，100/分以下が正常である．標準12誘導心電図では記録速度は25mm/分であり，記録紙1mmは，0.04秒に相当する．したがって心拍数は60／〔RR間隔（mm）× 0.04（秒）〕で求められる．簡単に心拍数を計測する方法がある．心電図では5 mmごと，すなわち0.2秒ごとに縦線が濃くなるので，濃い線に重なるQRS波を探して，次の5 mmにQRS波がくれば心拍数は300/分となる．その次なら150/分，以下100/分，75/分，60/分，50/分となる．一般に心拍数の59/分以下を徐脈，100/分以上を頻脈とするが，運動時，緊張・興奮状態であれば心拍数が100/分を超えうる．

また甲状腺機能亢進症，貧血，心不全，呼吸不全などの病的状態では洞調律時の心拍数が100/分を超えることもある．洞調律時の心拍数が100/分を超えた場合を洞性頻脈とよぶ．逆に迷走神経緊張状態や運動選手の安静時などに心拍数が59/分以下になることは珍しくない．甲状腺機能低下症や洞不全症候群などでは安静時の洞調律の心拍数が59/分以下となる．洞調律時の心拍数が59/分以下の場合を洞性徐脈とよぶ．自律神経や疾患だけではなくいろいろな要因により心拍数は変わりうる．

2 P波

- **P波の幅：3 mm（0.12秒）未満，P波の高さ：2.5mm未満**

P波は主に心房の興奮を反映する（図3）．P波の形態から洞結節由来の正常興奮であることを確認する．洞結節は上大静脈と右心房の接合部にある．洞結節から始まった興奮が最初に右房を興奮させ続いて左房を興奮させる．心房内の興奮は心房内伝導路に沿ってすみやかに広がり，左房へはBachmann束や心房中隔を介して伝わる．したがって，心房の興奮は前額面（肢誘導）上，右上方から左下方に向かっていく．対表面心電図で記録されるP波は右房興奮（P波前半部分）と左房興奮（P波後半部分）の融合波であり，正常心電図上は，I，II，aV_L，aV_F誘導ではP波は上向きとなり，aV_R誘導では陰性となる．水平断面では心房興奮は右から左へ向かうため，V_2～V_6誘導ではP波は陽性となる．

心房の拡大があるとP波の形態が変化する．右房拡大では，II，III，aV_F誘導でP波の高さが2.5mm以上となり，肺性Pとよばれることがある．しかしながら全ての肺性Pが右房圧の上

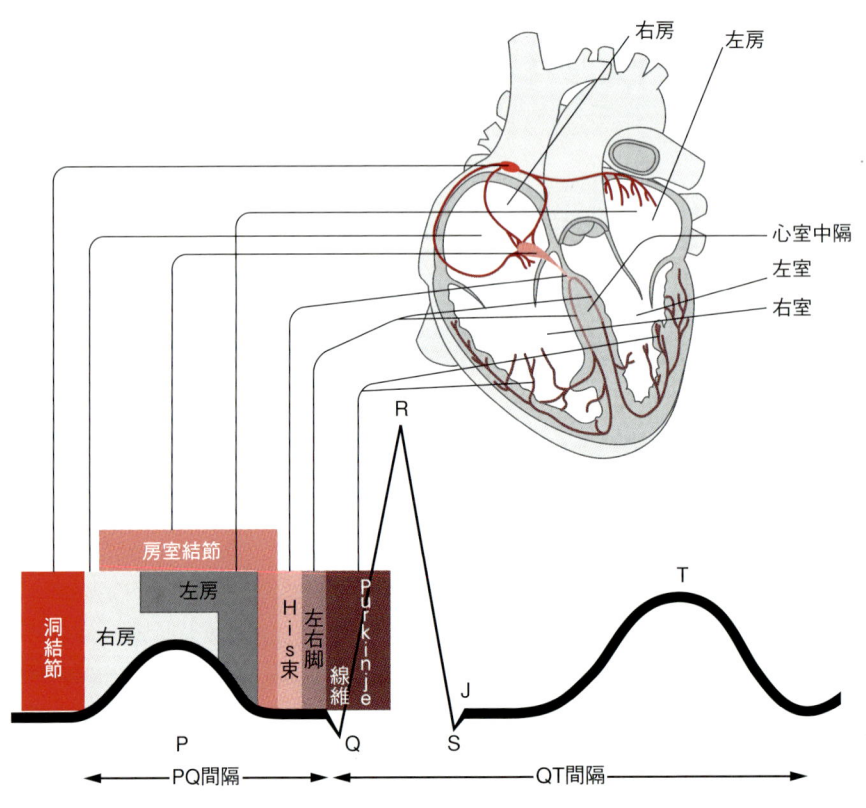

図3　刺激伝導系と正常心電図

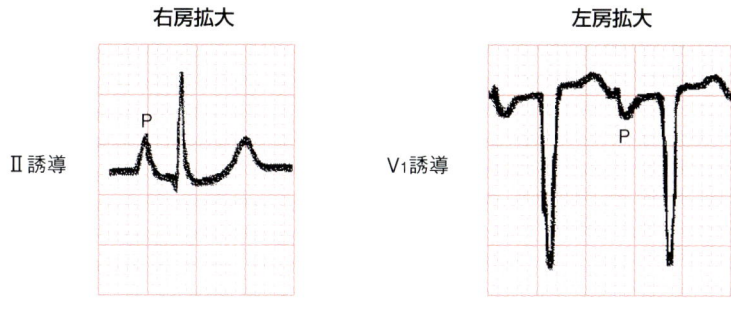

図4　心房拡大

昇を示しているわけではない．肺性P波と右房圧上昇に関しては議論が分かれる．**左房拡大ではIまたはII誘導でP波の幅が3 mm以上となり，V₁誘導で前半陽性後半陰性の二相性となる．左房拡大が進行するとP波後半陰性成分の深さが大きくなり，幅が広くなる（図4）．**

3 PQ間隔

- PQ間隔：正常値 3〜5 mm（0.12〜0.20秒）

P波の始まりからQ波の始まりまでの間隔であり，心臓の電気的興奮が心房から心室に伝わるまでの時間を反映する（図3）．右房から始まった興奮が，房室結節に伝わり，His束，左脚と右脚，Purkinje線維，心室筋と伝わる．P波の始まりが心房興奮の始まりであり，Q波の始まりが心室興奮の始まりである．したがって心房心室間の伝導障害がある場合には心電図上PQ間隔の延長（図5）や，またはP波に続くQRS波の脱落がみられる．心電図上この状態を房室ブロックとよぶ．心電図上房室ブロックは3群に分類される．PQ間隔が0.20秒を超える場合を第1度房室ブロック，QRS波が間欠的に脱落する場合を第2度房室ブロック，P波とQRS波が完全に独自の調律を示す場合を第3度房室ブロック（完全房室ブロック）という．

逆にPQ間隔が短縮する病態もある．WPW症候群または早期興奮症候群とよばれる．正常心臓では心房と心室は電気的伝導性を持たない線維組織により結合しているが，唯一房室結節からHis束において心房と心室は電気的に結合している．早期興奮症候群は正常刺激伝導系以外に心房心室間に別の伝導路（副伝導路：Kent束）が存在する状態である．PQ間隔は0.12秒未満，QRS波は0.12秒以上となり，Δ（デルタ）波とよばれる特徴的な心電図波形となる（図6）．

4 QRS波

1）QRS波の軸：正常値 −30°〜+90°

QRS波の軸とは，肢誘導心電図から決定される心起電力の方向である．心臓の位置異常，心肥大，心室内伝導障害，心筋梗塞などで電気軸の異常が観察される．心臓の電気軸は年齢とともに変化する．幼少年時は右軸偏位が強いが加齢に伴い左軸偏位となる．−30°以下を左軸偏位，+90°以上を右軸偏位とよぶ．幼小児では+110°までを正常とすることもある〔第1章-2〕を参照〕．

2）QRS波の移行帯

胸部誘導でR波とS波の振れがほぼ等しい誘導を移行帯とよぶ．通常V₃またはV₄誘導にみられる．心臓の水平面での回転もこの移行帯から判定する．V₅またはV₆誘導へずれた場合を時計方向回転といい，左室肥大や左室拡大でみられる．一方V₁またはV₂誘導にずれたものを反時計方向回転とよび，右室肥大でみられる．これは心臓を下から見たときの胸壁に対する心臓の回転方向を示す．

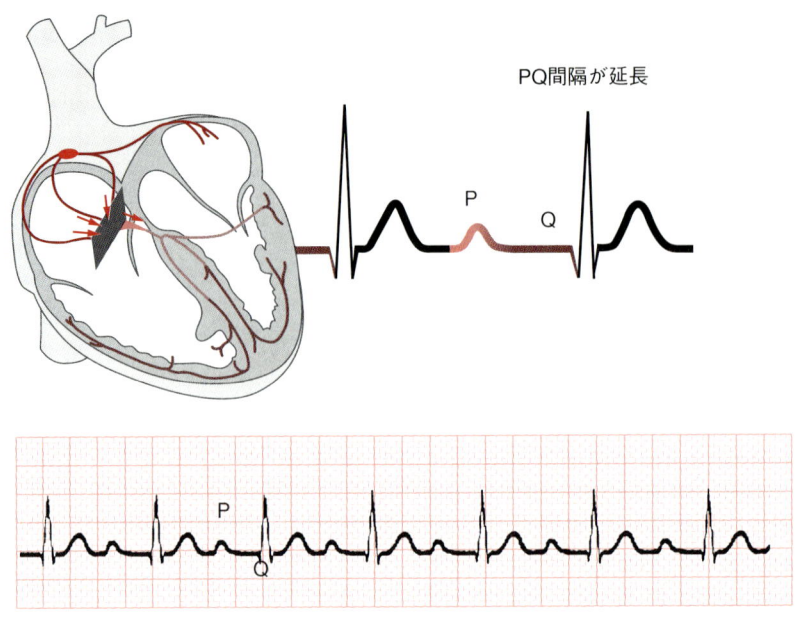

図5　第1度房室ブロック

心電図の特徴
・PQ時間0.20秒（紙幅5mm）以上に延長
・PQ時間は一定となる
・QRS波は正常である

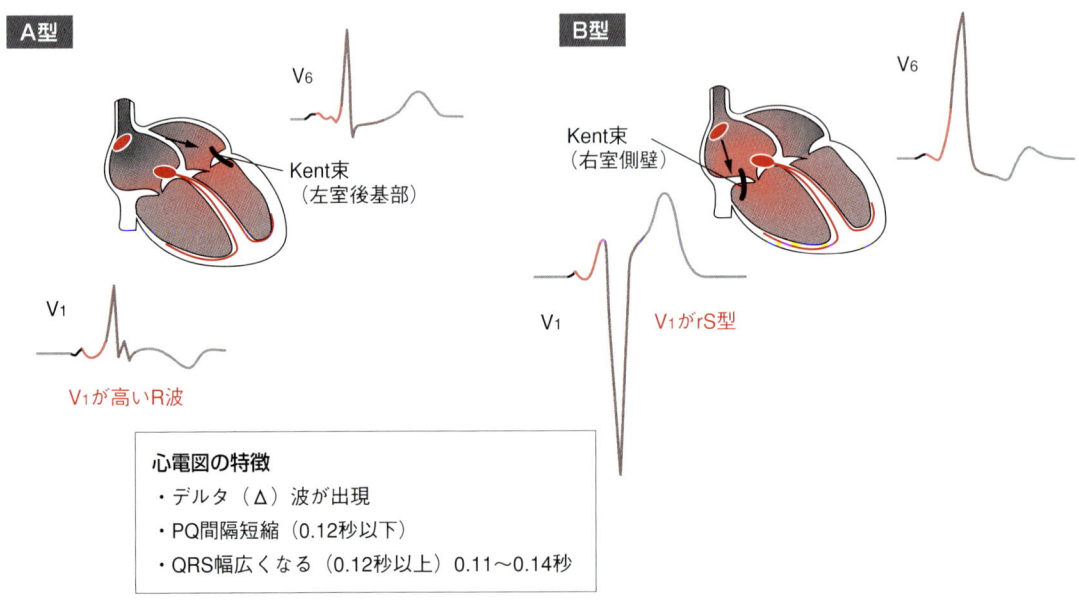

心電図の特徴
・デルタ（Δ）波が出現
・PQ間隔短縮（0.12秒以下）
・QRS幅広くなる（0.12秒以上）0.11〜0.14秒

図6　WPW症候群
　　　左室側に副伝導路がある時，V₁誘導では高いR波がみられる．このタイプをA型とよぶ．右室側に副伝導路がある時，V₁誘導では小さいr波と深いS波がみられる．このタイプをB型とよぶ

3) QRS波の幅：正常値 1.5〜2.5mm（0.06〜0.10秒）

QRS波は，心室の電気的興奮が心室全体に到達する過程を表す．心室内に伝導障害がある場合には，QRSの幅が延長する．右脚の伝導障害の場合は，心電図的には右脚ブロックパターンといい，V_1誘導でrsR'型，V_5誘導で深いS波がみられる（図7）．QRS幅が0.12秒以上を完全右脚ブロック，それ未満のものを不完全右脚ブロックという．左脚の伝導障害の場合には，左脚ブロックパターンとよび，V_1誘導でrS'型，V_5誘導で幅の広いR波が特徴的である（図8）．QRS幅が0.12秒以上を完全左脚ブロック，それ未満のものを不完全左脚ブロックという．

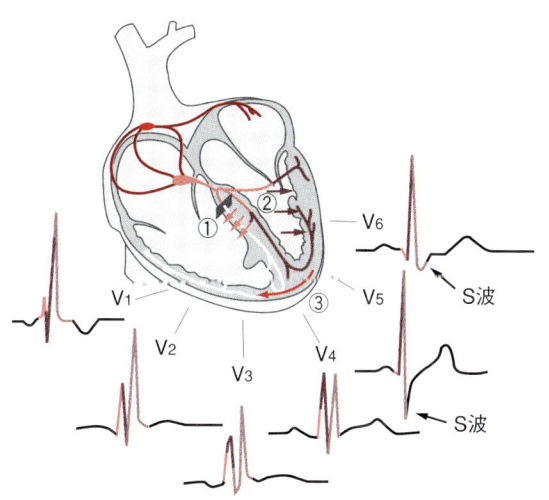

右脚の伝導が障害された状態
右脚の障害により右脚が刺激されない状態
① 心室中隔興奮
② 左脚を通り左室が興奮
③ 左脚側より右室へ

心電図の特徴
・完全右脚ブロックQRS波の幅0.12秒以上
・不完全右脚ブロックQRS波の幅0.10秒以上
・PQ間隔は正常
・V_1，V_2誘導のQRS波はrsR'型
・V_5，V_6，Ⅰ，aVL誘導は幅広いS波がみられる

図7　右脚ブロック
心電図では，P波に続く陰性の波形をQ波，陽性の波形をR波とよぶ．R波に続く陰性の波形はS波とよばれる．R波が2つある場合は高さが低いほうを小文字で書く

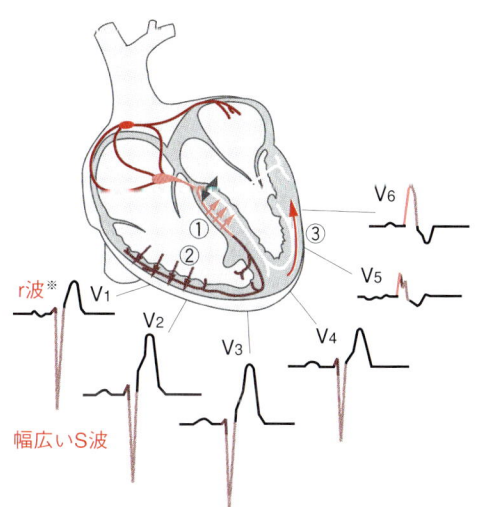

左脚の伝導が障害された状態
左脚の障害により左脚前方線，後方線ともに刺激されない状態
① 心室中隔興奮
② 右脚を通り先に右室が興奮
③ 右脚側より左室へ

心電図の特徴
・QRS波の幅
　完全左脚ブロック　：0.12秒以上
　不完全左脚ブロック：0.10秒以上0.12秒以下
・Ⅰ，aVL，V_4〜V_6誘導は幅広いR波を示しq波が消失する※
・V_5，V_6の心室興奮時間が0.05秒を超える

※q波やr波は記録されないこともある

図8　左脚ブロック
高いR波の前の低い陰性波をq波，深いS波の前の低い陽性波をr波とよぶ

4）異常Q波

　肢誘導の場合，幅が1 mm（0.04秒）以上で，深さがR波の高さの1/4以上のQ波を異常Q波という．異常Q波がaV$_R$以外の誘導にみられる場合は，心筋梗塞の既往を示唆する（図9）．正常でもⅢ誘導にQ波出現することはあるが，その場合には他の下壁誘導（Ⅱ，aV$_F$）で，異常Q波の有無を確認する必要がある．

　胸部誘導においては，肢誘導と同様に異常Q波の存在は心筋梗塞を疑わせる（図9）．一般にR波はV$_1$からV$_6$誘導にかけてしだいに高くなり，S波はしだいに浅くなる．V$_1$～V$_3$誘導までのR波が3 mV以下の場合，胸部誘導のR波増高不良（poor R progression）とよび，陳旧性前壁心筋梗塞，左室肥大，慢性肺疾患などでみられる．

5）QRS波の高さ

　SV$_1$ + RV$_5$ or V$_6$ > 35mm，またはRV$_5$ or V$_6$ > 26mmは左室高電位といわれ，左室肥大を疑わせる所見である．またV$_1$でR/S比 > 1，RV$_1$ > 7 mm，V$_5$ or V$_6$のR/S比が < 1などの所見は右室肥大を疑わせる所見である（SV$_1$：V$_1$誘導のS波．RV$_5$：V$_5$誘導のR波）．

6）QRS波の低さ

　肢誘導の振幅が0.5mV以下，または胸部誘導の振幅が1.0mV以下をQRS波の低電位差という．低電位差の原因としては，心筋起電力の減少（広範心筋梗塞，拡張型心筋症，心筋炎など），心嚢液の貯留，四肢の浮腫，肺気腫，肥満などで観察される．

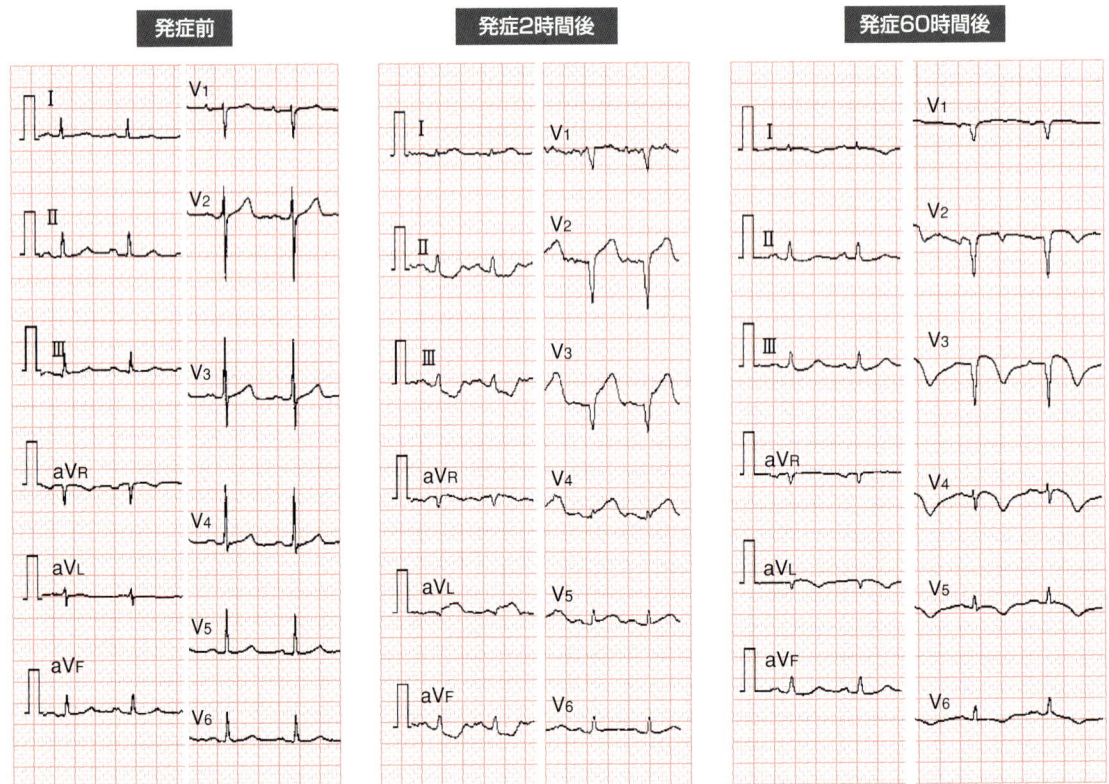

図9　急性心筋梗塞
66歳，男性．急性心筋梗塞（前壁中隔）．発症2時間後の超急性期にはV$_1$～V$_3$誘導でQ波が出現しST部分が上昇している．60時間後にはST部分が下降し，T波は陰転化した

5 ST 部分と T 波

　ST 部分は心筋細胞活動電位のプラトー相に相当し，心室筋全体が興奮している時間帯である．正常心臓では心室筋間の電位差は発生しないため ST 部分は基線に一致する．しかし心筋細胞に障害がある場合には ST 部分の変化として現れる．さまざまな疾患で ST 部分の変化が現れるが，代表的なものは心筋虚血による変化である．運動負荷心電図の場合は S 波と T 波の接合部（J 点）から 0.08 秒において 1 mm（0.1mV）以上の ST 下降を陽性と判断する（図 10）．心筋梗塞や異型狭心症のような貫壁性の心筋障害時には ST 部分が上昇する（図 9）．そのほかには心膜炎，Brugada 症候群，クモ膜下出血などでも ST 上昇は観察される．

　T 波は心室筋の再分極過程に相当する．再分極過程は心室筋の部位により異なるため T 波が形成される．心室筋は心内膜側から興奮（脱分極）し心外膜側から再分極する．すなわち脱分極の方向と再分極の方向が反対となる．体表心電図上脱分極は，＋電位が近づく方向の電流が生じ QRS 波は上向きとなり，再分極波は－電位が遠ざかる方向の電流となり T 波は上向きとなる．再分極過程に変化が生じれば，T 波に変化が生じる．一般に T 波は aV_R 誘導で陰性で，それ以外の誘導は陽性である．T 波の高さは 12mm 未満，かつ R 波の 1/10 以上あるのが正常である．

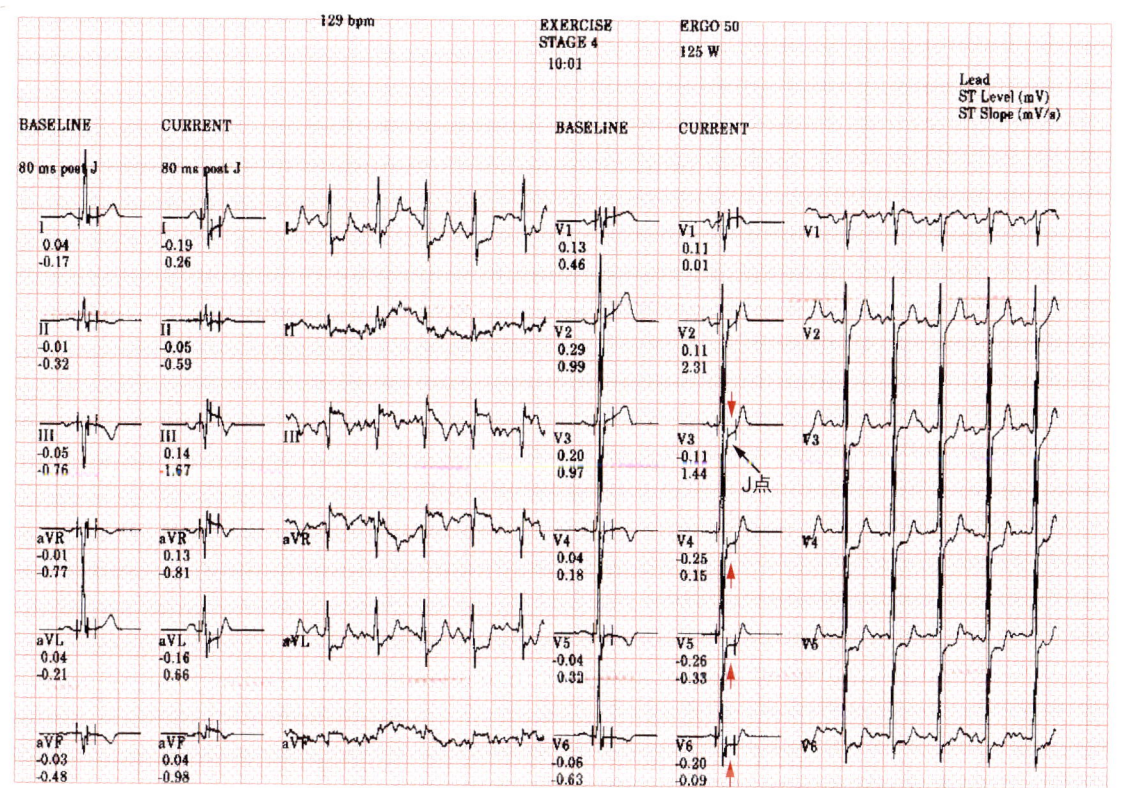

図 10　負荷心電図：労作性狭心症
　66 歳，男性．主訴：前胸部圧迫感．冠危険因子：高血圧，喫煙．最大労作時の心電図では V_3〜V_6 で ST 部分が下降している（色矢印）

6 QT 間隔

- QT 間隔：9～11mm（0.36～0.44 秒）

　Q 波の始まりから T 波の終末までを QT 間隔とよび，心室筋が脱分極してから再分極するまでの過程を表している．QT 間隔は徐脈で延長し，頻脈で短縮する．また加齢により延長し，男性より女性で長い．QT 間隔を心拍数で補正する方法もある．Bazett の式：$QTc=QT/\sqrt{RR}$：正常値 0.35～0.44 が代表的である．QT 間隔の延長により torsade de pointes とよばれる致死性不整脈が発生することがある．

　実際に QT 間隔を測定するときに T 波の終末を同定することが困難な場合がある．T 波が平定化していたり，T 波と U 波が融合していたりする場合である．その場合には U 波がなくできるだけ T 波が明瞭な誘導を選択する，または T 波の下行脚から接線を引いて基線と交わる部分を T 波の終末とする方法もある．また症例によっては QTU 時間として測定する場合もある．QT 間隔は，心拍数，年齢，性別だけではなくいろいろな要因により影響をうけ，常に一定の値を示すわけではない．

7 U 波

　正常 U 波は T 派に続く小さな陽性の波であり，V_2～V_4 誘導で明瞭に認められる．U 波の極性は T 波に類似し U 波の振幅は T 波の振幅に相関する．U 波の高さは T 波の約 10 ％であり，0.2mV を超えない．U 波の成因は諸説ある．陰性 U 波は心筋虚血時や肥大心でみられる．

おわりに

　最後になるが心電図を読むときには，いきなり答えに到達するのではなく，上記に示した順番で読んでいくことをおすすめする．すなわち調律と心拍数，P 波，PQ 時間，QRS 波，ST 部分，T 波，QT 間隔，U 波と，一つ一つみていけば見落としは少なくなる．

　ある一時点の心電図が正常であったからといって，安心してはいけない．心臓は動的な臓器なので，刻々と変化しうる．負荷がかかれば変化が顕在化することもある．その際に心電図は繰り返し何度でもとることが可能である．臨床医は，すばやく心電図をとり判断する技能が要求される．

おすすめ書籍

- 「心電図を読む」（矢崎義雄 監，相澤義房 編），メジカルビュー社，2004

プロフィール

丹野　郁（Tanno Kaoru）
昭和大学医学部内科学講座循環器内科学部門　准教授．
専門：内科学，循環器学，不整脈学，心電図学，臨床電気生理学．
心電図はくり返しとること，くり返しみることが重要です．一枚の 12 誘導心電図はせいぜい 10 秒間の記録にすぎません．もちろん一枚の心電図で診断がつく場合もありますが，多くはありません．くり返しみているうちに心電図の波形に慣れてきます．

第 1 章 心電図の読み方入門

4. 心電図所見の記載のしかたのポイント

芦原貴司

● Point

- 心電図の判読結果を記載する前に，できるだけ患者情報や臨床的背景を得る．
- 心電図の所見と診断と疾患名の違いを意識しながら判読結果を記載する．
- 病的意義の低い正常亜型があることを理解し，特に追加検査や治療を必要としない心電図所見なら，その旨を記載する．
- 病的意義がありながら正常心電図を示す場合があることも理解しておく．

はじめに

　近年，循環器領域では心臓カテーテル検査，心臓電気生理学的検査，心エコー，MDCT（multi-row detector CT），MRI，MRA，核医学など種々の先進的な検査法が登場したが，臨床現場では心臓の電位変化を体表から非侵襲的に記録できる心電図の重要性が色あせることはない．心電図とは，心臓の電気生理学的側面を直接投影するものであり，解剖学的な形状や機械的収縮を除外して考えるのに適している．しかし，心電図判読には膨大な「知識」と豊富な「経験」が求められ，臨床で出合う心電図はかならずどこか入門書の典型例とは異なっている．また，心電図の判読方法には，循環器学を専門とする指導者の数だけ流儀のようなものが存在するのが実状である．心電図を苦手と感じるレジデントがいても不思議ではない．

　本稿では，心電図所見を診療録に記載するときの基本的な姿勢とポイントについて解説したい．

1. 心電図所見を記載する前に

1 あわせて確認すべきこと

　ほんの 10 秒ほどの短い心電図記録で，すべてを言い当てろというのが土台無理な話であり，ましてや患者の臨床状況が分からなければ，たとえ循環器の専門医が何人集まったとしても真実に至ることはできない．より正確な心電図判読のためには，患者情報や臨床的背景の理解が必要不可欠である．心電図判読が主治医や担当医以外の医師によって行われるのであれば，とくに緊急性や制約的条件（集団検診など）がない限り，ぜひ表 1 の項目を確認したい．

　例えば，基本的な患者情報に関連して，年齢や性別が分かれば，早期再分極や Brugada 症候群など種々の不整脈の診断に有用である．QT 時間の正常範囲も性別で異なる．正常心拍数も新生児や小児では高く，成人アスリートでは低くても正常である．外国人なら人種による違いも考慮されるべきである．

　そして臨床的背景との関連では，過去の心電図記録との比較が最も重要である．特に虚血性心疾患では経時的変化の把握が必須といえる．体格や喫煙歴は心臓の位置，胸壁の厚み，肺の含気量の違いなどから，QRS 平均電気軸や胸部誘導の波高に影響を与え，血圧，治療・服薬歴，血液検査

表1　心電図所見を記載する前に確認すべきこと

基本的な患者情報	（可能ならば）臨床的背景
・記録年月日 ・患者名 ・年齢 ・性別 ・人種（非アジア人なら）	・過去の心電図記録 ・現病歴（今回の心電図が記録された病的ステージ） ・身長体重体格（肥満の有無など） ・喫煙歴 ・血圧（高血圧の有無など） ・治療服薬歴（降圧薬，抗不整脈薬，ジギタリスの有無など） ・胸部X線（肺気腫，胸膜炎など肺疾患の有無） ・心エコー検査（虚血，肥大，弁膜症の有無など） ・自覚症状の有無（胸痛，動悸，結滞の有無など） ・血液検査（電解質，脂質，BNPなど） 　　　　　　　　　　　　　　　　　　　　　　　など

などは，STレベルやT波形に影響を及ぼす．特にジギタリス内服下では盆状ST低下を示すため，STレベルによる虚血評価はまずできないと考えてよい．また，胸痛や動悸などの自覚症状が分かれば，前もって虚血性心疾患や不整脈を疑うこともできる．

2 心電図記録の信頼性を確認

　心電図が縦軸1 mm = 0.1 mV，横軸1 mm = 0.04秒で記録されていることを確認し，基線の揺れや混入するノイズやアーチファクト（体動など人為的なノイズ）がないか，電極の外れや付け間違いなどがないかなどをチェックする．

　例えば，図のモニター心電図は一見心室細動のようだが，頭のなかでノイズを除去しながら，そのなかに埋没したシャープなR波を同定できれば，これが体動（振戦）によるアーチファクトだと分かる．なお，本症例では心房細動のため，RR間隔が一定せず，R波の同定を少々難しくしているが，このレベルなら何とか判読して欲しい．

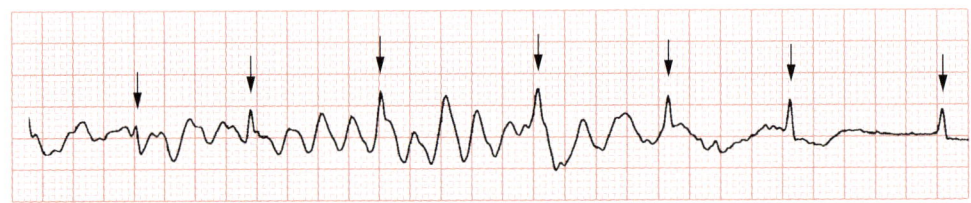

図　体動によるアーチファクトを含むモニター心電図の波形
　　矢印はシャープなR波を示す

1）電極の付け間違いで多いもの

　左右上肢の付け間違い：普通は負となるはずのaV_R誘導のQRS振幅和が正となることですぐに分かる．鑑別すべき右胸心は，左側胸部誘導のR波が減高している．

　胸部誘導の付け間違い：V_1〜V_6誘導のいずれか2つが入れ替わる．R波高とS波高の比（R/S）にV_1→V_6誘導で連続性がみられないことで気付く．

2）心電図を追加記録すべきもの

　12誘導心電図を記録したうえで，特別な方法による心電図の追加記録が必要になることもある

（表2）．原則として，心電図に違和感を覚えたら，すぐに取り直しをして，疑問をそのままにしないことが大切である．

なお，低電位差や高電位差の心電図において，それを2倍や半分の波高のみで記録することはできれば避けたい．波形の重なりがなくなれば，多少見栄えは良くなるかもしれないが，波高が変わると同じ心電図でも大きく印象が変わって見えることがあり，これから心電図判読に慣れようとする若手医師にとっては，かえって経験蓄積の障害となる．

2. 心電図判読の際に考えるべきこと

心電図には多くの情報が凝縮されているが，すべての情報を記す必要はなく，大きな流れに沿って，ポイントとなる事項のみ記載すればよい．特に，心電図の「所見」と，それから導かれる「診断」や「疾患名」の違いを意識することは大切である．

1 心電図所見・診断・疾患名

心電図の「所見」と「診断」と「疾患名」は別物である．患者情報や臨床的背景が明らかでない限り，心電図だけで不整脈以外の疾患名を導くことはまずできない．不整脈でも非発作時の心電図だけでは診断できない．診断・疾患名が不確定なら，所見のみの記載に留める．ギリシャの哲学者ソクラテスの「無知の知」のように，「心電図だけではわからないことがあることをわかっている」ことが，ある意味ポイントとなる．表3に具体例を挙げるので，ぜひそれらの違いを確認されたい．

表2　特別な方法による心電図の追加記録が必要な場合

疾患	追加記録	コメント
右胸心	$V_3R \sim V_6R$	$V_3 \sim V_6$と左右対称の誘導．胸部X線も追加を
右室梗塞	V_3R, V_4R	V_3, V_4と左右対称の誘導．ST上昇を認める
Brugada症候群	$3V_1 \sim 3V_3$	$V_1 \sim V_3$の一肋間上の誘導．ST上昇を顕在化
不整脈	リズム記録	30〜60秒の長時間リズム記録が有用

表3　心電図所見と結びつく診断と疾患名の具体例

	所見	診断	疾患名	コメント
例1	左軸偏位，$V_4 \sim V_6$の陰性T波	左脚前枝ブロック，左室側壁虚血	虚血性心疾患	虚血性心疾患や弁膜症では，患者情報や臨床的背景なくして所見から疾患名に至れない
例2	右心性P波，V_1のR波増高，$V_1 \sim V_3$の陰性T波	右房負荷，右室肥大	肺動脈弁狭窄	
例3	（発作時）f波あり，RR不整	発作性心房細動		不整脈では，発作時の心電図だけで，所見から疾患名に至りやすいが，非発作時の心電図だけでは，最終的な疾患名に至れないことが多い
	（非発作時）正常洞調律，心房期外収縮の散発	心房期外収縮	—	
例4	（発作時）心拍数172/分，RR整，narrow QRS直後のP波	発作性上室頻拍（房室結節リエントリー頻拍または房室リエントリー頻拍）		
	（非発作時）心拍数64/分，P波あり，RR整，Δ（デルタ）波なし	正常心電図	—	
例5	$V_4 \sim V_6$のR波増高と陰性T波	左室肥大	肥大型心筋症ないし拡張型心筋症	心エコー結果があれば疾患名に至れる
例6	不完全右脚ブロック，$V_1 \sim V_3$のST上昇	Brugada型心電図	Brugada症候群	突然死の家族歴，失神，心室細動があれば疾患名に至れる

2 心電図所見と判読基準の扱い

心電図の判読プロセスには，特に決まりがあるわけではないが，慣れるまでは次のような大きな流れを作っておくとよい．最初にP波の有無を確認できれば，心電図判読の最も大きな山は越えたといえる．

- ①調律（リズム）　　：P波の有無や様式からほとんどの不整脈は診断可能．
- ②心拍数　　　　　　：頻脈か徐脈か．PP間隔＝RR間隔か．
- ③時間的因子の評価　：PR（PQ）時間，QRS幅，QT時間など．
- ④波形の評価　　　　：P波，QRS群，STレベル（J点），T波，U波．

なお，以上の心電図所見を診療録に記載するうえで，時間的因子や電位レベル（R波高など）の実測は不要である．定量的な判読基準はとても重要だが，そもそも疫学研究でもないかぎり，数値基準は一つの目安でしかなく，実はそれよりも論理的な繋がりを優先する方が正解にたどり着きやすい．

3 心電図所見に見合うロジック

心電図判読は，まず複数の心電図所見を一元的に説明する努力と工夫をしてみることから，すべてが始まるといえる．いわゆるロジック（理屈）が合わないとき，どこか変だと思えるかどうかが鍵である．確かに解剖学や生理学に基づき，個々の心電図所見をいちいち細かく説明することは，基礎医学に精通した循環器専門医でもかなり難しいが，そこまで詳細なものでなくても，心臓と個々の電極がどの位置にあるかを三次元的にイメージできれば，心電図判読の本質がおのずと見えてくるはずである．あとは心エコーなどの非侵襲的検査でそれを確かめればよい．

1）例1：左室肥大の診断

よく用いられるSokolow-Lyonの基準[1]（$SV_1 + RV_5 > 35$ mmまたはRV_5 or $RV_6 > 26$ mm）は，厚い胸壁や肺気腫などのため，胸部電極が心臓から離れている人では意味をなさない．むしろ，左側胸部誘導におけるST-T変化のように定性的な左心系負荷所見の方を重視すべき．

2）例2：QT延長の有無

T波の終わりがRR間隔の真ん中を越えているかどうかの大雑把な判断でよい．むしろ，催不整脈性との関連が示唆されるT波形の異常（二峰性T波など）や動的変化（T波交互脈など）の方を重視すべき．

3）例3：異常Q波の有無

陳旧性心筋梗塞を反映する異常Q波の定義として，Q波の振幅がR波高の1/4以上または幅が40 ms以上のときと書かれた成書があるが，実際には責任冠動脈との関連で考える方がよい．下壁の陳旧性心筋梗塞ならばⅡ，Ⅲ，aV_F誘導が揃って異常Q波を示すはずで，それがⅢ誘導だけの場合は正常亜型の可能性が高い．むしろ，異常Q波がなくても，冠動脈の支配領域を反映する誘導のR波が，グループでまとまって著しく減高していたら，それは異常Q波と同等の意味を持つこともある．異常Q波は負の成分が増えたものでなく，梗塞により正の成分が消えたことで，もともと存在した負の成分が顕在化しただけであることを知っておれば，それは容易に理解できる．

これに関連して，虚血性変化を示す誘導と責任冠動脈の関係を表4にまとめたので参考にされたい．ただし，虚血領域の推定に使えるのはST上昇と異常Q波であり，ST低下やT波形の変化だけでは困難とされることに留意すること．

表4 虚血性変化を示す誘導と責任冠動脈

虚血性変化を示す誘導	I	II	III	aVR	aVL	aVF	V1	V2	V3	V4	V5	V6	V3R	V4R
中隔							○	○						
前壁中隔							○	○	○	△				
前壁									○	○				
前側壁	△				△					△	○	○		
心尖部		△				△					○	○		
側壁	○				○						○	○		
高位側壁	○				○									
下側壁	○	○	○		○	○					○	○		
下壁		○	○			○								
右室		○	○			○							○	○
後下壁		○	○			○	●	●						
後壁							●	●						
責任冠動脈 LAD							Reciprocal							
責任冠動脈 LCX														
責任冠動脈 RCA														

○：ST上昇あるいは異常Q波あり，△：場合によってST上昇あるいは異常Q波あり，●：ReciprocalなR波の増高あり
LAD：left anterior descending coronary artery（左冠動脈前下行枝），LCX：left circumflex coronary artery（左冠動脈回旋枝），RCA：right coronary artery（右冠動脈）

4 不整脈は先に除外

心電図所見からすぐに診断を導くことのできる不整脈を先に除外しておくと，残りの心疾患をあとでじっくりと鑑別診断することができる．そういった不整脈には，洞不全症候群，心房期外収縮，心房細動，心房粗動，発作性上室頻拍，心房期外収縮，torsade de pointesなどがある．ぜひ，これらの不整脈については判読結果の冒頭に記載したい．また，wide QRS頻拍のように，心室頻拍か変行伝導を伴う上室性不整脈か鑑別診断の難しいものについては，頻拍中の12誘導心電図だけでなく，できれば頻拍の開始時と停止時のモニター心電図記録を参考にしながら診断を記載したい．

5 正常か異常かボーダーライン（境界）か

臨床的に病的意義の低い所見をたくさん列挙しても，追加の検査や治療の必要性が極めて低い場合には，できれば最後には正常ないしボーダーラインの心電図であることを明記したい．ただし，正常心電図を正常と，異常心電図を異常と判読することは決して容易ではない（表5）．

過去の心電図との比較をもってしても，心電図の異常所見自体は心疾患の種類やその重症度を教えてくれるものではないので，心電図だけに頼った判読では，「異常」と診断された人に実は心疾患がなかったり，「正常」と診断された人に重篤な心疾患が潜んでいたりする可能性が排除できない．患者情報や臨床的背景と総合的に考えなければ診断に至れないことも多々あることを知っておく必要がある．

また，実際に追加検査などで心疾患が確定するまでは，「異常心電図」との記載は避ける方がよいとする意見もある．特に健診におけるそれは，雇用や保険契約にまで影響を与える可能性がある．

6 その後の対応

現時点でレジデントにここまで求めるのは酷なのは承知の上で，将来的な成長に期待して述べる

表5 正常心電図・異常心電図としての記載を迷わせる所見

病的意義の低い正常亜型
異所性心房調律
呼吸性変動
Ⅲ，aV$_L$，V$_1$誘導の陰性P波
頻脈歴とΔ波のないPQ短縮
早期再分極
若年者のV$_2$〜V$_3$誘導の陰性T波
ⅢまたはaV$_L$誘導のみの陰性T波やQ波の振幅増大
非特異的ST-T変化（二相性T波，平低T波を含む）

特に治療を必要としない異常所見
右側胸部誘導のST上昇を伴わない右脚ブロック
健常者やアスリートの洞徐脈
洞不整脈
無症候性の心房・心室期外収縮
若年者のWenchebach型房室ブロック

特に緊急性の高い異常所見
右脚ブロック＋左脚後枝ブロックの2枝ブロック
wide QRSの補充収縮
R on T
心室頻拍
心室細動
WPW症候群に伴う心房細動

など

のだが，さらに一歩踏み込んだ心電図のレポートにするには，その後の対応についても最後に少し触れておくとよい．患者の心情を考えると，自覚症状を伴わず，経時的変化もなく，心エコーでも異常が検出されないようなST-T変化，脚ブロック，左室高電位などの異常所見ならば，余計な心配をさせて，必要のない高額の検査を受けさせるようなことにならないように，経過観察でよい旨を付記したい．また，術前評価目的で記録された心電図ならば，このまま追加検査なしでも手術が可能か，術中管理で注意すべきことは何かなどについても言及する．心電図検査依頼が，循環器科ないし内科の専門的医師によってなされたものでない場合には，その方が親切である．

7 誰に何をどこまで何時伝えるのか

心電図の記録者と判読者が異なる場合，心電図所見を報告書や診療録に記載する際には，誰に何をどこまで何時伝える必要があるのかを，常に念頭に置いておく必要がある．記録された心電図が判読者のもとに届いたり，判読結果が心電図記録者のもとへ戻ったりするには，時間的なずれが生じるわけで，緊急性が高い場合には，心電図レポートへの記載とは別に，電話などで直接，心電図記録者に連絡を取ることが望ましい．

1）健康診断におけるスクリーニング検査として

正常亜型や治療を必要としない場合には「（特記すべき）異常なし」とだけ記載する．無用な心配の種を与えない．そもそもスクリーニング検査では，患者プロフィールは不明のことが多く，受診による二次精査を促すのが目的なので，たとえ異常を見つけても，治療適応にまで言及しなくてよい．

2）内科系以外の医師への報告書において

正常亜型も含め，一通りの主な心電図所見をまず記載したうえで，循環器の専門的な精査・治療が必要か否かを伝える．ただし，向精神薬，抗ヒスタミン薬，消化管運動促進薬，抗生物質などによる薬剤性QT延長症候群のように，報告書を受け取る医師によって処方される薬物が心電図所見に影響すると考えられた場合には，注意を喚起しておく．

3）内科系医師への報告書において

すべての心電図所見を記載するとともに，できるだけ理論的に最終的な診断に至ったプロセスを示す．①緊急性の判断，②すぐに確診できる不整脈の除外，③心電図変化と自覚症状との関連性などを示したうえで，④種々の鑑別診断を行う．さらに可能ならば⑤背景にある病態，⑥治療適応やその方法などについても少し言及しておくのが望ましい．ただし，心電図所見を記載するのが，レジデントや循環器内科以外の医師である場合には，無理をせず分かる範囲内で記載すればよい．

3. 心電図所見の診療録記載に迷ったら

最近の心電計の自動診断はかなり優秀であるが，それでもコメントは各社多様で普遍性を欠く．そもそも患者情報や臨床的背景なしに，心電図のみで下された診断に正確性を求めようとすること自体，最初から無理がある．であるからレジデントはそれを鵜呑みにして，そのまま診療録に書き写すようなことをしてはいけない．心電図が読めない，分からないとパニックになる前に，とりあえず一度冷静になって，心電図が正常か異常かということだけでも判断すること．その判断の根拠が明確にできなくても仕方がない．そもそも心電図判読は難しいのである．そして，できれば非侵襲的なものを中心に追加検査（心エコーやホルター心電図など）をオーダーするなどしてから，上級医や循環器専門医にコンサルトするようにしたい．

4. 間違いやすい用語

最後に心電図所見を診療録に記載する際，レジデントが間違いやすい用語について補足しておく．

- 「除細動する直前の心房粗動」という記載
  →「除細動」には，抗不整脈薬による薬理的除細動と，電気ショック（カウンターショック）による電気的除細動があるが，それが明確でない．また，もし電気ショックによるものだとすると，心房粗動は細動性不整脈（心房細動や心室細動）ではないので，除細動（細動を除く）ではなく「カルディオバージョン」が正しい．

- 「2秒の洞停止のあと，心室期外収縮が出た」という記載
  →上位のペースメーカが正しく働いていないときに，下位からバックアップとして出現する興奮は心室期外収縮ではなく「補充収縮」である．ちなみに，補充収縮が連続して出るようになると「補充調律」と呼ばれる．

- 「心房頻脈」という記載
  →正しくは「心房頻拍」．「頻脈」は「洞頻脈」のように洞性のときのみ用いる．ただし，例外として，頻脈性不整脈，頻脈性心房細動のように「頻脈性」は洞性以外でも用いる．

- 「房室解離のためペースメーカ植込み」という記載
  →正しくは「完全房室ブロックのため…」．房室解離とは心室レートが心房レートを凌駕するため，心房興奮が心室に伝えられない状態．

- 「P波が急に陰転化する移動性ペースメーカ」という記載
  →正しくは「ペースメーカシフト」．移動性ペースメーカとはP波の起源が連続的に移動し続け

るもので，ペースメーカシフトとは P 波の起源が固有の 2 ヵ所（場合によっては 3 ヵ所）で切り替わるもの．

- **「V$_5$ 誘導で R 波が高い左室肥大あり」という記載**
  →これだけで間違いとはいえないが，恐らく「左室高電位」の方が適切．左室肥大というには，Ⅰ，aV$_L$，V$_4$〜V$_6$ 誘導の ST-T 変化のような左心系負荷所見が合わせて必要．V$_5$ 誘導で R 波が高いだけなら，単に胸壁が薄く，電極が心臓に近いだけかもしれない．

- **「Ⅱ，Ⅲ，aV$_F$ 誘導に AF による鋸歯状波あり」という記載**
  →恐らく「AF」の記載は「心房粗動」のことだと思うが，これは旧式の略号である．最近では不整脈を表す略号として小文字を使わなくなったため，「AF」は心房細動（Atrial Fibrillation）のことを意味し，心房粗動（Atrial FLutter）は「AFL」と記載される．同様に心室細動も「Vf」ではなく「VF」と記載する．

- **「心室性期外収縮から発作性上室性頻拍が発生した」という記載**
  →記載内容が間違いというわけではないが，不整脈の和文名称として，最近では「性」の文字を省く傾向にあることを覚えておきたい．心室性期外収縮→心室期外収縮，発作性上室性頻拍→発作性上室頻拍となる．同様のものとしてはほかに，洞性頻脈→洞頻脈，心房性期外収縮→心房期外収縮，房室結節リエントリー性頻拍→房室結節リエントリー頻拍など多数あり．

文献

1) Sokolow, M., et al.: The ventricular complex in left ventricular hypertrophy as obtained by unipolar precordial and limb leads. Am. Heart. J., 37: 161-186, 1949

おすすめ書籍

- 「心電図の読み方パーフェクトマニュアル」（渡辺重行，山口巖 編），羊土社，2006
  →心電図判読の際に目を運ぶポイントが分かりやすい
- 「ECG ケースファイル：心臓病の診療センスを身につける」（村川裕二，山下武志 著），メディカルサイエンスインターナショナル，2000
  →心電図判読のポイントの押さえ方が見事
- 「あなたが心電図を読めない本当の理由」（村川裕二 著），文光堂，2008
  →心電図アレルギーの治療薬

プロフィール

芦原貴司（Takashi Ashihara）
滋賀医科大学呼吸循環器内科・不整脈センター　助教．
日本内科学会（認定医），日本循環器学会（専門医），日本心電学会（評議員），米国不整脈学会，アジア太平洋不整脈学会，日本不整脈学会，日本心臓病学会，日本生体医工学会，日本生理学会などの会員．
心電図はどこの診療科においても，勤務医でも開業医でも，基本となる検査です．研修医の頃は，あまり枝葉の細かい数値基準にとらわれることなく，大きな流れをつかむように心電図を判読して下さい．また胸部 X 線写真，心エコー，冠動脈造影検査などとの照合を繰り返すことで，その本質を見極めようとする姿勢が大切です．根気よく続けることで，きっと道が開けるはずです．

第1章 心電図の読み方入門

5. 見逃してはいけない異常波形 — A）健常者において

難波経豊

Point

- 健常者の心電図で異常波形をみたら，その病的意義を判別しなければならない．
- 心血行動態を破綻する異常波形かどうかの判断が必要である．
- 重篤な合併症を誘発する異常波形かどうかの判断が必要である．

はじめに

　心電図の異常波形には，ただちに救命処置を要するもの，何らかの処置を要するもの，場合によっては何らかの処置を要するもの，放置可能なものなどさまざまある．**心疾患の既往がない無症候者の心電図の判読では，異常波形の有無を評価し，異常波形があればその病的意義を見極めなければならない．**ここでは，このような場合に遭遇する可能性のある異常波形と，その病的意義をまとめる．

1. 調律異常（表）

　正常洞調律では 50 〜 100/分の規則的な心拍を呈し，各心拍には，心房興奮による P 波，続いて心室興奮による QRS を認める．

1 心拍数（QRS 出現頻度）

　心拍数 100/分以上を頻脈という．高度の頻脈では血圧が維持できないため，迅速な対応が必要となる．一方，**心拍数 50/分未満を徐脈という．**心拍数 30/分未満で症候性の徐脈や 3 秒以上の心停止などにはペースメーカによる処置が必要となる．

2 心拍が規則的な場合（図 1，2）

1）P 波を認める場合

　QRS 幅が正常で，頻脈ならば洞性頻脈や発作性上室頻拍，徐脈ならば洞性徐脈が考えられる．
　QRS 幅が広く，頻脈で P 波が QRS と連動していれば発作性上室頻拍，連動していなければ心室頻拍が考えられる．ただし，心室頻拍での P 波の確認は困難である．一方，徐脈ならば完全房室ブロックが考えられ，P 波と QRS は連動しない．
　洞性頻脈の病的意義は原因疾患に依存する．**発作性上室頻拍では頻拍の停止や予防の処置が必要となる．心室頻拍は致死性不整脈であり，頻拍の停止や予防の処置が急務である．**ただし，波形は心室頻拍だが心拍数は正常である場合，促進型心室固有調律とよばれ，病的意義は乏しい．徐脈の病的意義は前述の通りである．

表　主な調律異常

心拍の規則性	P波	基線の揺れ	QRS幅	心拍数	考えられる機序
規則的	あり		正常※	正常	正常洞調律
					心房調律，移動性ペースメーカ，ペースメーカ移動
				頻脈	洞性頻脈
					††発作性上室頻拍（AT，非通常型AVNRT，順行性AVRT）
				徐脈	†洞性徐脈
			拡大	正常	脚ブロック（左脚ブロック，右脚ブロック）
					†WPW症候群（非発作時）
					促進型心室固有調律　【ただし，P波とQRSは連動しない】
				頻脈	††発作性上室頻拍（逆行性AVRT）
					†††心室頻拍　【ただし，P波とQRSは連動しない】
				徐脈	††完全房室ブロック　【ただし，P波とQRSは連動しない】
	なし	あり（周期的）	正常※	様々	††心房粗動
			拡大	様々	††脚ブロックを伴う心房粗動
				頻脈	†††WPW症候群に合併した心房粗動
		なし	正常※	頻脈	††発作性上室頻拍（通常型AVNRT）
				徐脈	†房室接合部調律
			拡大	徐脈	†心室調律
不規則	あり		正常※	正常	洞性不整脈
				頻脈	†上室性期外収縮の頻発
				徐脈	†洞停止，洞房ブロック，2度房室ブロック
					（Wenckebach型，MobitzⅡ型）
			拡大	正常	脚ブロックを伴う洞性不整脈
				頻脈	†心室性期外収縮の頻発
					【ただし，心室性期外収縮の前にP波はない】
	なし	あり（非周期的）	正常※	様々	††心房細動
			拡大	様々	††脚ブロックを伴う心房細動
				頻脈	†††WPW症候群に合併した心房細動
					（心房細動で非常に細かい基線の揺れは観察できない場合がある）
		なし	拡大	頻脈	†††心室細動

※QRSが非常に早く発生した場合は変行伝導によってQRS幅が拡大する

AT　　：心房頻拍
AVNRT：房室結節回帰性頻拍
AVRT　：房室回帰性頻拍（WPWに伴う頻拍）

†††　早急な処置を要する
††　何らかの処置を要する
†　場合によっては何らかの処置を要する

2）P波を認めない場合

　基線に周期的な揺れを認める場合は心房粗動が考えられる．心拍数は一般に一定を呈すが，変化する場合は急激である．QRS幅は一般に正常であるが，脚ブロックやWPW症候群に合併した場合，また，頻脈によって変行伝導が生じた場合は広くなる．

　基線に揺れを認めず，QRS幅が正常の場合，頻脈ならば発作性上室頻拍，徐脈ならば房室接合部調律が考えられる．QRS幅が広い場合は心室調律が考えられ，徐脈となる．

　心房粗動では血栓症予防と心拍数調整が不可欠である．また，必要ならば停止や予防の処置を行なう．WPW症候群に合併した場合は高度の頻脈をきたすため，停止と予防のための迅速な対応が不可欠である． 発作性上室性頻拍および徐脈の病的意義は前述の通りである．

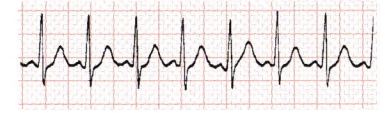

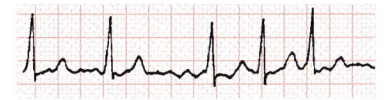

① 洞性頻脈
② 心房細動
③ WPW症候群に合併した心房細動
④ 心房粗動 4：1伝導
⑤ 上室性期外収縮 PAC
⑥ 発作性上室頻拍
　1）AT 2：1伝導
　2）通常型AVNRT
　3）非通常型AVNRT
　4）順行性AVRT
　5）逆行性AVRT
⑦ 心室性期外収縮 PVC PVC
⑧ 単形性心室頻拍
⑨ torsades de pointes（多形性心室頻拍）
⑩ 心室細動

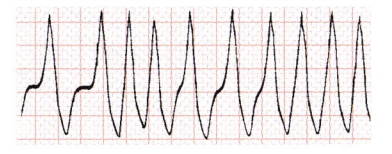

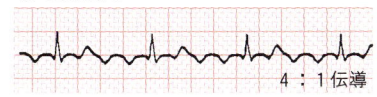

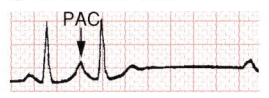

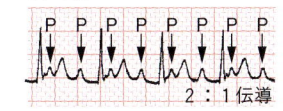

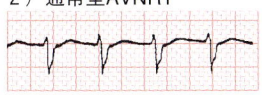

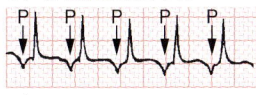

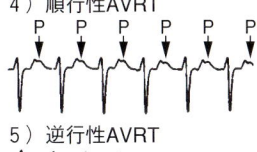

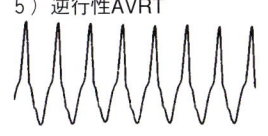

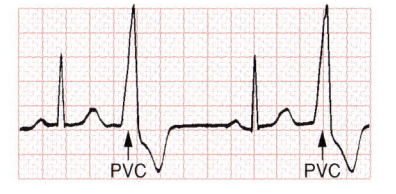

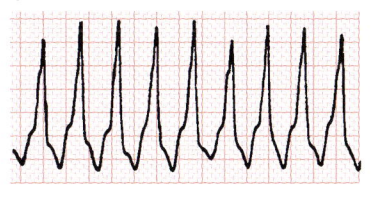

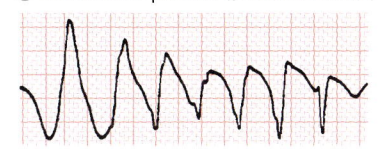

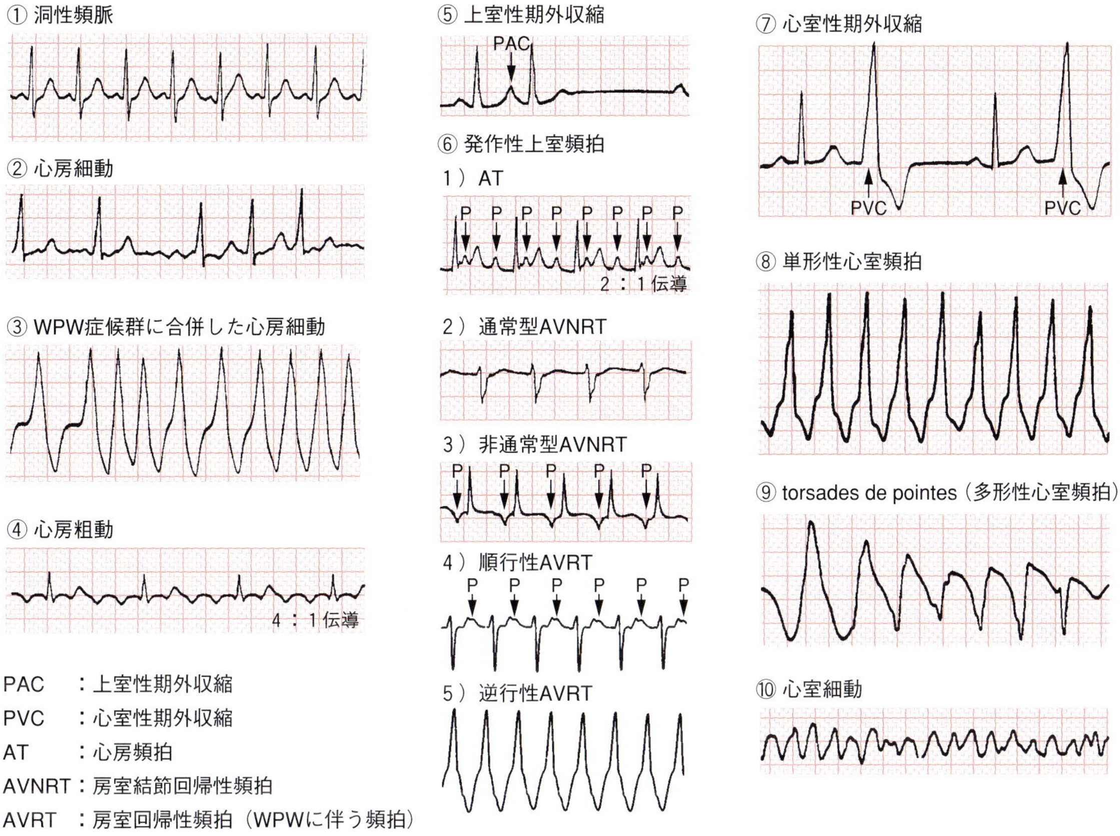

PAC　：上室性期外収縮
PVC　：心室性期外収縮
AT　　：心房頻拍
AVNRT：房室結節回帰性頻拍
AVRT　：房室回帰性頻拍（WPWに伴う頻拍）

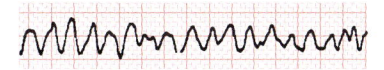

図1　頻脈を生じる調律異常
　④ 4:1 伝導 ⇒ 2回の心房興奮（上室頻拍の場合はP波）に1回の房室伝導による心室興奮（QRS波）
　⑥ 1）2:1 伝導 ⇒ 4回の心房興奮（心房粗動の場合はF波）に1回の房室伝導による心室興奮（QRS波）

3 心拍が不規則である場合（図1, 2）

1）P波を認める場合

　QRS幅が正常の場合，頻脈ならば上室性期外収縮（図1⑤）の頻発，徐脈ならば洞停止や洞房ブロックなどの洞不全症候群や2度房室ブロックが考えられる（図2②，④）．

　QRS幅が広い場合，心室性期外収縮（図1⑦）の頻発が考えられる．心電図にP波は認めるが，そのP波は心室性期外収縮以外のQRSと連動するものである．心室性期外収縮にはP波はない．

　上室性期外収縮や心室性期外収縮は頻脈性不整脈を誘発するため，頻発する場合には注意が必要である．徐脈の病的意義は前述の通りである．房室ブロックの病的意義は後述する．

2）P波を認めない場合

　基線に不規則的な揺れを認める場合は心房細動（図1②）が考えられる．心拍数は常に変動しており，頻脈や徐脈を生じやすい．QRS幅は一般に正常だが，脚ブロックやWPW症候群に合併した場合，頻脈によって変行伝導が生じた場合などでは広くなる．また，基線の揺れが非常に細かい場合には揺れとして確認できない場合もある．このため，P波がなくてQRSが不規則に出現する場合は，基線の揺れやQRS幅に関係なく，心房細動を疑うべきである．

　さまざまな形状の幅広いQRSが無秩序に続く場合を心室細動（図1⑩）という．基線は確認できない．

① 洞性徐脈

② 洞房ブロック

③ 1度房室ブロック

④ 2度房室ブロック（Wenckebach型）
PQ時間：240msec 320msec 380msec 脱落

⑤ 2度房室ブロック（Mobitz Ⅱ型）

⑥ 3度（完全）房室ブロック

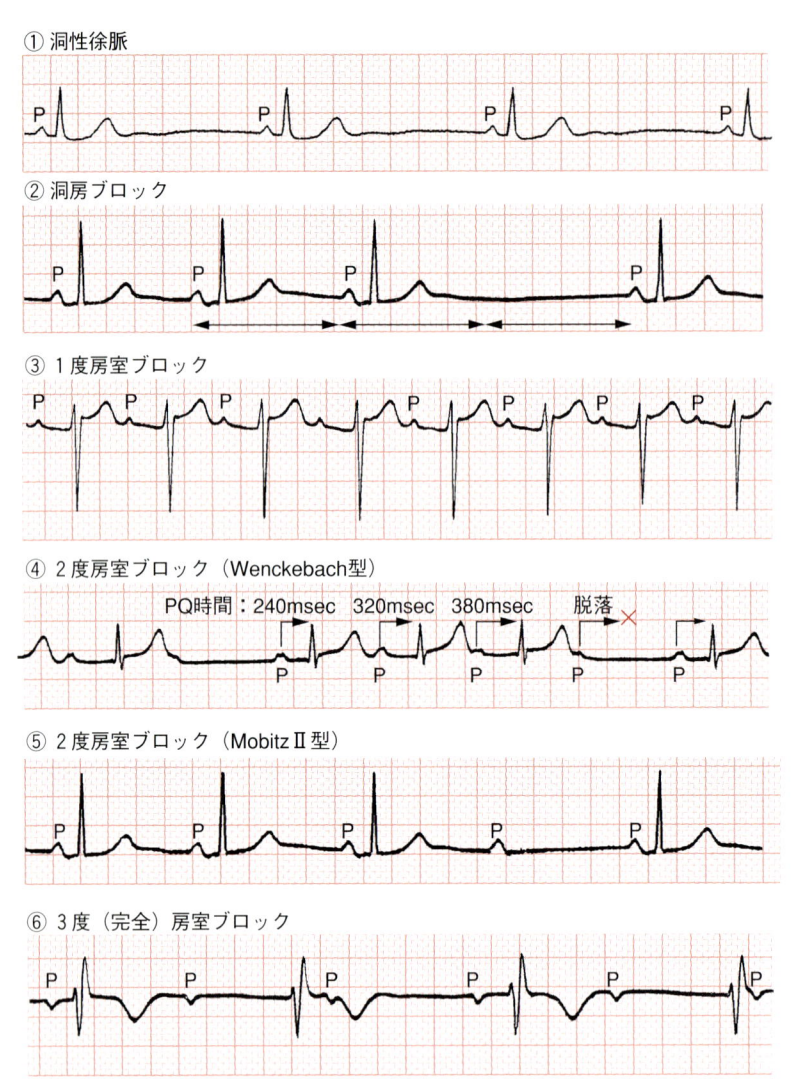

図2　徐脈を生じる調律異常／伝導障害による調律異常
④ PQ時間が徐々に延長した後にQRS波が脱落

心房細動では血栓症予防と心拍数調整が不可欠である．また，必要ならば停止や予防の処置を行なう．WPW症候群に合併した場合は高度の頻脈をきたすため，停止と予防のための迅速な対応が不可欠である．心室細動は致死性不整脈であり，迅速な救命処置が不可欠である．

4 房室伝導に起因する異常波形

P波開始からQRS開始までをPQ（またはPR）時間といい，房室伝導時間を反映する．房室伝導に起因する異常は，PQ時間や，P波とQRSの連動性に現れる．

1）房室結節の伝導障害（図2）

PQ時間の延長（>200msec）を1度房室ブロック，P波に続くQRSの脱落を2度房室ブロック，P波とQRSが連動していない場合を3度房室ブロック（完全房室ブロック）という．2度は，PQ時間が徐々に延長して脱落するWenckebach型と，突然脱落するMobitz Ⅱ型に分類される（図2 ④，⑤）．3度では心室調律になるため徐脈となる．

1度およびWenckebach型2度の病的意義は一般に低い．**Mobitz II型2度や3度ではしばしば高度の症候性徐脈や長時間の心停止が生じるため注意が必要であり，このような症状や徴候を認めたらペースメーカ治療の適応となる．**

2）WPW（Wolff-Parkinson-White）症候群（図1，3）

QRS初期にδ（デルタ）波が出現し，PQ時間が短縮する（図3②）．房室回帰性頻拍による発作性上室頻拍の原因となる．**心房細動を合併すると高度の頻脈をきたす．頻脈発作を生じる場合は停止と予防の処置が必要である．**

5 期外収縮（図1）

1）上室性期外収縮とそれに関連する不整脈

早いタイミングで発生するP波を上室性期外収縮という（図1⑤）．QRSは一般に正常波形であるが，発生が非常に早ければ，変行伝導によってQRS幅が広がる場合や，房室ブロックによってQRSが脱落する場合もある．上室性期外収縮の連発を心房頻拍といい，発作性上室頻拍の機序の1つである（図1⑥）．

上室性期外収縮の病的意義は一般に乏しいが，心房性の頻脈性不整脈を誘発する場合があるため，**頻発する場合には注意が必要である．心房頻拍は，場合によっては停止や予防の処置の対象となる．**

2）心室性期外収縮とそれに関連する不整脈

P波を伴わず，早いタイミングで発生する幅広いQRSを心室性期外収縮という（図1⑦）．2拍に1回の発生を2段脈，3拍に1回の発生を3段脈，数発の連発をショートラン，30秒以下の連発を非持続性心室頻拍，30秒以上の連発を持続性心室頻拍という．心室頻拍では，QRSの形状が同じなら単形性（図1⑧），異なるなら多形性という（図1⑨）．

単発の病的意義は乏しいが，**T波に重なると心室細動を誘発する場合があるため要注意である．連発は心室頻拍の発生の引き金となるので注意が必要である．心室頻拍は致死的不整脈となる場合があるため，停止と予防の処置が急務である．**

2. 心房に起因する波形異常（図3）

心房に起因する波形異常はP波に現れる．P波の形状は調律部位に依存し，幅は心房の興奮伝導時間を反映する．正常ではQRS直前に独立した一峰性の波形を呈し，標準12誘導心電図では，aV_R誘導で下向き，それ以外で上向きとなる．

1 心房負荷（図3①）

左房負荷では，P波の幅が広がり（>100ms），II誘導で二峰性（僧帽性P波），V_1誘導で二相性となる．二相性P波では，後半の陰性部分が大きい場合に左房負荷とする（>4.0 mV・ms）．右房負荷では，IIおよびV_1誘導で，P波が尖鋭化し（肺性P波），振幅が増高化する（>0.25mV）．いずれも心房負荷を反映する重要な所見である．

2 調律部位の異常

P波の極性が洞調律と異なる場合を心房調律，徐々に変化する場合を移動性ペースメーカ，急に変化する場合をペースメーカ移動という．いずれも病的意義は乏しい．

3. 心室に起因する波形異常（図3）

　心室に起因する波形異常はQRSおよびT波に現れる．QRS幅は心室の興奮伝導時間を反映する．QRS開始からT波終了までの時間はQT時間とよばれ，心室の再分極時間を反映する．しかし，QT時間は先行RR時間に依存して変化するため，再分極時間の実際の評価には先行RR時間で補正した補正QT時間（QTc）を用いる．標準12誘導心電図での正常T波の極性はP波と同様だが，V_1～V_2誘導の陰性T波は正常範囲内である．

① 心房負荷によるP波の異常波形

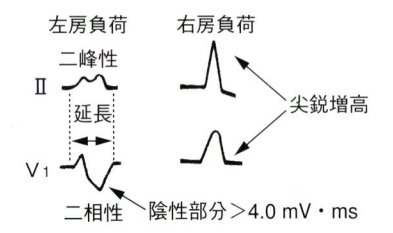

② 頻脈発作の原因となるQRSまたはT波の異常波形

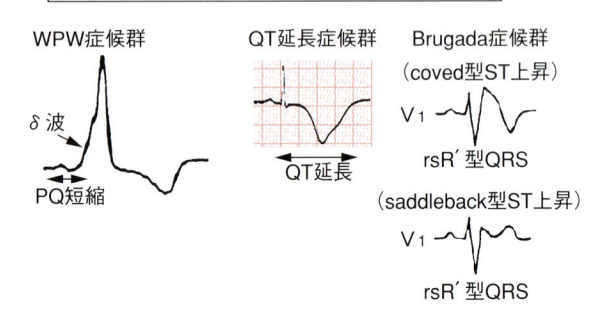

③ 脚ブロックまたは心室肥大によるQRSの異常波形

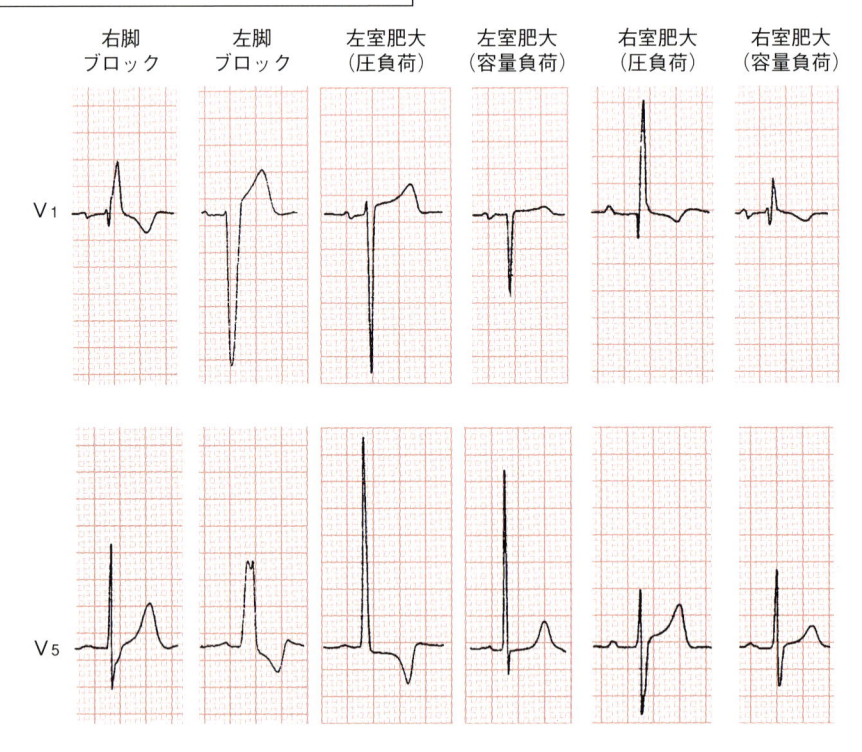

図3　波形異常

1 電気軸偏位および回転異常

左軸偏位は水平心や左室肥大など，右軸偏位は立位心や右室肥大などでみられるが，診断的意義は乏しい．心内膜床欠損症では不完全右脚ブロックと左軸偏位がみられ，一定の診断的意義はある．回転異常の病的意義は乏しい．

2 脚ブロック（図3③）

右脚ブロックでは，QRSは幅広く，V_1誘導ではrSR′型となり，$V_5 \sim V_6$誘導では深いS波を認める．T波は一般にV_1誘導で陰転する．

左脚ブロックでは，QRSは幅広く，$V_5 \sim V_6$誘導ではノッチやスラーを，V_1誘導では深いS波を認める．T波は一般に$V_5 \sim V_6$誘導で陰転する．左脚前枝ブロックや後枝ブロックなどのヘミブロックでは，QRS幅やT波形に変化はなく，それぞれ高度の左軸偏位（−45°以下）および右軸偏位（120°以上）を呈する．**左脚ブロックは虚血性心疾患に起因する場合があるため，原因精査が必要な場合がある．**

右脚ブロック，左脚前枝ブロック，左脚後枝ブロックのうち，1つだけの発生を1枝ブロック，2つの併存を2枝ブロック（右脚ブロック＋左脚ヘミブロック），3つの併存を3枝ブロック（2枝ブロック＋PQ延長）という．1枝ブロックや2枝ブロックが高度房室ブロック（2：1伝導以上の房室ブロックや完全房室ブロック）に進行するのは稀であり，治療の対象にはならない．一方，**3枝ブロックでは高度房室ブロックへの進行を念頭においた診療が必要である．**

3 心室肥大（図3③）

左室肥大では，$V_5 \sim V_6$誘導にR波増高，V_1誘導に深いS波を認める．また，圧負荷では$V_5 \sim V_6$誘導のT波が非対称（ストレイン型）に陰転し，容量負荷では増高する．心尖部肥大では，$V_3 \sim V_4$誘導でR波増高と巨大陰性T波を認める．

右室肥大では，V_1誘導にR波増高とストレイン型陰性T波，$V_5 \sim V_6$誘導に深いS波を認める．圧負荷ではV_1誘導のQRSがqR型，容量負荷ではrsR′型を呈することが多い．

いずれの心室肥大も精査の対象となる．

4 心筋虚血

心筋虚血による心電図変化は，虚血発作で現れ，回復で消失するが，虚血発作を繰り返す場合は，非発作時でもT波の平定化や陰転化，陰性U波などを生じ，虚血性心疾患を見つける重要な手がかりとなる．

5 心室伝導遅延

QRS幅の延長（>120msec）は心室内の伝導遅延を示す所見であり，致死性不整脈の原因となるため，適切な処置が必要となる．心室肥大や脚ブロックでもみられ，電解質異常や薬剤の副作用などでは一過性に生じる．

6 QT延長症候群

QTcの延長（>440msec）は心室の再分極遅延を示す所見であり，多形性心室頻拍であるtorsades de pointesを誘発し，時に心室細動に移行するため，適切な処置が必要となる．先天性と後天性があり，後天性では電解質異常や薬剤の副作用などで一過性に生じる．

7 Brugada 症候群（図3②）

$V_1 \sim V_2$ 誘導で rsR′型 QRS と ST 上昇を認め，しばしば心室細動を生じるものを Brugada 症候群といい，突然死の予防対策が不可欠となる．ST 上昇には coved 型と saddleback 型があり，前者が心室細動と大きく関連する．また，ST 上昇は日内変動があり，また副交感神経活動や Na チャネル遮断薬によって顕著となる．心電図所見の診断的意義は非常に高い．

8 非特異的 ST-T 変化

冠動脈の支配領域や疾患などとの関連が明らかでない ST-T 変化を非特異的 ST-T 変化という．病的意義が乏しい場合が多いが，心筋炎や心膜炎から生じる場合もある．

4. 電解質異常に起因する波形異常（図4）

電解質異常は致死的不整脈の原因となる．高カリウム血症では T 波の先鋭増高，低カリウム血症では，T 波平低化，U 波増高，TU 融合による QT 延長を認める（図4①）．高カルシウム血症では ST 短縮による QT 短縮，低カルシウム血症では ST 延長による QT 延長を認める（図4②）．ただし，これらの診断的意義は血液検査の補助的なものである．

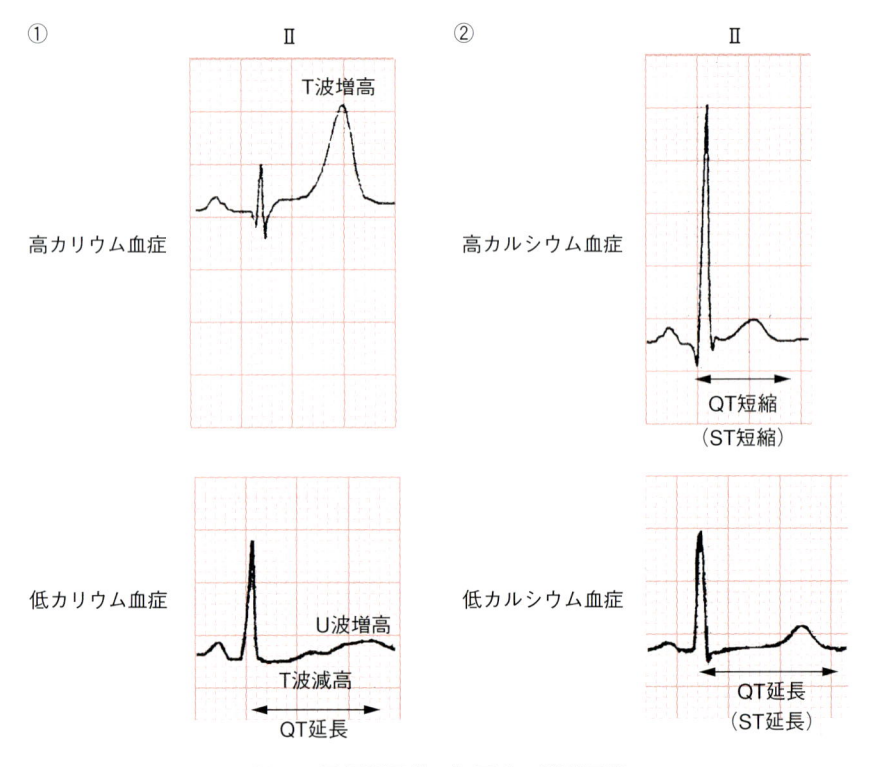

図4 電解質異常に起因する波形異常

おすすめ書籍
- 「心電図のABC（日本医師会雑誌 臨時増刊 Vol.101 No.13）」（五島雄一郎，大林完二 監），日本医師会，1989
- 「不整脈診療 Skill Up マニュアル」（池田隆徳 編），羊土社，2008

プロフィール

難波経豊（Tsunetoyo Namba）
姫路獨協大学　臨床工学科　教授．
1993年，福井医科大学医学部を卒業後，岡山大学医学部循環器内科に入局．1996〜1997年に国立循環器病センター研究所で研修．2000年に岡山大学大学院医学研究科（循環器内科学専攻）を修了．香川県立保健医療大学保健医療学部臨床検査学科の講師および准教授を経て，2008年より姫路獨協大学臨床工学科教授．専門は不整脈．

心電図は，簡単に記録でき，得られる情報も多いため，循環器診療では欠かせない検査の一つである．難しそうに見える心電図波形もすべて理屈で成り立っているので，異常波形はそのまま覚えるのではなく，発生機序を理解しながら覚えることが，知識の臨床応用に重要である．

6. 見逃してはいけない異常波形
― B）心疾患を有する患者において

難波経豊

● Point ●

- 心疾患を有する患者の心電図では，虚血や不整脈の発作，また，その発生基質を評価する．
- 心筋梗塞の患者の心電図では，異常波形の経過から病的意義を評価する．
- 心電図で不整脈を認めた場合，その緊急性の判断が重要である．

はじめに

心疾患を有する患者の心電図の判読では，病態の重症度のチェックや，発作および合併症の有無またはそれらの基質となる状態の有無などを判断する．ここでは，心疾患を有する患者の心電図波形の経過観察において，見逃してはならない異常所見をまとめる．心電図の異常波形については第1章－5）の図も参照してほしい．

1. 虚血性心疾患

1 狭心症（図1）

狭心症の診断や治療後の経過観察では，心筋虚血の有無を判定する最も簡易な検査法として安静時心電図や運動負荷心電図が用いられる．

一般に，労作時に心筋酸素需要量の増加によって心内膜下虚血が生じる労作性狭心症ではST低下が，安静時に冠動脈攣縮によって貫壁性虚血が生じる異型狭心症（安静的狭心症と同義）ではST上昇が，発作によって発生し，回復とともに消失する．発生誘導は虚血部位に依存するが，V_5～V_6誘導はしばしば責任冠動脈に関わらず虚血性ST変化がみられる誘導である．なお，ST低下は，上向型に比べて下向型や水平型で心筋虚血との関連性が高い．

心筋虚血を頻繁に繰り返す場合は，非発作時にもT波の平定化～陰転化，陰性U波などの異常波形を認める．この場合，急性心筋梗塞に進展する可能性が高いため，適切な処置が必要となる．

2 心筋梗塞

1）異常波形の経過（図2）

急性心筋梗塞が発生すると責任冠動脈に依存した誘導に異常波形が出現する（表1）．異常波形は時間とともに変化し，その変化が病態の評価に用いられる．急性心筋梗塞が発生すると，まずT波増高とST上昇が生じ，1日のあいだに異常Q波（深さ：R波の振幅の1/4以上，幅：40msec以上）が生じる．その後，冠性T波（左右対称の陰性T波）が出現する．ST上昇は発生から約2週間までに基線に回復し，その後，冠性T波も改善し，最終的に異常Q波を残すのみとなる．時に，異常Q波も消失する場合もある．

図1 冠動脈狭窄による異常波形

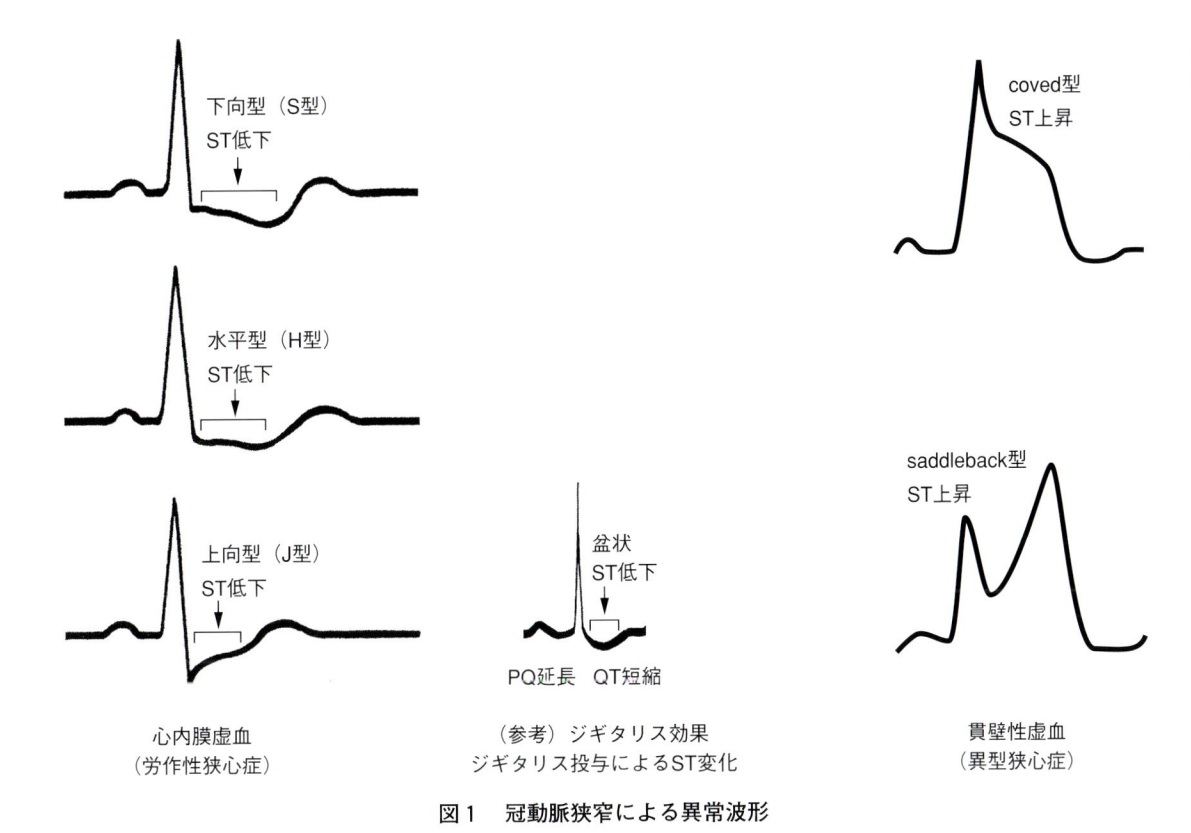

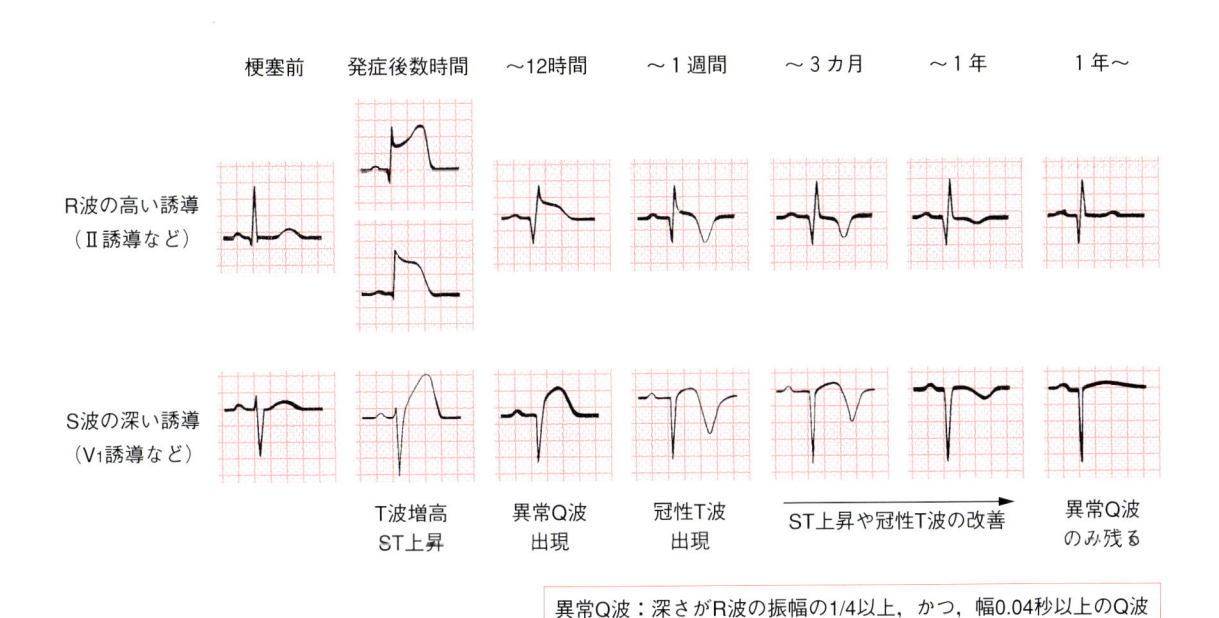

下向型（S型）ST低下
水平型（H型）ST低下
上向型（J型）ST低下
心内膜虚血（労作性狭心症）

盆状ST低下
PQ延長　QT短縮
（参考）ジギタリス効果
ジギタリス投与によるST変化

coved型 ST上昇
saddleback型 ST上昇
貫壁性虚血（異型狭心症）

図2 心筋梗塞による異常波形の経過

	梗塞前	発症後数時間	～12時間	～1週間	～3カ月	～1年	1年～
R波の高い誘導（Ⅱ誘導など）							
S波の深い誘導（V1誘導など）							
		T波増高 ST上昇	異常Q波出現	冠性T波出現	ST上昇や冠性T波の改善 →		異常Q波のみ残る

異常Q波：深さがR波の振幅の1/4以上，かつ，幅0.04秒以上のQ波
冠性T波：左右対称の陰性T波

第1章 心電図の読み方入門

表1 心筋梗塞による異常波形の出現誘導

梗塞部位	I	II	III	aVR	aVL	aVF	V1	V2	V3	V4	V5	V6
前壁								○	○	○		
前壁中隔							○	○	○	○		
広範囲前壁	○				○		○	○	○	○	○	○
側壁	○				○						○	○
高位側壁	○				○							
下側壁		○	○			○					○	○
下壁		○	○			○						
後壁							○*	○*				
右室		○	○			○	○	○	○			

※後壁梗塞では心筋梗塞の一般的な異常波形の上下逆さの波形が見られる（下図）

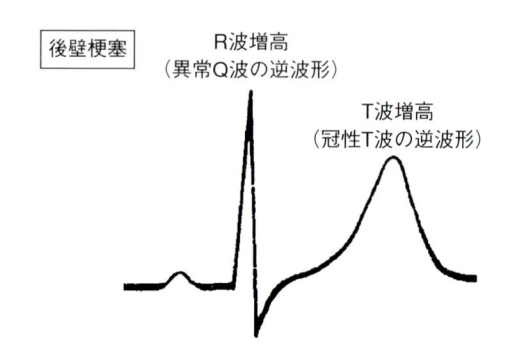

後壁梗塞
R波増高（異常Q波の逆波形）
T波増高（冠性T波の逆波形）

2）不整脈の合併

不整脈は心筋梗塞の重要な合併症である．心室性不整脈のうち心室細動ないし心室頻拍は最も致死的であり，その発生のきっかけになる心室性期外収縮がみられれば治療を開始する．心室性期外収縮が連発する場合，多形性である場合，R on T型（T波の時相に一致して発生するパターン）で発生する場合は，心室細動を誘発する可能性が高いので特に注意が必要である．また，心室性不整脈は，カテーテル治療による心筋再灌流時にもしばしば発生する．上室性不整脈は，それ自体が致死的になることはないが，血行動態に悪影響を及ぼす場合があるため，治療の対象となる．

徐脈性不整脈は下壁梗塞への合併が多く，高度房室ブロック（2：1伝導以上の房室ブロックや完全房室ブロック）や血行動態に影響する高度の洞性徐脈では一時的ペーシングなどの処置が必要となる．

3）心室瘤の合併

心室瘤は，梗塞領域の心室壁が心腔内圧によって収縮期から拡張期までの全経過で突出した状態であり，心筋梗塞の亜急性期から慢性期にみられる合併症である．前壁梗塞への合併が多く，心尖部に生じることが多い．心室瘤は，心不全，重症不整脈，血栓塞栓症の原因となる．また，瘤の薄い壁は心内圧に耐えられずに破裂する危険性があり，心破裂が生じると生命維持は極めて困難である．急性心筋梗塞の心電図におけるST上昇は，正常な経過ではしばらくすると基線に戻るが，心室瘤を合併すると上昇が遷延する．2週間以上の遷延がみられたら心室瘤の合併が疑われる．

4）梗塞後狭心症・再梗塞の合併

心筋梗塞の発症後に出現する狭心症を梗塞後狭心症といい，安静時，心臓リハビリテーション動作，運動負荷試験などで胸痛発作が誘発される．心電図にはST低下または上昇，陰性T波の

陽転などの虚血性変化がみられるが，心筋逸脱酵素は再上昇しない．一方，初回の梗塞発作と同様の症状と心電図変化を生じ，心筋逸脱酵素が上昇する場合を再梗塞という．いずれも一般の狭心症や急性心筋梗塞と同様の治療が必要となる．

5）治療後の評価：運動負荷心電図

退院前には運動負荷心電図のST変化を指標にして退院後の運動耐用能を決定する．また，退院後も定期的に運動負荷心電図を行い，ST変化によって冠動脈の再狭窄の有無を評価する．

2. 頻脈性不整脈（表2）

1 心房粗動・心房細動

心房粗動および心房細動は，心房が高頻度の興奮を，前者は規則的に，後者は不規則に，絶え間なく繰り返している状態である．このため心電図ではP波に代わり，心房粗動では規則的に繰り返される鋸歯状波（F波），心房細動では不規則に持続する細動波（f波）が現れる．心室興奮は房室結節の伝導能に依存する．心房粗動では房室伝導比（心房と心室の興奮比）に基づくためQRS波は規則的に現れる．一方，心房細動では心房興奮が不規則であるためQRS波も不規則に現れる．いずれも頻脈や徐脈を起こしやすいため，心拍数の管理が必要である．また，いずれも心房内に血栓を生じやすく，抗血栓療法が欠かせない．さらに，肥大型心筋症などの左室拡張不全に合併すると心機能が急速に低下する．発作性の場合，発作の頻度や持続時間も有用な情報となる．

2 WPW症候群（Wolff-Parkinson-White syndrome）

房室伝導路として，房室結節を介する正常伝導路に加え，Kent束とよばれる副伝導路を有する疾患をWPW症候群といい，QRS初期に現れるδ（デルタ）波と，これによるPQ短縮で診断される．

WPW症候群は，正常伝導路と副伝導路を介して興奮波が房室間を旋回する房室回帰性頻拍が機序の発作性上室頻拍の原因となる．発作性上室頻拍の心拍数が速いと血行動態が破綻するため，こ

表2　心電図の異常波形の病的意義の分類

	頻脈性不整脈	徐脈性不整脈	心臓の状態を反映する所見
血行動態の破綻を反映する異常波形（救命処置が必要）	・心室細動	・心静止 ・無脈性電気活動（PEA）	
重篤な病態を反映する異常波形（緊急処置が必要）	・心室頻拍 ・WPW症候群＋心房細動	・3度房室ブロック＋症状有 ・高度徐脈＋症状有	・急性心筋梗塞の所見 ・ジギタリス中毒の所見 ・薬剤性QRS延長 ・QT延長（先天性・後天性） ・Brugada症候群の所見 ・電解質異常を反映する所見
重篤な病態を導きうる異常波形（治療や予防が必要）	・心房細動 ・心房粗動 ・発作性上室頻拍 ・RonT型心室期外収縮	・3度房室ブロック ・2度房室ブロック 　（MobitzⅡ型） ・高度徐脈	・心房負荷 ・心室肥大 ・左脚ブロック ・早期興奮症候群（WPW等） ・陳旧性心筋梗塞の所見 ・狭心症の所見
重篤な病態を導く可能性の低い異常波形（基礎心疾患や症状がなければ放置可能）	・洞性頻脈 ・上室性期外収縮 ・心室期外収縮	・洞性徐脈 ・2度房室ブロック 　（Wenckebach型） ・1度房室ブロック	・洞性不整脈 ・心房調律 ・右脚ブロック ・心室内変行伝導

のような頻拍が認められる場合は薬物療法や高周波カテーテルアブレーションなどによる治療の対象となる．

房室回帰性頻拍のうち，房室結節を介して興奮波が心房から心室へ伝播し，Kent束を介して心室から心房へ伝播する場合を**順行性房室回帰性頻拍**といい，QRS幅の狭い頻拍となる．一方，Kent束を介して興奮波が心房から心室へ伝播し，房室結節を介して心室から心房へ伝播する場合を**逆行性房室回帰性頻拍**といい，QRS幅の広い頻拍となる．後者の場合は心室頻拍との鑑別が必要となる．

また，WPW症候群に心房細動が合併すると高度の頻脈を生じるため，心房細動に対する処置に加えて，高周波カテーテルアブレーションによるWPW症候群の根治療法が不可欠となる．

3 その他の発作性上室頻拍

発作性上室頻拍のうち，非発作時のQRS初期にデルタ波を認めない場合，機序として，心房頻拍，房室結節回帰性頻拍，潜在性WPW症候群による頻拍が考えられる．頻拍の心拍数が速ければ血行動態が破綻するため，停止や予防の処置が必要となる．

心房頻拍は，心房内の一部の心筋から発生する高頻度の興奮波による頻脈である．

房室結節回帰性頻拍は，興奮波が房室結節内の速伝導路と遅伝導路の二重伝導路を介して房室間を旋回するものであり，QRS幅の狭い頻脈となる．速伝導路を介して興奮波が心房から心室へ伝播し，遅伝導路を介して心室から心房へ伝播する場合を通常型房室結節回帰性頻拍といい，P波はQRSとほぼ同時相となるため心電図上に確認できない．一方，遅伝導路を介して興奮波が心房から心室へ伝播し，速伝導路を介して心室から心房へ伝播する場合を非通常型房室結節回帰性頻拍といい，P波はQRSからかなり遅れて出現する．

潜在性WPW症候群は，心室から心房にのみ伝導可能な副伝導路を有するWPW症候群であり，興奮は副伝導路を順行性に伝導しないためデルタ波は発生しないが，正常伝導路と副伝導路を介した順行性房室回帰性頻拍は起こり得る．

4 心室頻拍・心室細動

心室頻拍の心電図では，心拍数とQRS波形が重要である．多形性（各QRSが異なる波形）や心拍数の速い心室頻拍では，血行動態が破綻して意識が消失し，致死的となるため，迅速な救命処置が不可欠となる．一方，単形性（全てのQRSが同じ波形）かつ心拍数が遅ければ，一定の血行動態が維持されるために意識消失が生じず，治療は一般に抗不整脈薬で行なう．

単形性でQRSが右脚ブロック型かつ上方軸を呈する心室頻拍は，Ca拮抗薬であるベラパミルが頻拍停止に有効である場合が多く，ベラパミル感受性心室頻拍とよばれている．これは左室起源であり，左脚後枝のPurkinje繊維網からのリエントリーが機序とされる．

また，単形性でQRSが左脚ブロック型かつ下方軸を呈する心室頻拍は，アデノシンが頻拍停止に有効である場合が多く，アデノシン感受性心室頻拍とよばれている．これは右室起源であり，右室流出路からの興奮発生が機序とされる．運動誘発性であることが多く，発作は非持続性かつ反復性（incessant）であることが多い．

ベラパミル感受性とアデノシン感受性の心室頻拍は特発性心室頻拍症と呼ばれ，いずれも若年者に好発し，カテーテルアブレーションによって根治可能である．

心室細動は，心室が高頻度の興奮を不規則に絶え間なく繰り返している状態であり，心電図ではQRS波が無秩序な波形となって現れる．**心拍出および血圧がゼロになる最も致死的な不整脈であるため，心電図所見としての診断的意義は非常に大きい．**心室細動が発生したら心臓マッサージ

や除細動などの迅速な救命処置が不可欠である．また，突然死の予防に植込み型除細動器（ICD）が用いられる．

5 先天性QT延長症候群

QT時間の延長は，特徴的な多形性心室頻拍であるtorsade de pointesを誘発し，時に心室細動に移行して突然死の原因となるため，重要な所見である．先天性QT延長症候群の患者では，心電図でQTc時間および心室性不整脈の定期的なチェックが重要である．

6 抗不整脈薬による心電図変化

抗不整脈薬であるNaチャネル遮断薬やKチャネル遮断薬は，QT時間を延長させてtorsades de pointesを引き起こす場合があるため，投薬中はQTc時間に注意が必要である．また，Naチャネル遮断薬は，QRS幅を延長させて重症不整脈を引き起こす場合もあるため，投薬中はQRS幅にも注意が必要である．同じく抗不整脈薬である交感神経β受容体遮断薬やCa拮抗薬は，刺激伝導系の興奮の発生頻度や伝導速度を低下させるため，投薬中は徐脈性不整脈の合併に注意が必要である．

心房細動や心房粗動の心拍数調整に使用するジギタリスは，投薬中の心電図効果として盆状ST低下とQT短縮が知られている（図1）．ジギタリス投与による副作用の出現をジギタリス中毒といい，様々な副作用が知られているが，最も重要な副作用は不整脈である．あらゆる種類の不整脈が出現すると考えてよいが，よくみられる不整脈としては，頻脈性不整脈では，上室性（心房性，房室接合部性）頻拍，心室性期外収縮，心室頻拍など，徐脈性不整脈では，房室ブロック，洞房ブロック，洞停止などが挙げられる．

3. 徐脈性不整脈 （表2）

症候性の徐脈や3秒以上の心停止の場合にペースメーカによる処置が必要となるため，その原因疾患を有する患者にはホルター心電図による定期的なチェックが必要である．

洞不全症候群やMobitz II型2度房室ブロック，3度房室ブロック（完全房室ブロック）では，しばしば高度の徐脈や長時間の心停止を生じるため，重要な所見である．

脚ブロックでは，右脚ブロックや左脚ブロックは通常それのみでは治療の対象とならない．2枝ブロック（右脚ブロック＋左脚ヘミブロック）も高度伝導ブロック（2：1伝導以上の房室ブロックや完全房室ブロック）に進行することは稀である．これらに対して，3枝ブロック（2枝ブロック＋PQ延長）では高度房室ブロックに進行する可能性が高いので，注意が必要である．また，心サルコイドーシスやアミロイドーシスなど進行性に伝導障害を生じる疾患では，通常は病的意義が乏しい房室ブロックや脚ブロックであっても注意が必要である．

ペースメーカ使用中の患者の心電図では，作動頻度，モード適合性，ペーシング不全やセンシング不全などの評価が重要である．

4. 肥大型心筋症・拡張型心筋症

心筋症では心電図に左室肥大を認める．また，しばしば致死性不整脈を生じるため，心電図による定期的な不整脈チェックが不可欠である．また，肥大型心筋症では，左室の拡張不全のため左室充満における心房収縮の役割が相対的に大きい．従って，心房細動が合併すると心機能は急激に低下する．このため，肥大型心筋症における心房細動の合併は重要な所見である．

5. 弁膜症・先天性心疾患

　弁膜症や先天性心疾患の心電図では，負荷がかかる部位によって，左房負荷，左室肥大，右房負荷，右室肥大の所見が現れる．また，心房に負荷がかかる病態では上室性不整脈が，心室に負荷がかかる病態では心室性不整脈が生じる．心内膜床欠損症では，心電図の特徴として右脚ブロックと左軸偏位が知られている．

6. うっ血性心不全

　左心不全では左室肥大と左房負荷，右心不全では右室肥大と右房負荷を呈する．いずれもさまざまな不整脈の原因となるため，心電図での不整脈チェックが必要である．治療にジギタリス製剤を使用した場合，心電図には盆状 ST 低下および QT 短縮がみられる（ジギタリス効果：図1）．前述の通り，ジギタリス中毒として最も重要な副作用は不整脈であり，投薬中の心電図では不整脈の発生に注意が必要である．

おすすめ書籍
- 「心電図の ABC（日本医師会雑誌 臨時増刊 Vol.101 No.13）」（五島雄一郎，大林完二 監），日本医師会，1989
- 「不整脈診療 Skill Up マニュアル」（池田隆徳 編），羊土社，2008

プロフィール
難波経豊（Tsunetoyo Namba）
姫路獨協大学　臨床工学科　教授．
詳細は第 1 章− 5 ）を参照．

第1章 心電図の読み方入門

7. 12誘導以外の心電図
― A）運動負荷心電図

笠巻祐二

Point

- 運動負荷心電図は，安静時心電図では分からない心臓病を，運動負荷により明らかにする検査法である．
- 潜在的な心筋虚血の診断，運動耐用能の評価，および運動誘発性不整脈の評価などを目的に行われる．
- 負荷試験の方法には，マスター2階段試験，自転車エルゴメーター負荷試験，およびトレッドミル負荷試験がある．
- 負荷試験の方法により，評価基準が異なるので注意が必要である．

はじめに

　臨床の場において，さまざまな胸部症状の原因を診断する手段として，またすでに診断された心疾患の病態の把握に12誘導心電図は不可欠な検査法である．そのため，まず，12誘導心電図のとり方，波形の読み方，判断・対応の仕方を身につけることが最も重要であることはいうまでもない．しかし，注意しなければならないのは，循環器疾患の中には普段，心電図が正常であっても何らかの負荷を加えたときに初めてその異常が検出される場合があることである．生体に対する負荷の中では運動が最も生理的であり，その意味から通常，運動負荷心電図が行われ，潜在的な心筋虚血の診断や運動誘発性不整脈の評価などが可能となる．本稿では，運動負荷心電図の基本的事項について概説する．

1. 運動負荷心電図

1 目的

　運動負荷心電図の目的は表1に示す通りである．多くの場合，心筋虚血および不整脈の診断と評価に用いると理解してよい．虚血性心疾患の診断は，安静時心電図のみではわからないことが多いので，まずは最も生理的である運動負荷により判断することが多い．例えば，階段昇降や坂道歩行

表1　運動負荷心電図の目的

①	潜在的な心筋虚血の診断
②	虚血性心疾患の重症度や予後の推定
③	虚血性心疾患における治療効果の判定
④	運動誘発性不整脈の検出と治療効果の判定
⑤	ペースメーカ植込みの必要性の評価
⑥	心疾患患者のリハビリテーションや社会復帰指針の決定

などの労作時に胸痛が生じるような場合には，運動負荷心電図を行うことにより運動時の胸痛を再現し，そのときの心電図変化を確認することにより，いわゆる労作性狭心症かどうかを判断する．虚血性心疾患が疑われれば，その後のステップとして負荷心エコーや負荷心筋シンチグラム，あるいはマルチスライスCTなどにより多角的に評価し，最終的には冠動脈造影を施行することになる．

一方，不整脈の診断は，安静時12誘導心電図でも診断できることがあるが，多くの場合どのタイミングで出現するかわからないので，後に述べるホルター心電図〔第1章-8）参照〕や運動負荷心電図により診断あるいは評価をすることになる．とくに，運動により動悸やめまい，失神といった不整脈を示唆するような症状がある場合には，運動負荷心電図を行って，運動誘発性不整脈が検出されるか否かを判断することが重要である．

2 運動負荷の種類と実際

運動負荷心電図の種類と実際の方法を表2に示す．基本的に運動負荷のかけ方には，単一水準の定量負荷と症候限界性（症状が出現するまで運動を続ける）の多段階運動負荷があり，前者の代表はマスター2階段試験であり，後者の代表は自転車エルゴメータ負荷試験とトレッドミル負荷試験である．

1）マスター2階段試験

マスター2階段試験は年齢，性別，体重により定められた標準昇降回数にあわせてメトロノームを調節し，音にあわせてマスター運動負荷用の2段式階段を階段を昇降させ，負荷終了直後にベッドに仰臥位にさせて12誘導心電図を経時的に記録する．マスター2階段試験には規定の標準昇降回数を1分30秒で昇降させるシングルマスター負荷試験，規定の標準昇降回数の2倍を3分で昇降させるダブルマスター負荷試験，時に規定の標準昇降回数の3倍を4分30秒で昇降させるトリプルマスター負荷試験が用いられる．マスター2階段試験は，一般的には検査技師が施行するが，病歴から高度の冠動脈病変が予想される場合には医師の監視下に施行する場合もある．本検査は，きわめて簡便なため虚血性心疾患のスクリーニング検査としては最適であるが，問題点として運動量が患者の運動能力に左右されることと，充分な負荷にならない場合や逆に過剰な負荷となって狭心発作を誘発してしまうことがある．なお，マスター2階段試験が陰性だからといって狭心症を否定できないことに注意すべきである．

2）トレッドミル負荷試験

一方，多段階運動負荷の代表としては，トレッドミル負荷試験があり，現在最も普及している方法である．図に検査機器の概観を示すが，トレッドミルは歩行ないしジョギングという最も生理的な運動負荷であり，ベルトのスピードと傾斜を変えることによって低い負荷量から最大負荷量まで段階的に増やすことが可能である．トレッドミル負荷試験では，ベルトの速度や傾斜の設定によって，いくつかのプロトコールが提唱されているが，ここでは最も繁用されているBruce法による運

表2 運動負荷心電図の種類と方法

動的運動負荷
① マスター2階段試験
② トレッドミル負荷試験
③ 自転車エルゴメーター負荷試験
静的運動負荷
① ハンドグリップ負荷試験（等尺性負荷試験）

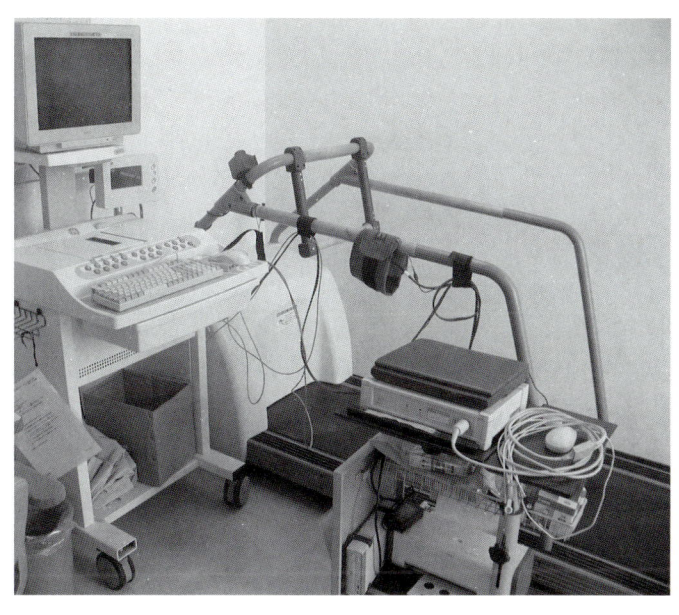

図　トレッドミル負荷試験の装置と概観

表3　Bruce法による運動負荷プロトコール

ステージ	速度 （マイル/時間）	傾斜角度 （%）	負荷時間 （秒）	METS*
1	1.7	10	180	4.6
2	2.5	12	180	7.0
3	3.4	14	180	10.2
4	4.2	16	180	13.6
5	5.0	18	180	17.2
6	5.5	20	180	20.5
7	6.0	22	180	23.9

＊：metabolic equivalents≒身体活動強度（代謝に相当する値）

動負荷プロトコールを示す（表3）．運動負荷終了後の回復期にも心電図，血圧を経時的に記録する．Bruce法は，負荷量の漸増幅が比較的大きく，検査は短時間ですむ利点がある反面，時に過大な負荷がかかって危険な場合もあることに留意しなければならない．トレッドミル負荷試験は医師と検査技師が立ち会って施行し，マスター2階段試験と異なり，患者の状態をみながら運動負荷中も心電図，血圧を経時的に記録するので，患者の状態をリアルタイムに把握できる点で比較的安全な側面もあるが，時に危険な合併症や死亡を伴う危険度の高い検査であることを認識しておく必要がある．ちなみにトレッドミル負荷試験による死亡事故は約20万件に1件，緊急入院は約4万件に1件の割合とされており，比較的安全な検査であるといってよいと思われる．ただし，不慮の事故に備え，緊急対応できるよう電気的除細動器，救急カート，救急医薬品などの準備をしておく必要がある．

　他方，静的運動負荷であるハンドグリップ負荷試験は等尺性運動負荷試験の代表である．これは，ハンドグリップを一定時間，一定の強さで握らせて負荷をかける試験であるが，心拍数の上昇に比べて血圧の上昇が優位であり，筋肉疲労のため高い運動強度に達することができない．このため，

カテーテル挿入時の血行動態検査などの特殊な目的では用いられるものの，虚血性心疾患の診断には不向きといえる．

3 評価の仕方と解釈

マスター2階段試験とトレッドミル負荷試験では評価の仕方が異なるので注意が必要である．

1）マスター2階段試験における判定基準（Masterの陽性基準）

Ⅰ，Ⅱ，Ⅲ，V_3〜V_6誘導において運動負荷後，次のいずれかの1項目が出現した場合を陽性とする．

① ST部分の形に関係なく，2 mm以上の低下
② ST部分にJ型下降があり，QX/QT比 >50％またはQT比 >1.08
③ ST部分に水平または下降型の0.5 mm以上の低下
④ 陰性U波の出現，またはTU部分の下降
⑤ 陽性T波の逆転（1.5 mm以上）
⑥ 著明な不整脈（心室または心房頻拍，心房粗細動，多源性心室性期外収縮，期外収縮と房室ブロックの出現，左脚ブロックなどの伝導障害の出現）
⑦ Q波の一過性の出現
⑧ ST部分の一過性上昇

2）トレッドミル負荷試験の判定基準（陽性基準）

① ST低下
　i）水平型：基線から1 mm以上の低下
　ii）下降型：心筋虚血に最も特異的で，基線から1 mm以上の低下
　iii）上向き型：J点（ST部分の開始）から60 msec後で1.5 mm以上の低下

② ST上昇

　何mm以上という基準はなく，少しでも上昇すれば陽性．運動誘発性のST上昇には2つの機序が考えられている．1つは高度の限局性かつ貫壁性虚血によって起こるものであり，もう1つは高度の左室壁運動異常に伴ってみられるものである．

以下は必ずしも陽性基準ではないが，注意しなければならない所見である．

③ 陰性U波

　運動中に出現する陰性U波は，冠動脈疾患と密接に関係している．冠動脈疾患患者においては安静時心電図の30％，運動時心電図の62％にみられるとの報告がある．ST低下の有無に関わらず，運動誘発性の，あるいは狭心症発作時に一過性に出現する陰性U波は高度の左前下行枝病変の存在を示唆することが多いとされている．

④ 運動誘発不整脈

　運動誘発性の心室性不整脈は必ずしも心筋虚血を意味するものではないが，健常者，冠動脈疾患患者を問わず，心室性期外収縮の出現は運動後の回復期に多く，時に運動後の突然死の原因となることが示唆されている．上室性不整脈の出現も必ずしも心筋虚血とは関係がない．また，運動により一過性に出現する脚ブロックも必ずしも心筋虚血とは関係はない．しかし，高齢者では心筋虚血により脚ブロックが誘発される可能性も否定できないため注意が必要である．

おわりに

　12誘導心電図以外に日常診療で多く用いられている運動負荷心電図のポイントについて概説した．心臓病には安静時の心電図のみでは診断できないものがあり，特に生死に直結するような虚血性心疾患の診断，評価に運動負荷心電図が威力を発揮する．ただし，運動負荷心電図にも限界があることを充分理解し，多角的な視野から疾患，病態を理解する習慣を身につけることが重要である．

おすすめ書籍

- 「運動負荷試験入門」（斎藤宗靖 著），中外医学社，2001
  ↑運動負荷試験に必要な基礎的知識から実際，解釈までを示した包括的な入門書．
- 「運動負荷心電図　その方法と読み方」（川久保清 著），医学書院，2000
  ↑豊富な図表・サイドメモを使い，運動負荷試験の方法と読み方を解説した書．

プロフィール

笠巻祐二（Yuji Kasamaki）
日本大学医学部　内科学系循環器内科学分野　講師，日本大学板橋病院　循環機能検査室　室長．
専門は循環器内科：心電図，不整脈，心エコーなど．最近では以下のような研究を行っています．
1）不整脈発生に対する心室再同期療法の功罪：心電図，心エコーによる検討
2）中国，日本でのフィールドワークを通しての自然長寿に関する研究
3）携帯型心電図の有用性についての臨床研究
4）循環器領域における漢方製剤の有用性についての研究
循環器内科を専攻して20数年たちますが，心電図は奥が深く，まだまだ興味が尽きない不思議な領域です．心電図は，すべての臨床医が日常的に接する検査ですので，ぜひ研修医の皆さんも興味をもって頂きたいと願っています．

第1章 心電図の読み方入門

8. 12誘導以外の心電図 — B) ホルター心電図

笠巻祐二

● Point ●

- ホルター心電図は体に電極を装着し，連続長時間の心電図を記録し，それを後に解析装置を用いて分析する検査である．
- ホルター心電図検査の目的は不整脈の診断・評価・治療効果の判定，虚血性心疾患の診断・評価，および自律神経機能の評価を行うことである．
- 最近，防水型ホルター心電計が開発され，入浴中の心電図を記録することが可能となり，臨床の現場でも用いられるようになった．

はじめに

日常臨床において，さまざまな胸部症状を訴える患者の原因を診断する手段として，またすでに診断された心疾患の病態の把握に12誘導心電図は不可欠な検査法である．そのため，まず，12誘導心電図の取り方，波形の読み方を身につけることが大事であることはいうまでもない．

しかし，心電図は時空間的に限られた方法であるため，これを補完する手段の1つとしてホルター心電図検査がある．ホルター心電図では，患者に携帯させた記録器のテープあるいはICメモリに連続長時間の心電図を記録し，それを後に解析装置を用いて分析することにより，日常生活における心電図変化や不整脈の出現状況などを詳しく把握することができる．一方，従来のホルター心電計は耐水性がなかったため入浴ができないといった制限があったが，最近，高い防水性能を有し，検査中の入浴制限が無くなり，日常生活における全ての時間において心電図を記録することが可能となった．本稿では，ホルター心電図検査のポイントについて最近の動向を含めて概説する．

表　ホルター心電図の目的および適応となる病態

①	不整脈や狭心症発作などの一過性に出現する心電現象の検出，特に深夜から早朝にかけて発生することの多い異型狭心症の診断
②	失神，動悸，胸痛などの原因が12誘導心電図や運動負荷心電図などで明らかにできない場合
③	不整脈や狭心症発作の発生頻度の定量的評価
④	不整脈や狭心症発作の治療効果の判定
⑤	無症候性心筋虚血の評価
⑥	ペースメーカ機能の評価
⑦	心筋梗塞や心不全患者のリハビリテーションや運動処方
⑧	自律神経機能の評価

1. ホルター心電図

1 目的および適応となる病態

　ホルター心電図は日常生活中におけるさまざまな心電図変化や不整脈の出現状況あるいは自律神経機能などを詳細に検討することが可能である．**表**にホルター心電図の目的および適応となる病態を示す．

2 電極の装着，記録および再生・解析

1）記録器

　図1にわれわれの施設で用いているホルター心電図の記録器（メモリ内蔵方式デジタル記録器）と電極の装着とケーブルの固定の実際および解析機器の概観を示す．図2は最近臨床の場で用いられるようになった防水型ホルター心電図の記録器と電極の装着の実際を示す．

　記録器についてはアナログ型とデジタル型があるが，最近では後者がほとんどと思われ，軽量化（数10 g 〜 100 g 前後）も進んでいる．デジタル記録器は，アナログのようにテープを用いないことから回転音がなく，被験者の就寝の妨げにならず，また装着感もなく日常生活を送りやすいなどの利点がある．

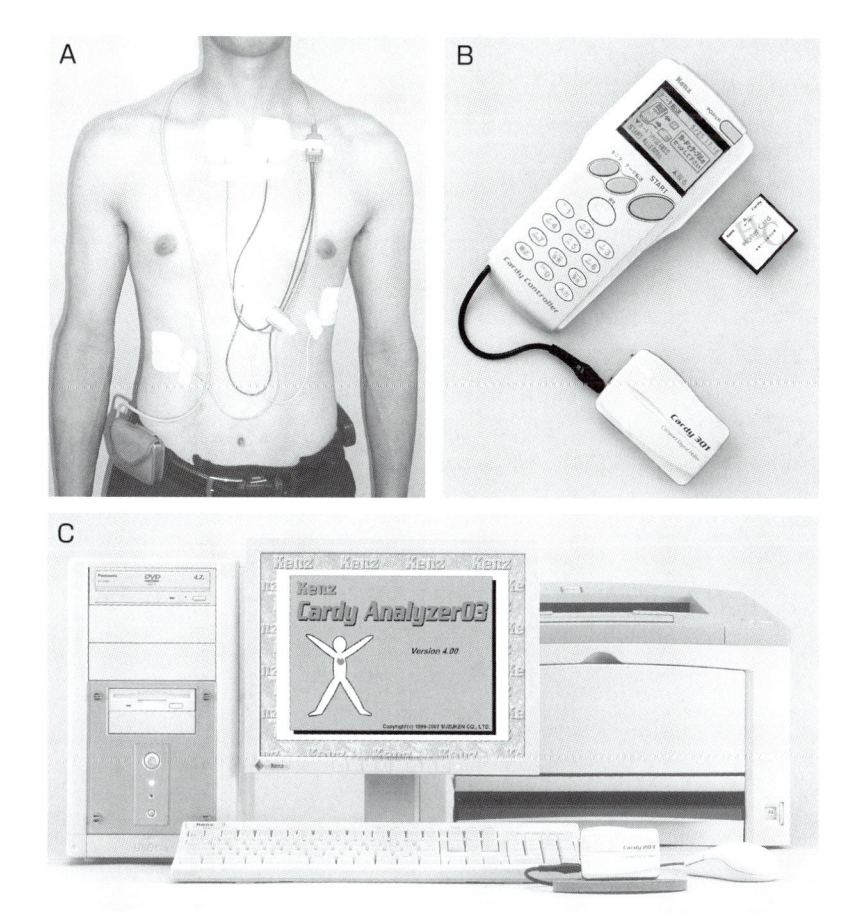

図1　電極の装着部位（A），ホルター心電図の記録器（B）および解析装置（C）

2）電極の装着および誘導法

電極の装着部位は，ノイズやアーチファクトが混入しにくく，日常生活の邪魔にならないことから胸部における双極誘導法を用いる．アース電極は通常右鎖骨下1/3あるいはV_5R，V_6R付近とすることが一般的である．誘導法はベクトル心電図にならってX，Y，Z軸方向誘導に分け，2チャンネルの場合には，XおよびZ軸方向誘導を選択し，3チャンネル記録が可能な場合には，X，Y，Z軸方向誘導それぞれ1誘導を選択する．通常のスクリーニングでは，虚血性心疾患の診断に優れるX軸方向誘導と不整脈診断に優れるZ軸方向誘導を組み合わせる．X軸方向誘導としてCM5誘導（関電極はV_5，不感電極は胸骨上端）とZ軸方向誘導としてNASA誘導（関電極は胸骨下端，不感電極は胸骨上端）を用いることが一般的である．

3）再生・解析

再生・解析については，現行の自動再生・解析システムでは，Windows環境のコンピュータと周辺機器で構成されているものがほとんどである（図2）．実際には，まず自動再生・解析を行い，その後マニュアルで修正する．詳細は成書に譲るが，以下の解析結果の内容についてチェックする．

解析までの流れの中で医師が関与する場面は非常に少ないが（検査技師が行うことがほとんど），解析結果の内容にはどのようなものが含まれているかについては，最終的なレポート作成の際に重要なポイントになってくるので知っておかなければならない．

2. 解析結果の主な内容（図3）

1）解析結果概要（被験者情報，記録情報を含む）（図3 A）

記録の全体像を把握するために最も重要である．心拍数，期外収縮数，ST偏位の有無と程度，解析に用いられた条件などを確認する．

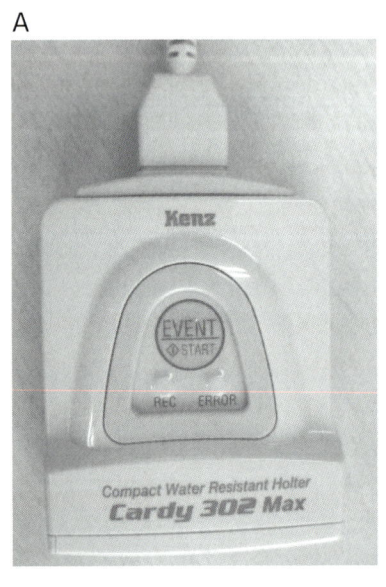

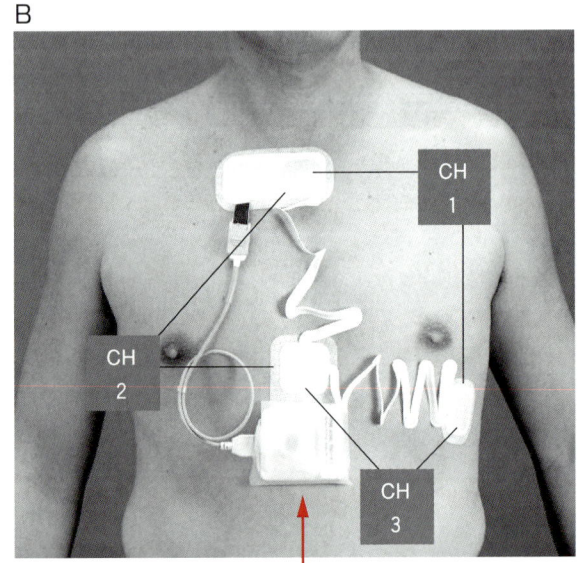

図2　防水型ホルター心電図の記録器（A），電極の装着部位（B：3チャンネルの場合）

電極一体型のポーチに収納
（Cardy 302）

2）不整脈発生数

1時間毎の最大，最小，平均心拍数，不整脈の出現数，心房細動持続時間などを確認する．不整脈の日内変動の有無や好発時間帯，心房細動中の心拍数の状況をみるのに適したレポートである．

3）不整脈ヒストグラム（図3B）

期外収縮総数，心室性不整脈の詳細と上室性不整脈の詳細の出現状況をヒストグラムで表示したものである．

4）STトレンド（図3C）

心拍数，ST偏位度，STスロープを並べて表示する．ST偏位が生じた時刻や頻度，持続時間および心拍数との関連がわかるようになっている．

5）RRヒストグラム

RR間隔の分布をヒストグラムで表示したものである．心拍変動を評価するのに有用である．

6）RRレシオ

連続する2つのRR間隔の比をヒストグラムにしたものである．

7）モフォロジー一覧表

QRS形態別の心拍数が表示される．正常心拍のQRS波形を確認し，心室性期外収縮の多形性の有無やどのタイプの心室性期外収縮が多いかなどを確認する．

8）登録波形一覧表

自動印刷された拡大波形の内容の一覧である．エピソードのリストが時刻順に表示されている．

9）登録拡大波形実記録（図3D）

自動印刷された心電図の拡大記録である．紙送り速度25 mm/秒で印刷される．

10）圧縮波形記録（図3E）

1ページ30ないし60分間の圧縮心電図記録である．心電図圧縮記録より全体像を検討する．拡大波形で印刷すべき異常所見が漏れていないか確認する．

3. 評価とレポート作成

解析されたホルター心電図の最終的なレポートを作成し，依頼医に報告しなければならない．打ち出された解析結果をそのまま依頼医に送るということも考えられるが，通常は循環器内科医がオーバーリードし，適宜コメントを付記して依頼医に送るのが一般的であると思われる．ホルター心電図検査報告書の形式として特に決まったものはないが，以下の点に留意するとよい．

① 総合所見として結果の要点を簡潔にまとめる
② 患者の行動記録表を参考に，症状の有無とホルター心電図所見の関連性を評価する
③ 重要な異常所見については拡大波形記録で明確にし，診断を付記する
④ 所見の解釈，臨床的意義や今後の方針などについて必要なコメントを付記する

なお，ホルター心電図の波形を読む際に注意すべき点として，誘導数が通常2つか3つであること，体位による心電図変化があること（特にT波は体位に影響されやすい），アーチファクト（交流障害，筋電図，体動，接触不良などによる）との鑑別を要する場合があること，異型狭心症や一部の労作性狭心症を除き，ホルター心電図のみで心筋虚血と診断することは一般的には困難であることなどがあり，これらを踏まえて波形を読むことが重要である．

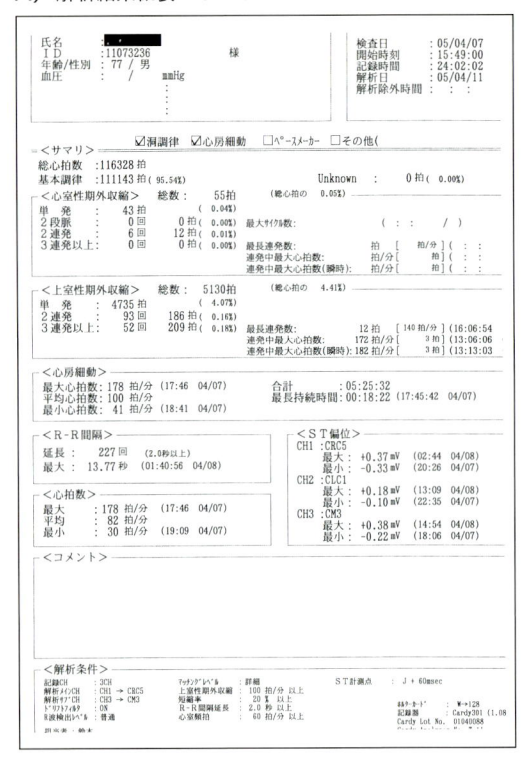

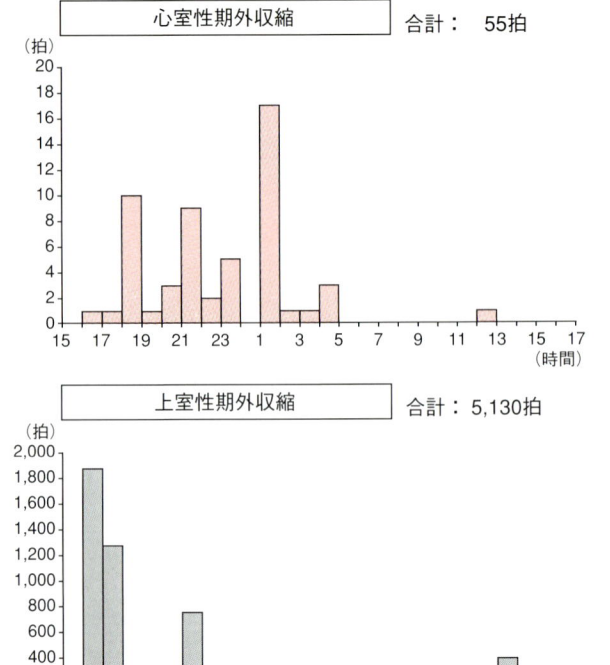

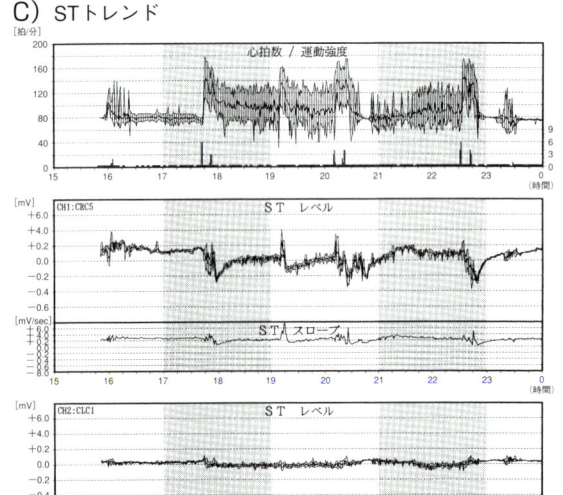

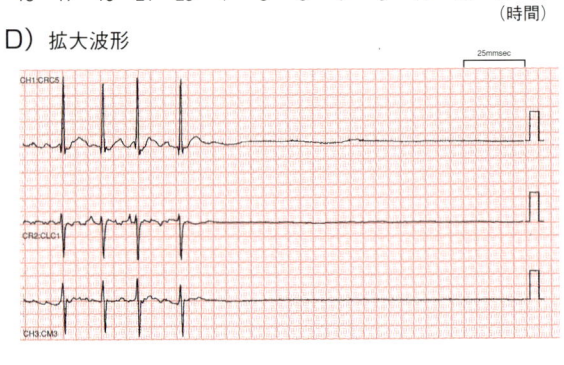

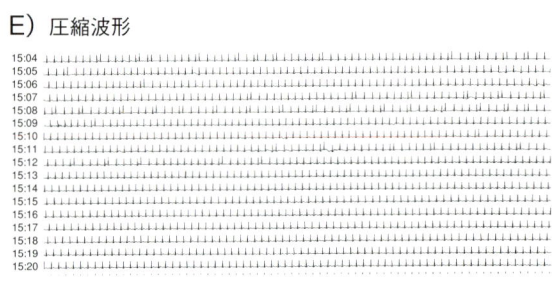

図3 ホルター心電図による解析結果

4. 防水型ホルター心電計の登場と臨床的意義

1）防水型ホルター心電計の臨床的有用性

心血管事故は日常動作では入浴中に多いが，これまで技術的な問題から入浴時心電図の検討はほとんどなされていなかった．そこでわれわれは，防水型ホルター心電計を用い，外来通院中の患者35例を対象として防水型ホルター心電計の臨床的有用性について，入浴時心電図の評価を中心に検討した．まず，患者に対するアンケート調査を行ったところ，従来のホルター心電図に比し入浴可能になったことをよいとしたものがほとんどであり，その理由としてはアメニティに関するもの，季節に関係なく検査可能であることが主なものであった．入浴時心電図は，一部にノイズ，ドリフトがあったものの全例で評価可能であり，不整脈については上室性期外収縮，心室性期外収縮，心房細動等が散見された．ST-T変化については虚血性ST低下を3例に認め，いずれも入浴が一定以上の運動強度と同等であることを示唆していた．

2）実例呈示

図4に65歳女性のSTトレンド9時間モードの変化を示す．矢印は入浴していた時間を示すが，入浴とともに心拍数が増加し（図4 A），STレベルは動揺を示しながらも低下している様子がわかる（図4 B，C）．

3）今後の展望

われわれの施設では，防水型ホルター心電計を導入後，圧倒的に防水型を選択する患者が多くなっている．近年，伝送心電図が広く普及しつつある中で防水型ホルター心電計を用いた入浴時心電図の伝送システムの構築が入浴事故の早期発見，早期治療に役立つ可能性があると考えている．

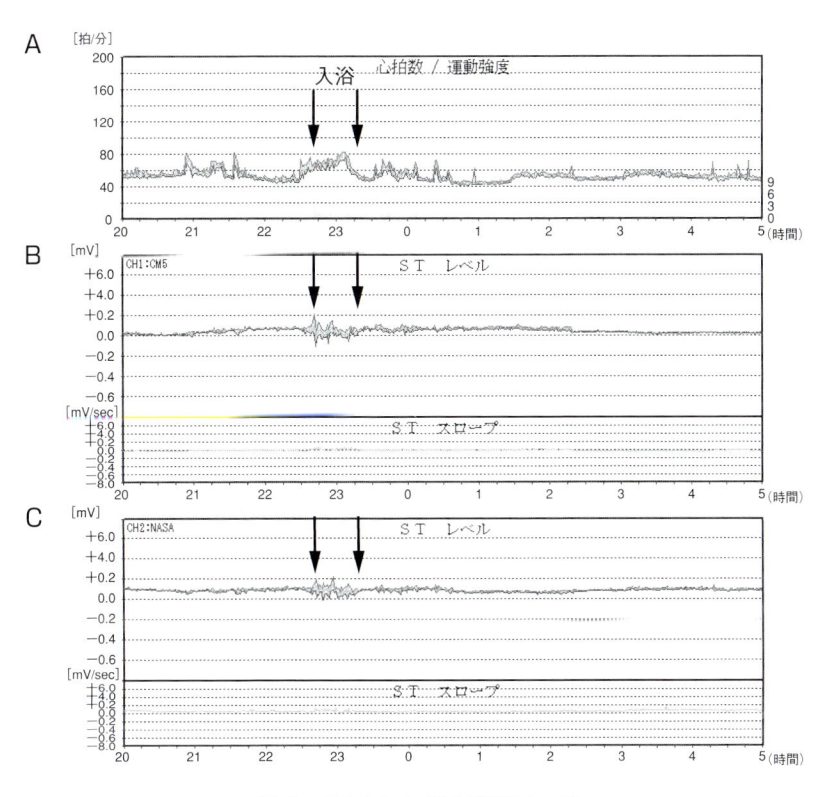

図4　STトレンド9時間モード

おわりに

　12誘導心電図以外に日常診療で多く用いられているホルター心電図検査のポイントについて解説した．近年登場した防水型ホルター心電図による入浴時心電図の評価も十分可能であり，不整脈のみならず虚血の評価についても誘導部位の問題はあるにせよ十分対応できると思われる．

おすすめ書籍

- 「わかりやすいホルター心電図」（田邉晃久 著），医歯薬出版，2001
   ↑ホルター心電図の機器の進歩，自律神経機能の評価などの最新情報を網羅した包括的な入門書
- 「ホルター心電図パーフェクト」（井上 博 編著／村川裕二，安喰恒輔 著），中山書店，2006
   ↑ホルター心電図に必要な知識をすべて網羅したビギナーからエキスパートまでを対象とした本格的なテキスト

プロフィール

笠巻祐二（Yuji Kasamaki）
日本大学医学部　内科学系循環器内科学分野　講師，日本大学板橋病院　循環機能検査室　室長．
詳細は第1章−7）を参照．

第1章 心電図の読み方入門

9. 不整脈の種類と解釈のしかた

池田隆徳

● Point ●

- 不整脈は正常洞調律以外の調律と定義され，徐脈性と頻脈性（上室性・心室性）に分けられる．
- 不整脈を理解するには，心電図の判読のみならず，興奮の伝わり方を知るとよい．
- 徐脈性不整脈は，洞結節もしくは房室接合部の伝導遅延・途絶によって生じる．
- 頻脈性不整脈は，非持続性のときは局所巣状興奮，持続性のときはリエントリーによって生じる．

はじめに

　不整脈はどうも理解しにくいという話をよく耳にする．いくつかの教科書をみると，分類のしかた一つにしても，一定の型にはまった記述がされておらず，どのように解釈したらよいのかがわからないのかもしれない．また，まれな現象に重点を置いて記載していることも，不整脈の理解を一層難しくしているように思われる．

　本稿では，まず不整脈という心臓の電気的な異常をシェーマを用いて分かりやすく述べ，次に日常診療で診ることの多い不整脈の心電図の見方を，明らかにされている事実のみに基づいて解説する．頻用される専門用語については日本語と英語を併記して記載する．

1. 不整脈の定義と分類

　不整脈は正常洞調律以外の調律と定義される．正常洞調律では，高位右心房に存在する洞結節で起きた電気的興奮（刺激）が心房内を伝播して房室結節へ入り，His束から右脚・左脚へと伝導し，Purkinje線維を介して左右の心室に規則正しく伝えられる（図1）〔第1章-1）も参照〕．不整脈を認めるということは，この一連の電気的流れに何らかの異常が生じていることを意味する．

　不整脈は，その心拍数によって徐脈性と頻脈性に大別される（表）．**頻脈性はさらに上室性と心室性に分けられる．**上室性とは心房性と房室結節性を合わせたよび方である．上室性と心室性の心電図における違いは，前者が頻脈中には正常と同じく幅狭いQRS波を示すのに対して，後者は幅広いQRS波を示す．ただし，上室性でも（心室内）変行伝導（aberrant conduction）を呈すると幅広いQRS波を示す．変行伝導とは心拍数依存性の脚ブロックのことである（右脚ブロックのことが多い）．

　「不整脈」を疾患単位として取り扱うときは，表に示すように調律に異常がなくても正常の心拍数（50～100/分）よりも速いかもしくは遅い場合，また単に伝導障害を認める場合や不整脈をきたすおそれのある病態（心電図症候群・不整脈性遺伝性疾患）までもが含まれる．

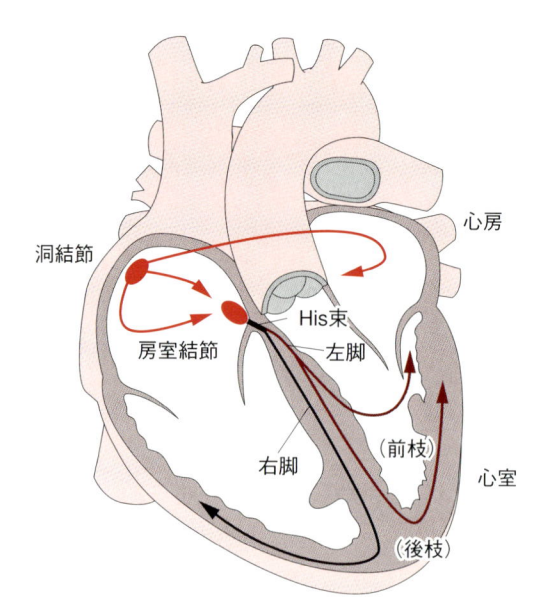

図1　正常洞調律時の電気的な流れ

2. 不整脈の発生機序（起こり方）

1 徐脈性不整脈

徐脈性不整脈には，洞（機能）不全症候群と房室ブロックがある．洞結節もしくは房室接合部の伝導障害で生じる（図2）．

洞不全症候群は，洞結節の刺激生成能の低下あるいは洞房伝導の途絶であり，加齢が大きな要因であることが多い．

房室ブロックは，房室結節またはHis束の伝導の遅延あるいは途絶であり，徐々に進行することが多いものの，発作的に出現することもある．房室結節は自律神経の影響を受けやすく，迷走神経の亢進で容易に伝導遅延を生じる．ただし，迷走神経が関与する房室ブロックは，Wenckebach型（後述）を呈するのが一般的で重篤になることはまれである．重症度は，（主に心室起源の）補充収縮が出現するかどうかにかかっており，最も重篤な場合は心静止に至る．

2 頻脈性不整脈

上室性不整脈には，洞性頻脈，心房期外収縮，心房細動，心房粗動，心房頻拍，発作性上室頻拍，心室性不整脈には，心室期外収縮，心室頻拍，torsade de pointes，心室細動が含まれる．

頻脈性不整脈は，①リエントリー，②異常自動能，③トリガード・アクティビティ（撃発活動）の3つのうちのいずれかの異常で生じる．これは，心筋細胞の活動電位記録の観点からみた機序の考え方である．興奮伝播の観点からは，異常自動能と撃発活動はともに局所から発生する巣状興奮が放射状に伝播するという点で共通するため，この2つをまとめると，①リエントリーと②局所巣状興奮のどちらかで生じることになる（図3）．臨床レベルで不整脈を理解するには，この考え方のほうが実用的である．

リエントリーとは再入のことであり，興奮の旋回を意味する．頻脈性不整脈が持続する場合，その機序はリエントリーと考えてほぼ間違いない．リエントリーの形成には，解剖学的基盤があって発生する場合（解剖学的リエントリー）と機能的に発生する場合（機能的リエントリー）がある．

表　不整脈疾患の分類

Ⅰ 徐脈性不整脈（心拍数：50/分以下）
・洞不全症候群（Ⅰ～Ⅲ群）
・房室ブロック（1～3度）
・心静止
※高度の徐脈では補充収縮を伴う

Ⅱ 頻脈性不整脈（心拍数：100/分以上）
1．上室性不整脈
・洞性頻脈
・心房期外収縮
・心房頻拍
・心房細動
・心房粗動
・発作性上室頻拍
2．心室性不整脈
・心室期外収縮
・心室頻拍
・torsade de pointes
・心室細動

Ⅲ 伝導障害（心拍数は正常）
・脚ブロック（右脚・左脚ブロック）
・分枝ブロック（左脚前枝・後枝ブロック）
・2枝ブロック
・3枝ブロック

Ⅳ 心電図症候群・不整脈性遺伝疾患
・WPW症候群
・QT延長症候群
・QT短縮症候群
・Brugada症候群
・カテコラミン誘発性多形性心室頻拍

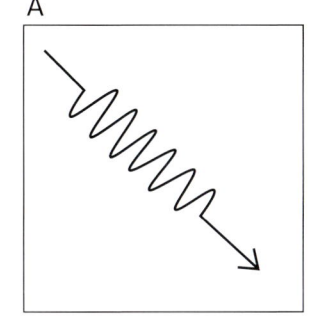

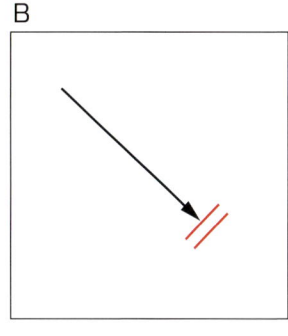

図2　興奮伝幡の観点からみた徐脈性不整脈の発生機序のイメージ
A：伝導遅延，B：伝導途絶

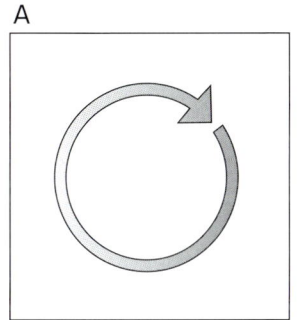

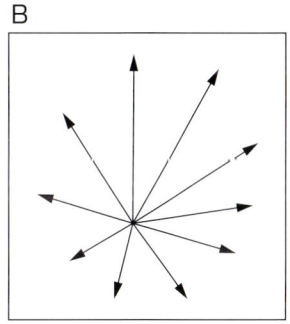

図3　興奮伝幡の観点からみた頻脈性不整脈の発生機序のイメージ
A：リエントリー，B：局所巣状興奮（異常自動能またはトリガード・アクティビティ）

3. 徐脈性不整脈

1 洞（機能）不全症候群（sick sinus syndrome：SSS）（図4）

　洞不全症候群は洞結節の機能不全で高度の徐脈を呈し，Adams-Stokes発作（不整脈によるめまい・失神）をきたす不整脈である．重症度によってⅠ群からⅢ群に分けられる（Rubenstein分類）．この分類は，治療法を選択するうえでも参考になる．

＜Rubenstein分類＞
Ⅰ群：単純な洞性徐脈
Ⅱ群：洞停止または洞房ブロック
Ⅲ群：徐脈頻脈症候群

　Ⅰ群は，単なるPP間隔の延長，すなわち洞性徐脈のことで，心拍数が50/分以下となるものと定義されている．臨床的に問題とするのは40/分以下の場合である．ただ，Ⅰ群という呼称は死語となっており，洞性徐脈とよんだほうがよい．

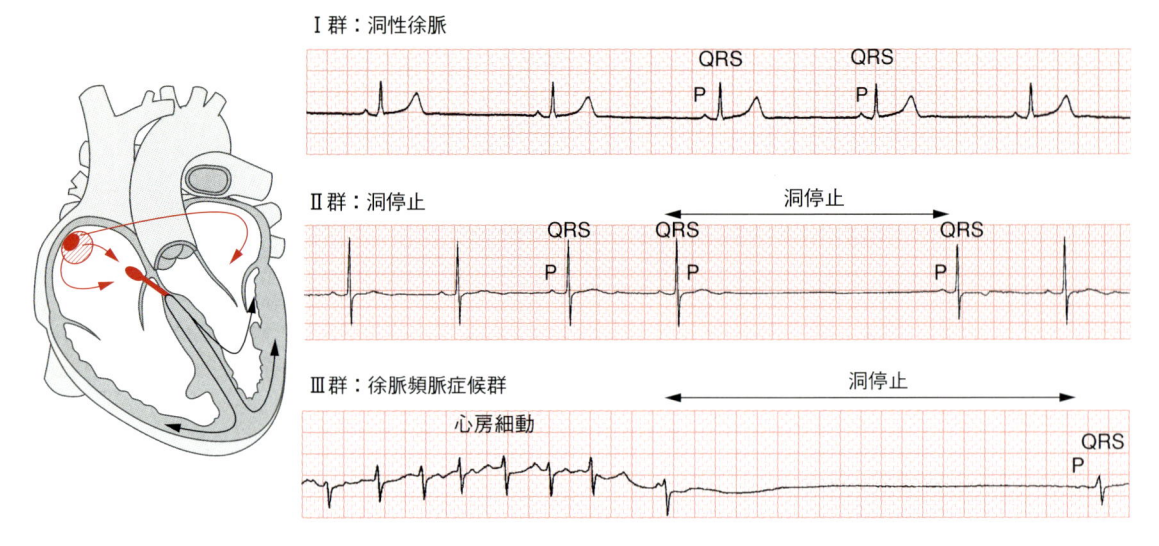

図4　洞不全症候群の心電図
左図中の◎は障害部位を示す

　Ⅱ群は，正常洞調律において突然にP波が消失することで，2秒以上のポーズをきたすものと定義されている．臨床的に問題とするのは3秒以上の場合である．Ⅱ群には洞停止と洞房ブロックがある．洞停止は何ら規則性がなくP波が消失するものであり，洞房ブロックは規則正しいP波の出現周期において，P波が突然に1拍脱落するものである．脱落したときの前後のPP間隔は正常に伝導しているときのPP間隔の2倍になる．頻度としては洞停止のほうが圧倒的に多い．

　Ⅲ群は，別名徐脈頻脈症候群とよばれ，頻脈性上室性不整脈（主に心房細動）の停止後にP波の出現が高度に遅延するものである．洞停止を認めていた患者において，心房細動が発作性に発現し停止すると，洞停止のポーズの時間がより長くなる．

2 房室ブロック（atrioventricular block : AV block）（図5）

　房室ブロックは，房室結節あるいはHis束の伝導障害で高度の徐脈を呈し，Adams-Stokes発作をきたす不整脈である．重症度により，1度から3度に分けられる．危険性が高いのは，2度に分類されるMobitz Ⅱ型以上の高度な房室ブロックである．

```
＜房室ブロックの分類＞
1度房室ブロック
2度房室ブロック
　・Wenckebach型房室ブロック
　・Mobitz Ⅱ型房室ブロック
　・2：1型房室ブロック
　・高度房室ブロック
　　（発作性房室ブロック）
3度（完全）房室ブロック
```

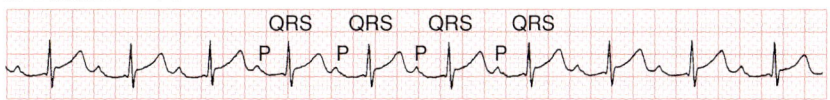

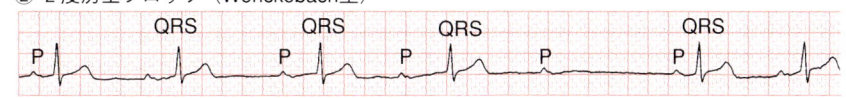

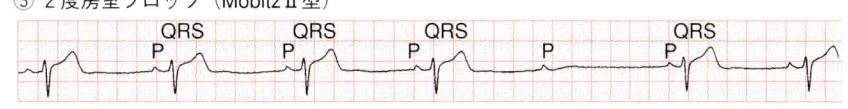

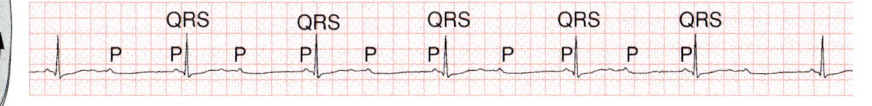

① 1度房室ブロック
② 2度房室ブロック（Wenckebach型）
③ 2度房室ブロック（MobitzⅡ型）
④ 2度房室ブロック（2：1房室ブロック）
⑤ 2度房室ブロック（高度房室ブロック）
⑥ 3度（完全）房室ブロック

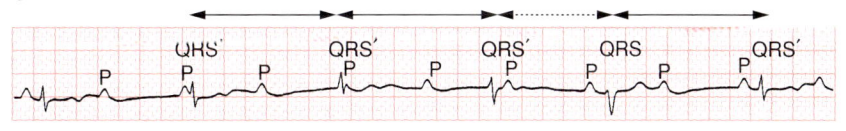

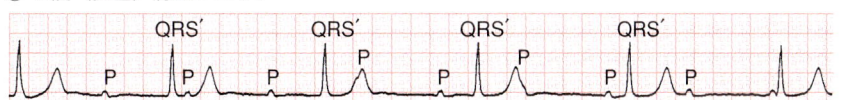

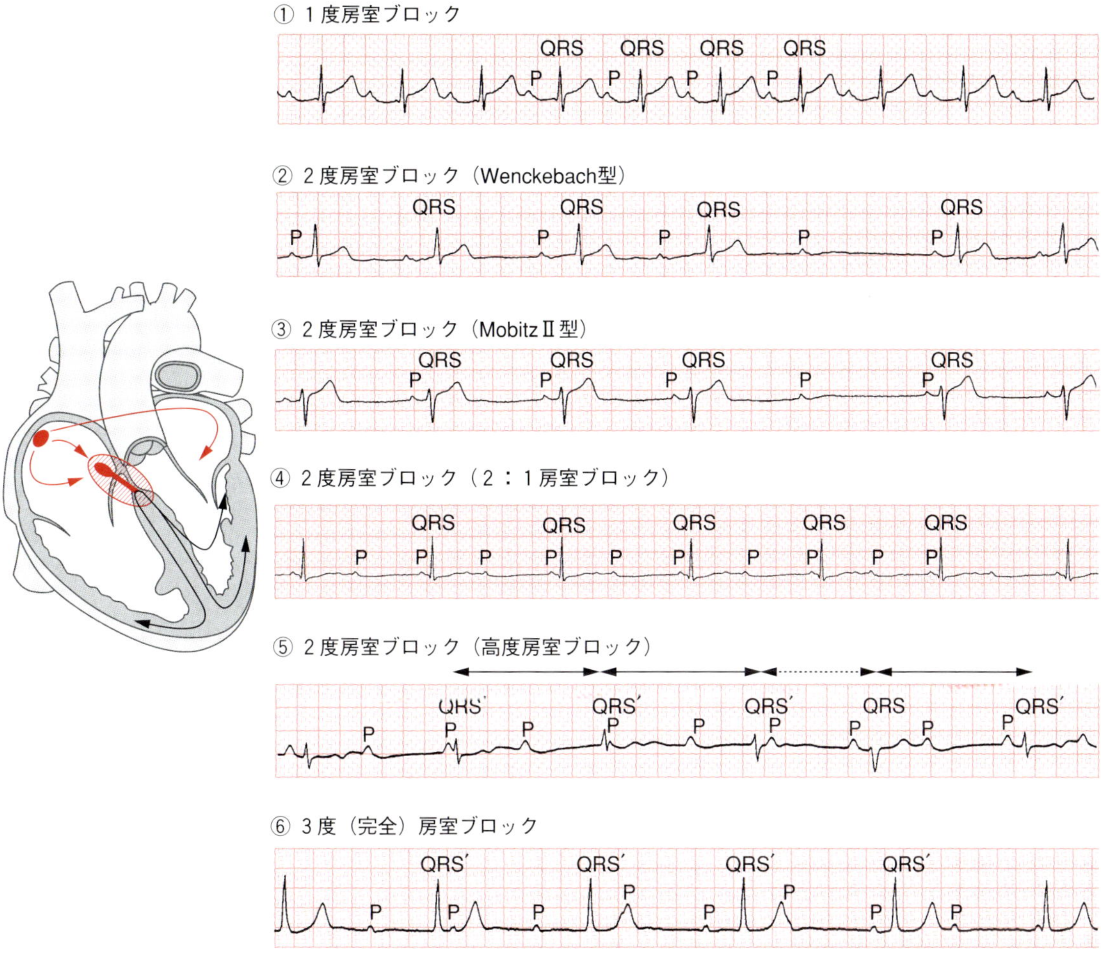

図5　房室ブロックの心電図
左図中の◯は障害部位を示す．⑤で示された破線部では，房室伝導が一時的に回復し，PR間隔が短縮している

　1度房室ブロックは単にPQ時間が延長したもので，P波とQRS波は常に1：1に対応している．
　2度のWenckebach型（別名：MobitzⅠ型）はPQ時間の漸次延長後にQRS波が脱落するものである（図5②）．MobitzⅡ型はPQ時間の延長なしに突然にQRS波が脱落するものである（図5③）．2：1型はQRS波が交互に脱落するもので，Wenckebach型由来とMobitzⅡ型由来がある（前者のほうが多い）（図5④）．高度房室ブロックは3：1以下の伝導比，いい換えれば完全に房室解離していない房室ブロックである（図5⑤）．
　3度房室ブロック（別名：完全房室ブロック）はP波とQRS波が完全に房室解離したものである．この場合のQRS波は心拍を補う目的で発せられる補充収縮（QRS′）である．RR間隔は等しいものの，PP間隔と比べて明らかに長くなるのが特徴である（図5⑥）．
　突然に発症して心停止が数十秒にも及ぶものを発作性房室ブロックとよび，他の房室ブロックと区別して取り扱うことがある（図6）．障害の程度からいえば，完全な房室ブロックとなっていないので，2度房室ブロックになるが，危険性は完全房室ブロックよりも高い．

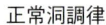

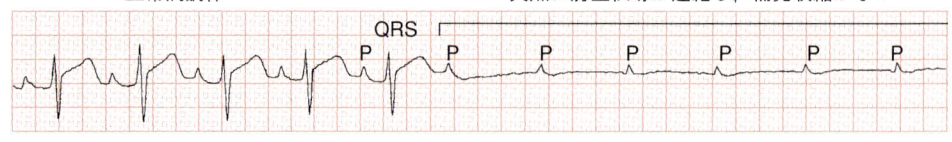

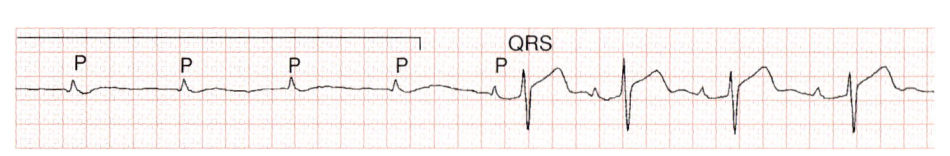

図6 発作性房室ブロック
突然にQRS波が脱落することを特徴とする

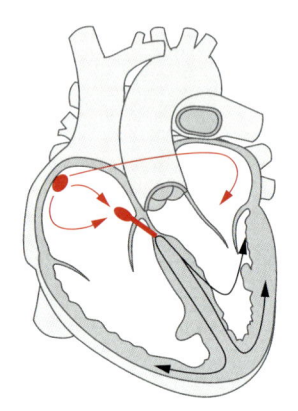

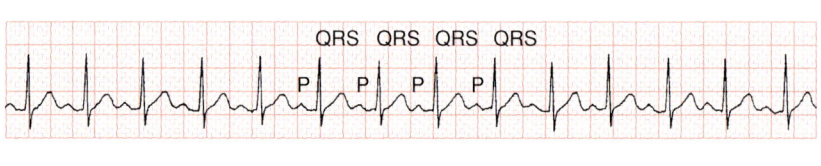

図7 洞性頻脈
左図中の矢印で示されているように，洞結節からの興奮は正常に伝導しているが，その頻度が多い

4. (頻脈性) 上室性不整脈

1 洞性頻脈（図7）

　洞結節からの正常興奮が単に早く発せられるもので，心電図ではPP間隔が短縮する．同時にRR間隔も短縮する．（安静時）心拍数が100/分以上となったものを洞性頻脈とするが，臨床的に問題とするのは120/分以上の場合である．

2 心房期外収縮（atrial premature contraction : APCまたはPAC）（図8①）

　心房期外収縮は，心房内の異所性の部位から興奮が早期に発せられるもので（図8左），心電図では正常と異なるP波（P′波）が早期にみられる．P′波の形がいつも同じであれば単源性，異なれば複数の箇所から出現しているため多源性と判断される．P′に続くQRS波は通常，正常と同じく幅狭くなる．しかし，かなり早期に出現すると変行伝導を呈するためQRS波は幅広くなる．さらに早期に出現すると今度は房室伝導が完全にブロックされ，QRS波が出現しなくなる．この場合はblocked APCとよばれる．

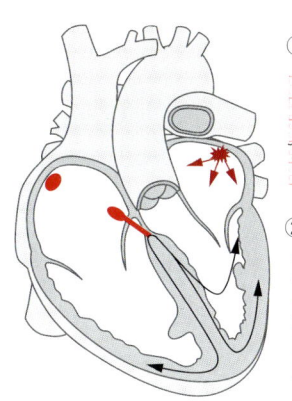

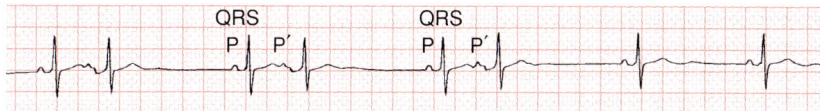

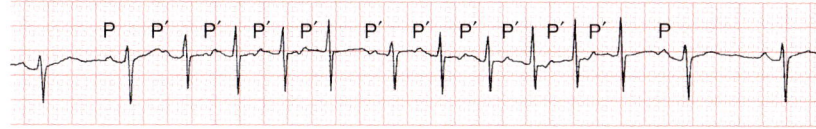

図8　心房期外収縮・心房頻拍
左図中の✹で示されているように心房内の異所性の部位から興奮が発する．右図中のP'は異所性心房波を示す

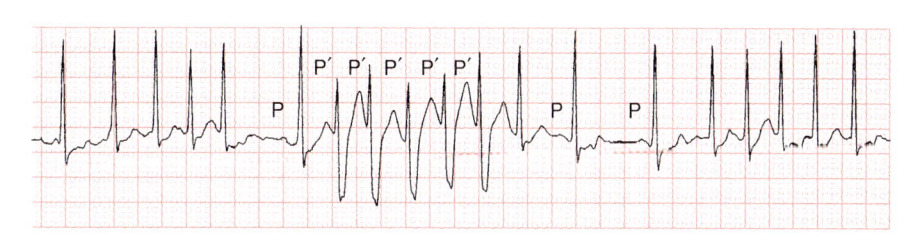

図9　変行伝導を伴った心房頻拍
P'は異所性心房波を示す

3 心房頻拍（atrial tachycardia ： AT）（図8 ②）

　心房期外収縮が連続して早期に出現するものである．一般に非持続性である．単源性と多源性がある．単源性と判断され，持続性かつ規則的であれば，後述する（発作性）上室頻拍と診断したほうがよい．P'波が早く出現して変行伝導を呈すると，心室頻拍のように幅広いQRS波を呈する（図9）．

4 心房細動（atrial fibrillation ： AF）（図10）

　心房細動は，興奮がランダムに心房内を旋回することで形成されるものである（図10 左）．心電図では，正常P波が消失し，迅速で多形態の心房波を認め，RR間隔が不規則（バラバラ）になる（図10 ①）．そのため，絶対性不整脈ともよばれる．心房細動は一般に頻脈性であるが（図10 ②），高齢者で房室結節の伝導性が低下していれば，徐脈性になることもある（図10 ③）．細かな心房波の振れを認めることが多いものの，これは診断において必須の条件ではない．慢性心房細動では，細かな心房波の振れは消失し，心房波が平坦にみえることもある．心房細動はRR間隔が不規則になることを絶対条件とするが，完全房室ブロックを合併すれば，当然のことながらRR間隔は一定になる．
　心房細動は，発作の持続時間と自然停止の有無によって分類される．発作性に出現し7日以内に自然停止するときは発作性，7日以上持続し自然停止しなければ持続性，除細動が不成功あるいは実施されなかったことにより，永久的に持続すれば永続性（慢性）と分類される．孤立性，弁膜症性などのように，器質的心疾患の有無あるいは種類によって分類されることもある．

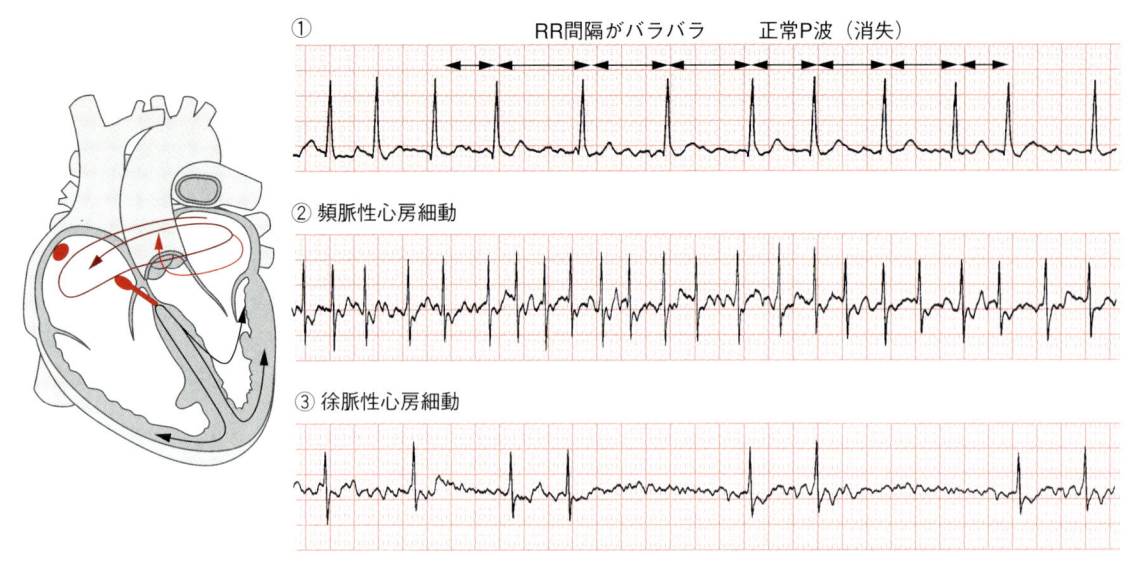

図10 心房細動
左図中の矢印で示されているように，心房波はさまよい運動および分裂をきたしながら伝導する

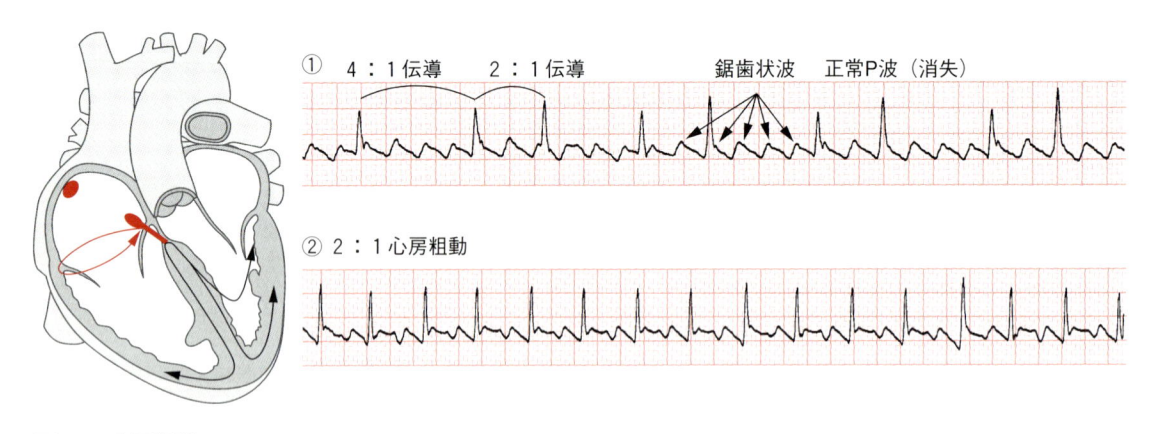

① RR間隔がバラバラ　　正常P波（消失）
② 頻脈性心房細動
③ 徐脈性心房細動

図11 心房粗動
左図中の矢印で示されているように，心房波は三尖弁周囲を旋回する

① 4：1伝導　　2：1伝導　　鋸歯状波　　正常P波（消失）
② 2：1心房粗動

5 心房粗動（atrial flutter：AFL）（図11）

（通常型）心房粗動は，心房興奮波が三尖弁周囲を反時計方向に旋回することによって形成されるものである．心電図では，下壁誘導（Ⅱ，Ⅲ，aVF）において鋸歯状波（ノコギリ波）が認められる．粗動周期は通常300/分前後であり，2：1あるいは4：1のように偶数伝導比となることが多い．三尖弁周囲でなく他の領域を旋回することもあり，この場合は非通常型心房細動とよばれる．心電図では，通常型よりもやや早い周期となり，鋸歯状波ではない単一形態の粗動波がみられる．

6 発作性上室頻拍（paroxysmal supraventricular tachycardia：PSVT）（図12）

発作性上室頻拍は，リエントリーを機序とする頻拍の代表であり，興奮波が房室結節と異常伝導

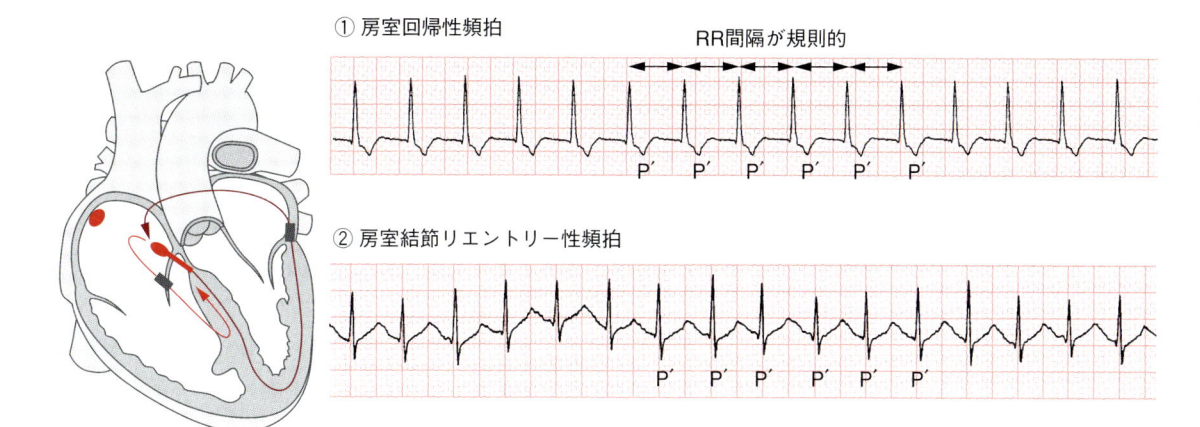

図12 発作性上室頻拍
左図中の■は房室接合部に存在する異常伝導路を示す

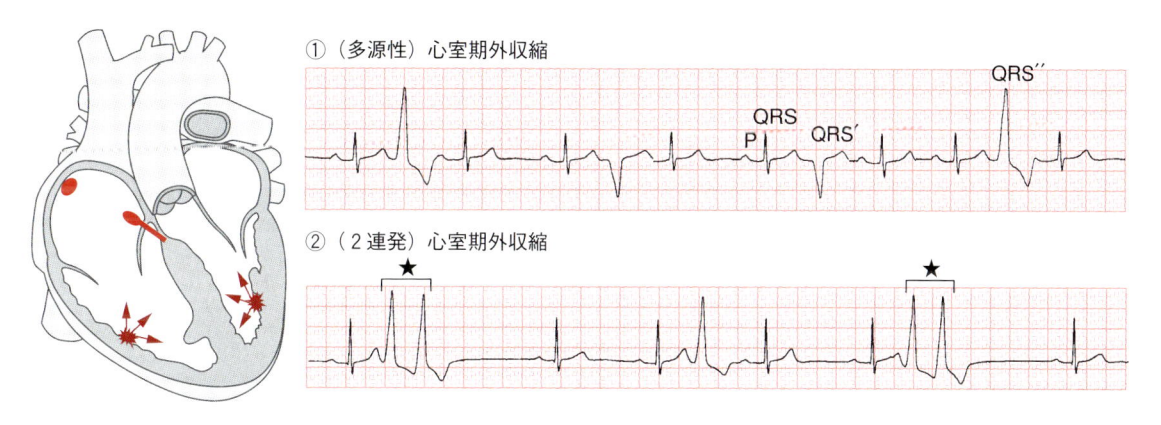

図13 心室期外収縮
左図中の✹で示されているように，心房内の異所性の部位から興奮が発する．右図中の★が2連発の心室期外収縮である

路の間で連続的に旋回することで形成されるものである．心房内でリエントリーを形成することもあるが，頻度としては少ない．突然発症して突然停止するのが特徴である．心電図では，RR間隔がきわめて規則的な正常QRS波の頻拍を呈する．

　原因としては，WPW症候群に起因するものと房室結節二重伝導路に起因するものがある．前者は，房室結節と副伝導路（Kent束）の間で興奮波が旋回するもので，房室回帰性頻拍とよばれる．心電図では，逆行性P波がQRS波の直後にみられる．後者は，本来の房室結節と遅伝導路とよばれる異常房室結節の間で興奮波が旋回するもので，房室結節リエントリー性頻拍とよばれる．心電図では，逆行性P波がQRS波とほぼ同時に出現しているため，隠れてみえない．

5. （頻脈性）心室性不整脈

1 心室期外収縮（ventricular premature contraction：VPCまたはPVC）
（図13）

　心室期外収縮は，心室内の異所性の部位から興奮が早期に発せられるもので（図13左），心電図

では幅広い QRS 波（QRS′波）が早期にみられる．QRS 波の形態により単源性と多源性，出現頻度により散発性と多発性（目安として 10/分以上）に分けられる．出現のしかたによって，2 段脈（正常波と心室期外収縮が交互に出現）や 3 段脈（2：1 の頻度で出現），2 連発（連続して 2 発出現）などのようによばれる．心室期外収縮が T 波上に出現するときは危険性が高いため，R on T 型と区別してよばれる．

2 心室頻拍（ventricular tachycardia：VT）（図 14）

心室頻拍は，幅広い QRS 波が房室解離を伴って 100/分以上の頻度で 3 連発以上出現する頻拍である．持続時間により非持続性と持続性（定義上は 30 秒以上），QRS 波の形態により単形性と多形性に分けられる．機序は持続時間によって異なり，非持続性の場合は心室内の局所から巣状興奮が連発で出現していることが多い．持続性の場合は，興奮波が傷害心筋の周囲を連続して旋回することで形成される（図 14 左）．単形性は定位置を旋回，多形性は不定の位置を旋回する．持続性で多形性のほうが，危険性は高い．

3 torsade de pointes（TdP）（図 15）

トルサド ポアンッと発音する． torsade de pointes は，幅広い QRS 波の尖端がリボンの"ねじれ"のように下から上へ，そして下へと変化する多形性 VT の特殊型である．通常の心室頻拍とは区別して取り扱われる．QRS の波高は，漸増・漸減して紡錘形を呈することが多い．反復性に出現しやすい．QT 延長症候群に伴って出現する場合を torsade de pointes とよぶため，QT 間隔が正常であれば多形性心室頻拍と診断しても構わない．

① （非持続性・単形性）心室頻拍

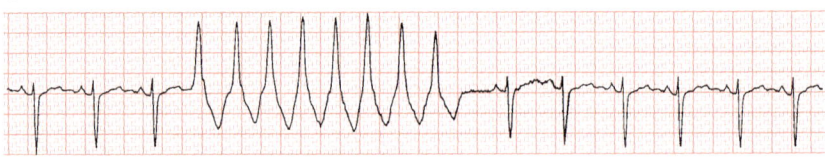

② （持続性・単形性）心室頻拍

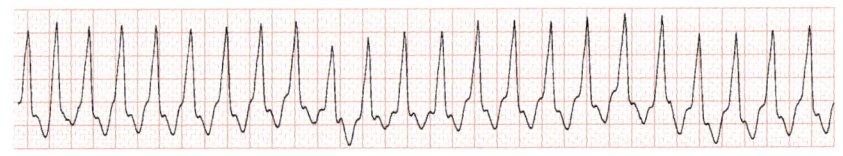

③ （持続性・多形性）心室頻拍

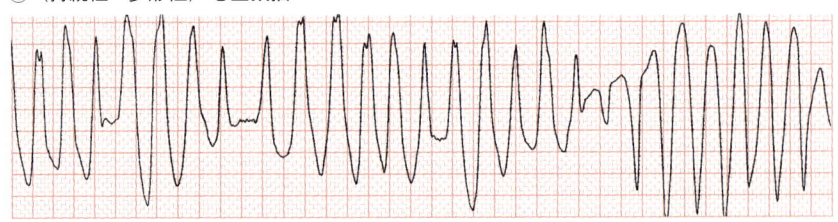

図 14 心室頻拍
左図中の ◎ は傷害心筋を示しており，心室波はその周囲を旋回する

QT時間延長

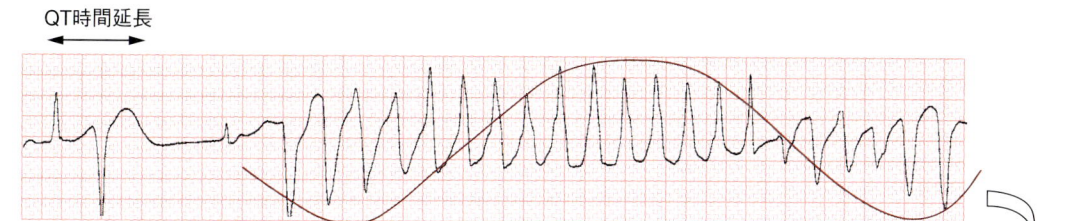

多形態の幅広いQRSがねじれを描くように出現し，紡錘形を呈する

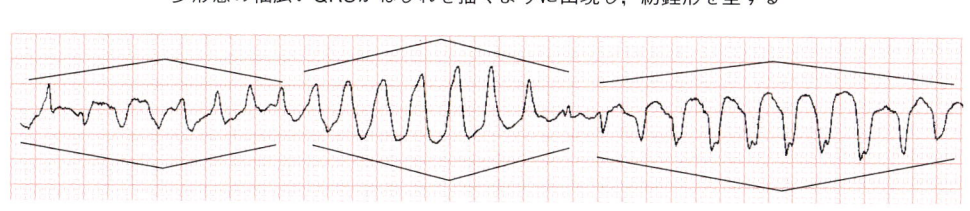

図15　torsade de pointes

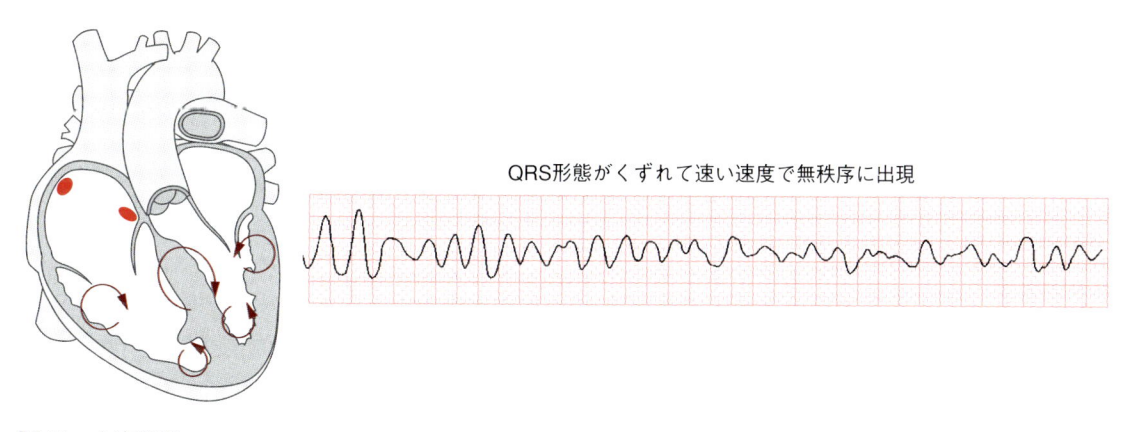

QRS形態がくずれて速い速度で無秩序に出現

図16　心室細動
左図中の矢印で示されているように，大小異なる複数の心室波が無秩序に旋回する

4 心室細動（ventricular fibrillation：VF）（図16）

　心室細動は，複数の興奮波が心室内を無秩序でかつ複雑に旋回することで形成されるものである．心電図では，個々のQRS波の形態が崩れ，大小様々な形の心室波が認められる．不整脈のなかではもっとも危険性が高く，血行動態的には心停止に等しい不整脈である．

おわりに

　本稿では，不整脈という疾患を心電図のみならず，興奮の伝わり方という面からも解説した．カテゴリー別に典型的な不整脈のみを呈示したが，実際にはいくつかの不整脈が複雑に絡み合って出現していることが多い．個々の不整脈の特徴をしっかり理解していれば，解読できると確信している．是非，不整脈のエキスパートを目指して，頑張って頂ければと思う．

おすすめ書籍

- 「不整脈診療 Skill Up マニュアル」(池田隆徳 編),羊土社,2008
  - ↑難解な不整脈の鑑別が,シェーマを用いて分かりやすく解説されている.
- 「これでわかる心房細動の診かたと治療―内科医のためのガイドラインに即した手びき」(池田隆徳 著),南江堂,2007
  - ↑心房細動と上室性不整脈の診療のしかたを分かりやすく解説している.
- 「これでわかる危険な不整脈の診かたと治療」(池田隆徳 著),南江堂,2008
  - ↑不整脈の理解のみならず,基礎病態の知識の整理にも役立つ.

プロフィール

池田隆徳(Takanori Ikeda)
杏林大学医学部第二内科・不整脈センター 教授.
詳細は編者プロフィール(p.230)参照.

第1章　心電図の読み方入門

10. 不整脈をきたす病態の理解
― A）冠動脈疾患

吉岡公一郎，網野真理

Point

- 急性冠症候群と陳旧性心筋梗塞における不整脈発症要因は異なる．
- 梗塞範囲の拡大は心機能低下と関連し，致死性不整脈発生の原因となり得る．
- 非Q波心筋梗塞における突然死の予後は，Q波心筋梗塞と比較してかならずしもよくない．

はじめに

　急性冠症候群は通常，アテローム血栓が冠動脈内に形成されることにより起こる．虚血の程度は責任冠動脈血管の部位や閉塞時間によりさまざまであるが，心電図所見から ST 上昇型心筋梗塞（STEMI：ST-segment elevation myocardial infarction）と非 ST 上昇型心筋梗塞（NSTEMI：non-ST-segment elevation myocardial infarction）に分類される．

　STEMI は冠動脈の有意狭窄あるいは閉塞により，心筋虚血あるいは心筋壊死による局所的な心収縮力の低下をきたす．急性期には心房細動，心室性期外収縮，房室ブロックなど種々の不整脈を合併するが，虚血の解除とともに消失することが多い．虚血急性期の不整脈発生には自動能，トリガー，リエントリーなど複合的な要因が関与する．慢性期に移行すると陳旧性心筋梗塞の心電図変化としてQ波が出現し，不整脈基質が確立される．自律神経活動の変化により致死性心室性不整脈を合併する症例が散見される．STEMIでは心機能が高度に低下した症例では突然死する可能性が高い．

　NSTEMIでは，急性期において明らかな心電図変化あるいは心筋逸脱酵素の上昇が乏しい．不安定狭心症とNSTEMIの境界線は明瞭ではないが，いずれの病態も慢性期においては非Q波心筋梗塞もしくは一部Q波心筋梗塞へ至る．これらの症例では心収縮力が保たれていることが多いが，突然死の予後はQ波心筋梗塞と比較してかならずしもよくない．

1. ST変化から考える急性冠症候群の診断

　ST上昇は**貫壁性虚血**，ST低下は**心内膜側虚血**を反映するといわれている．急性心筋梗塞ではST上昇をきたす誘導数が多いほど梗塞は広範囲に及んでおりポンプ失調は重症となる．特筆すべきST変化として左冠動脈主幹部病変では多誘導において著明なST低下を示すが，ST上昇はaV$_R$誘導以外では認めない場合がある．aV$_R$誘導は心腔内電位を表しており，同部位のST上昇は左冠動脈主幹部病変や3枝病変による広範囲虚血の存在を示唆することがあるので注意が必要である．ちなみにSTEMIでもNSTEMIでも胸部症状はまったく変わらない．

2. ST変化の発生と責任冠動脈病変の相関

　ST上昇は**急性心筋梗塞**や**冠攣縮性狭心症**などにおいて，貫壁性の虚血が心外膜面に到達するこ

とにより生じる．ST変化は近接する2つ以上の誘導において上昇が記録されるため責任冠動脈枝を予測することが可能となる．一方，ST低下については責任冠動脈病変の関連性は乏しい．胸痛を有する患者に運動負荷試験を行うとⅡ，Ⅲ，aV_F，V_4〜V_6など多誘導にわたってST変化が認められることが多い．これは虚血が心尖部領域および心内膜側に存在するため，広範囲誘導においてST低下を呈すると考えられている．急性期に刻一刻と変化していくT波の増高，ST上昇，ST低下，陰性T波は心筋内膜と外膜間に生じる障害電流を表しており，再分極過程における種々の伝導異常を生じる．これらの障害電流は一過性であり，多くの不整脈の予後はよい．

3. 貫壁性梗塞におけるQ波の形成と不整脈発生

1 Q波の形成と治療

　心筋全層の虚血の既往は通常，心電図の異常Q波として出現する．異常Q波は脱分極時間における恒久的な伝導障害を反映している．左室心筋内に存在する壊死心筋は，正常の興奮伝導回路に一方向性ブロックを生じ，リエントリーの形成に関与する．頻脈性心室性不整脈の発生には交感神経亢進あるいは副交感神経緊張の低下が関与するため，不整脈基質（壊死心筋）の存在だけで不整脈が発生するわけではない．交感神経緊張に対してβ遮断薬が有効であるが，効果不十分な症例においてはアミオダロン内服や植込み型除細動器の併用が必要である．一方徐脈性不整脈は右冠動脈狭窄による洞結節や房室結節の永続的な虚血により出現する．慢性期においても改善が認められない症例では植込み型のペースメーカが必要となる．

2 鑑別のポイント

　なお陳旧性心筋梗塞と間違えやすい心電図変化として，V_1におけるR波の増高不良を伴う場合は，時計方向回転，左室肥大，肺気腫などを考える必要がある．時計方向回転とは，横隔膜から心臓を見上げた状態で時計の針の回る方向に回転している状態である〔第1章-1）参照〕．V_1〜V_4にかけてR波の増高が認められず，poor r/S ratio progressionとなる．つまりV_1，V_2で認められるrSパターンがV_3を超えてV_4，V_5などの左側胸部誘導でもみられる．これを移行帯の左方移動とよぶが，原因としては右室の拡大や左室肥大，心臓の左側への偏位によることが多い．肺気腫では，肺の過膨張と横隔膜低下により心臓が垂直位を呈するためV_1〜V_3でQSパターンがみられることがある．

3 心電図波形の特徴

　提示心電図（図1）は，V_1〜V_3においてQS波を形成し，かつST上昇を呈している．Ⅲ，aV_Fでは一見Q波を形成しているようにみえるがaV_Fではr波が存在しQ波はⅢ誘導のみとなる．Ⅲ，aV_FではST-Tの変化を伴わない．Ⅰ，aV_LではST低下，V_5，V_6ではT波の平定化が認められる．Ⅱ誘導では鋭いP波を形成し右房負荷の所見である．診断は陳旧性心筋梗塞（前壁中隔）および同部の心室瘤を示唆する所見である．これは先に述べた肺気腫の心電図所見に非常によく似た所見であり鑑別が重要である．前壁中隔梗塞ではⅠ，aV_L誘導におけるST平定化，V_6誘導におけるST変化を認めることある．

　健常人においても水平位心でのⅢ，aV_FでのQ波を認めることがあるがST-T変化の形状により下壁梗塞との鑑別に役立つ．Ⅲ誘導だけの異常Q波に病的意義はない．横位心によるⅢ誘導でのQ波形成について，Ⅱ，aV_Fでは初期r波が記録されQ波とならないことが多い．仮にⅢ誘導のTが陰性であった場合，T波は左右対称でなく冠性T波とならないため下壁梗塞を鑑別できる．

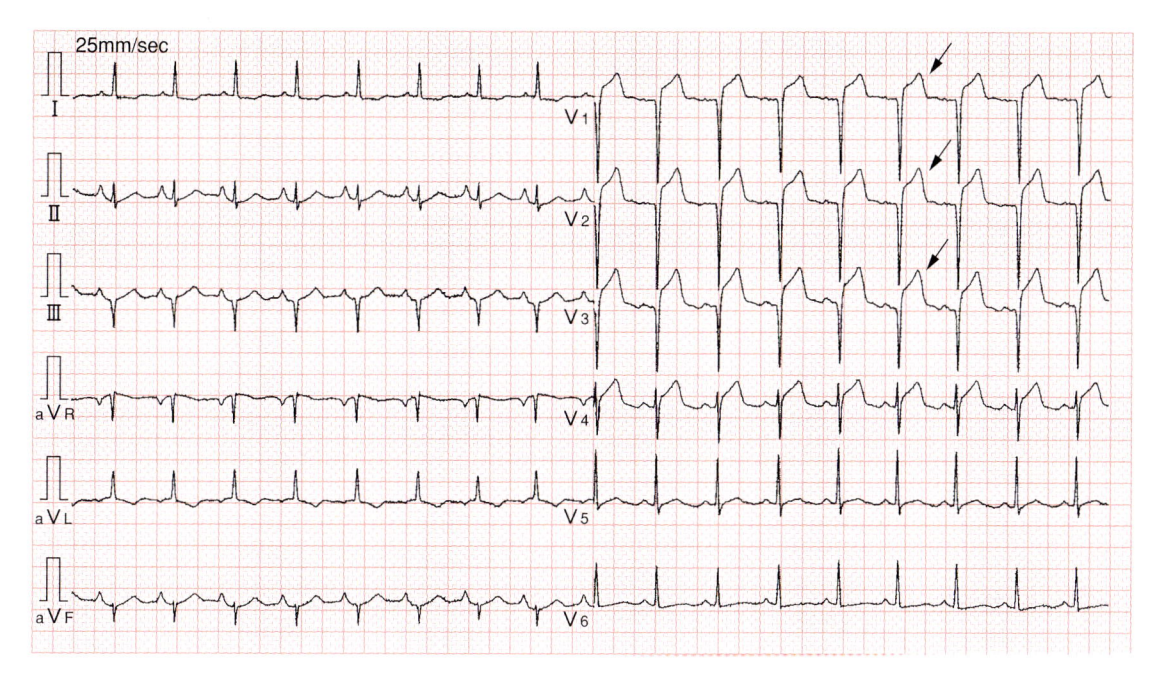

図1 陳旧性前壁中隔梗塞＋心室瘤
V₁〜V₃：QSパターン，V₁〜V₃：ST上昇（矢印），I，aVL：ST低下，V₅，V₆：T波の平定化，Ⅱ：右房P波

4. 非Q波心筋梗塞の重症度評価

　貫壁性虚血が発生しても，梗塞が心外膜面に到達せずに心内膜側に限局する場合，一過性虚血に起因する深いT波が形成される．陰性T波は虚血領域に一致した心筋層内における不応期のばらつきを表す．再分極時間のばらつきの増大は**致死性不整脈**の発生と深く関連する．電気生理学的観点からは，心筋層内に壊死心筋と生存心筋が混在することはリエントリーを形成しうる明らかな不整脈基質となる．**心内膜梗塞**以外に，**たこつぼ型心筋症**や**クモ膜下出血例**でも巨大陰性T波が認められる．

　陰性T波以外に致死性不整脈の発生に関与する心電図変化として，持続するST低下がある．ST低下が遷延する症例では，不完全な虚血や多枝冠動脈病変に伴う非貫壁性虚血により，貫壁性虚血症例に比較して重篤化することがある．STEMI症例で早期にPCIが施行されると非Q波心筋梗塞にとどめられる場合があるが，これらも非貫壁性虚血による心筋層内の不応期のばらつきを増大させ致死性不整脈を生じる可能性がある．わが国では再灌流療法が積極的に施行されることで梗塞領域の拡大を抑制し心収縮能が保たれることが多い．心機能が保たれている非Q波心筋梗塞において突然死例が多いのはこうした理由からである．NSTEMIおよび心筋逸脱酵素の上昇を呈さない場合であっても，かならずしも予後良好とはいえないことを念頭に治療に当たるべきである．

5. 無症候性心筋虚血

　明らかな胸部症状を有さないにもかかわらず，虚血が示唆されるST変化を呈する症例がある．急性心筋梗塞の実に**20％は無症候性**である．高齢者，および糖尿病で末梢知覚障害を有する患者では胸痛を自覚しないことが多いため，しばしば重症化することがある．また，胸痛が軽度，あるいは慢性虚血によって痛覚閾値が上昇している患者も存在する．**虚血の重症度は症候の有無とは相**

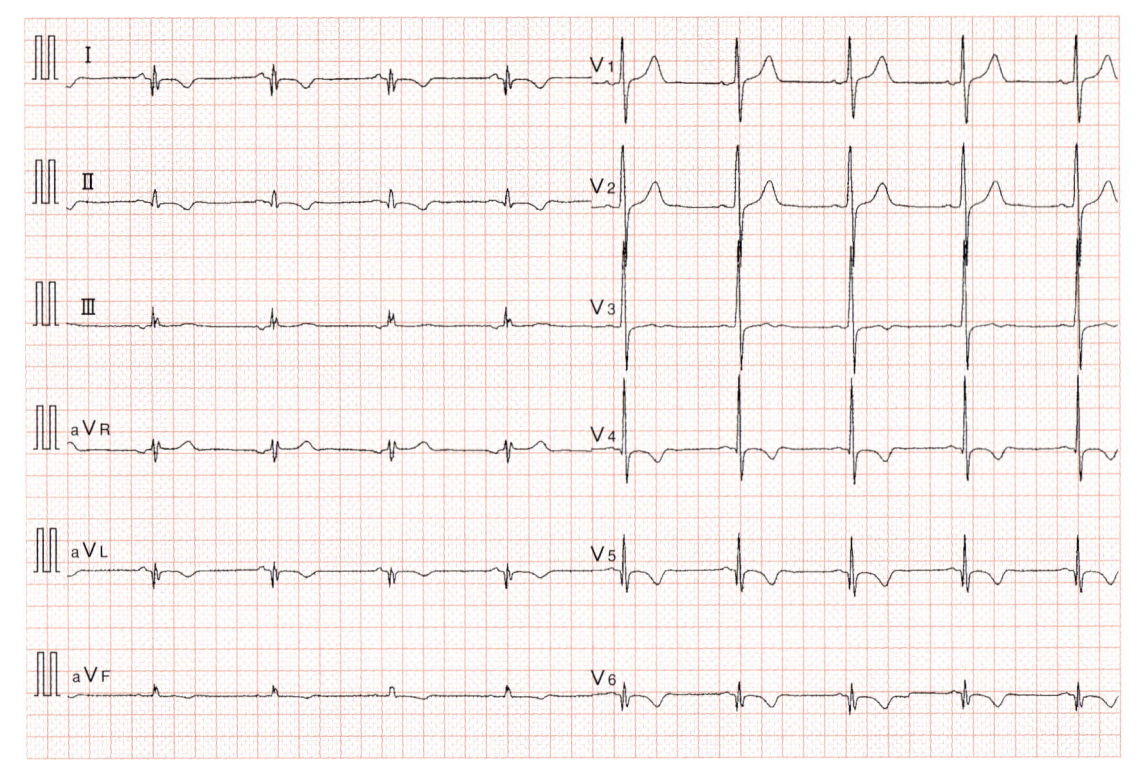

図2　側壁〜高位後壁の陳旧性心筋梗塞
　Ⅰ，aVL，V5〜V6：Q波，Ⅰ，aVL，V4〜V6：陰性T波，Ⅱ，Ⅲ，aVF：ST低下（平定化），V1，V2：R波増高

関しないため，無症候例においても有症候例と同様のリスク評価を行うことが重要である．

6. 冠動脈疾患におけるST-T変化は多彩

　急性期心筋虚血ではT波の増高変化のみの所見しか呈さないことがある．一度のみの心電図所見で，典型的胸部症状が認められない場合は虚血の診断に窮することも少なくない．診断が容易でない梗塞例に，回旋枝領域の急性心筋梗塞がある．側壁梗塞のST変化は明確でなくaVL誘導の軽微な心電図変化のみ認められることがある．前側壁梗塞はⅠ，aVL誘導のqR，Qr，QSパターン以外にV1〜V4誘導にもQS波やST上昇が認められる．高位側壁梗塞ではⅠ，aVL誘導の以外にV1〜V2誘導のQS波やST上昇（ST低下）を呈する．心電図記録を繰り返し施行することで，経時的に観察することが重要である．あわせて心筋逸脱酵素の経時的上昇は診断の大きな手がかりである．
　側壁梗塞の中でも特に診断が困難な梗塞部位に高位後壁梗塞がある．閉塞冠動脈は右冠動脈優位であれば右冠動脈，左冠動脈優位であれば回旋枝となることが多い．提示心電図（図2）は，Ⅰ，aVL，V5〜V6：Q波，Ⅰ，aVL，V4〜V6：陰性T波，Ⅱ，Ⅲ，aVF：ST低下（平定化），V1，V2：R波増高を呈し，側壁〜高位後壁における陳旧性心筋梗塞を示唆する所見である．

7. ST変化を呈する虚血性心疾患以外の病態

　心電図にて虚血が示唆されるST低下を有しながら，冠動脈病変が存在しない症例がある．代表的な患者層は中年女性である．彼女らに運動負荷心電図を行うと，複数の関連する誘導でST低下

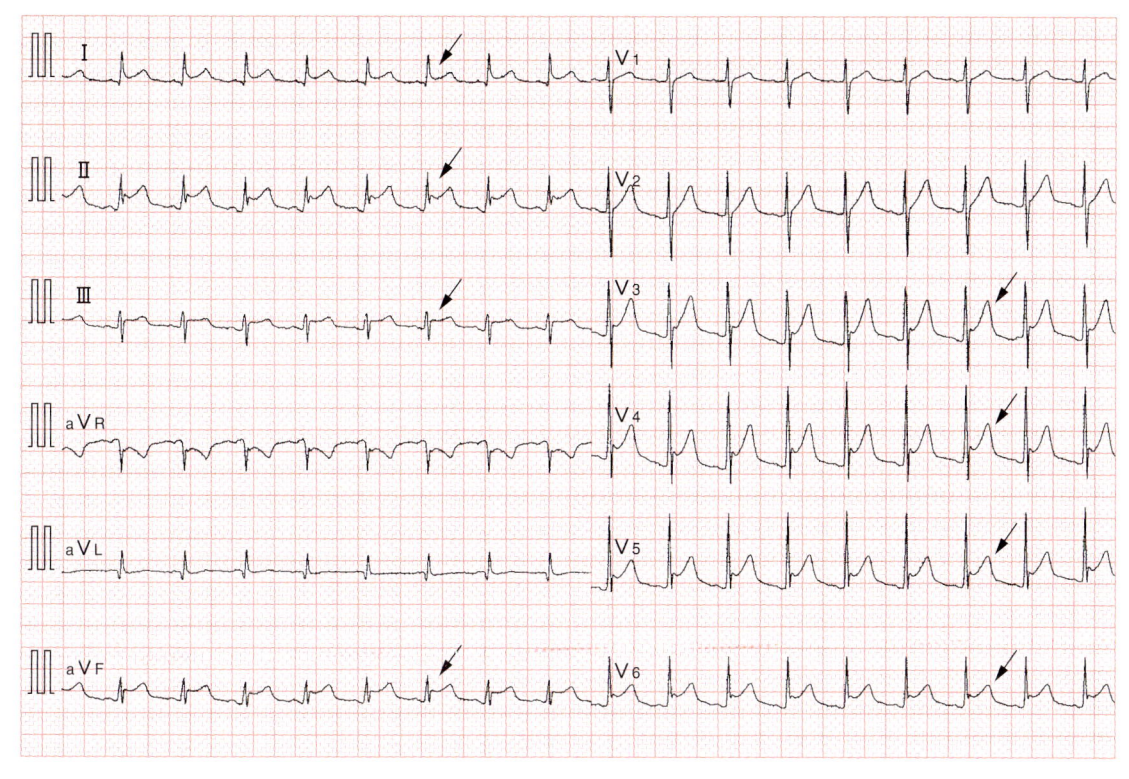

図3 急性心膜炎
Ⅰ，Ⅱ，Ⅲ，aVF，V₃〜V₆：ST上昇（矢印）

が認められるものの，冠動脈CTあるいは冠動脈造影検査にて有意狭窄が存在しない．ST変化をきたす明らかな機序は不明であるが，**女性ホルモンの関与や運動誘発性の冠攣縮**が関与すると考えられている．

　その他虚血に関連しないST変化として，**電解質異常（高K血症，高Ca血症），ジギタリス製剤による盆状降下，高度貧血，急性心膜炎，Brugada症候群，早期再分極異常**に起因する場合がある．急性心膜炎のST上昇では多誘導にわたる広範囲領域でST上昇が認められる（図3）．特にⅠ，Ⅱ，Ⅲ，aVF，V₅，V₆誘導にST上昇がみられることが多い．逆に心外膜の炎症により心嚢液が貯留して胸部誘導心電図が低電位になることもある．Brugada症候群では右側胸部誘導（V₁，V₂誘導）におけるcoved型のST上昇を虚血性変化と見誤ることがある．Brugada症候群には冠攣縮性狭心症を合併することがあるが，ST上昇がV₁，V₂誘導のみならずV₁〜V₄誘導に連続してみられた場合は虚血の合併を考慮する必要がある．早期再分極性ST上昇は若年者に多く認められる変化である．ST変化は，運動負荷検査により消失することが多い．Brugada症候群および早期再分極異常症候群に認められるQRS直後のST変化をJ波とよぶことがある．これらの母集団で，失神の既往や突然死の家族歴を有する患者においては心室細動の発生リスクを積極的に評価する必要がある．

プロフィール

吉岡公一郎(Koichiro Yoshioka)
東海大学循環器内科 准教授.
日本内科学会専門医,日本循環器学会専門医,日本心電学会評議員.
心電図は最も簡便かつ非侵襲的な検査法といっても過言ではありません.この非常に有意義な検査結果から,読み取れることのできる情報量は医師によって異なります.心電図に興味を持ちこの本を手に取った日から,あなたの読影能力は伸びていくことでしょう.

網野真理(Mari Amino)
東海大学循環器内科 講師.

第1章 心電図の読み方入門

11. 不整脈をきたす病態の理解
― B）特発性心筋症

吉岡公一郎，網野真理

● Point

- 特発性心筋症，二次性心筋症に特徴的な心電図所見はなく ST-T 変化，左室高電位，QRS 幅の延長など非特異的な心電図変化を呈する．
- 心電図に多彩な異常所見が認められた場合は，心臓超音波検査を施行し心筋症の鑑別を行う．
- 心筋症は心臓突然死の原因となる致死性心室性不整脈を高率にきたす．

1. 心筋症が疑われる症例に対して施行する検査は？

　12誘導心電図においてQRS幅の拡大，脚ブロック，ST-T変化などの異常所見が認められた場合，まずは虚血性心疾患と心筋症の鑑別を行う．心筋梗塞では心臓超音波検査を用いて，冠動脈支配領域に一致した壁運動異常，左室心筋の局所的菲薄化，局所心筋の輝度上昇，心室瘤の有無について確認する．心臓超音波検査の結果から心筋梗塞が疑われた場合は，冠動脈CT，心筋核医学（薬剤負荷心筋シンチ），トレッドミル運動負荷検査などを症例によって追加し，新規虚血を否定する．

　一方，虚血性心疾患の可能性が小さい場合は，ガドリウム造影を用いた心筋MRI検査を施行し，心筋の変性，遅延造影，形態学的異常の有無などについて詳細な検討を行う．心筋MRI検査から心筋症が疑われる場合は，冠動脈造影による狭窄病変の否定・左室造影・心筋生検へと精密検査を進めていく．

　心筋症が強く疑われた時点で，致死性心室性不整脈の発生しやすさを評価し心臓突然死を予防する．一般的には，24時間ホルター心電図を施行し房室ブロックや心室性不整脈の有無を確認する．自律神経活動の評価として，心拍変動，ハートレートタービュランス（HRT：heart rate turbulence）を解析に追加する．さらに精密な不整脈発生予測として，加算平均心電図（LP：late potential）およびT波交互脈（TWA：T-wave alternans）の評価を行うことは有用性が高い．これらの不整脈発生予測因子については本稿の最後に詳細を解説する．

2. 心筋症における心電図所見

1 拡張型心筋症

　ST-T変化，左室高電位，左室低電位，異常Q波，QRS幅の延長，脚ブロックなどさまざまな心電図変化が認められるが（図1，2），本疾患に特徴的な所見はない．12誘導心電図のみから拡張型心筋症の診断を確定することは出来ない．心臓超音波検査ではびまん性に拡大した左室内腔と収縮能の低下などが認められる．重症化すると右室内腔の拡大と，弁輪拡大に伴う二次性の弁膜症が出現する．

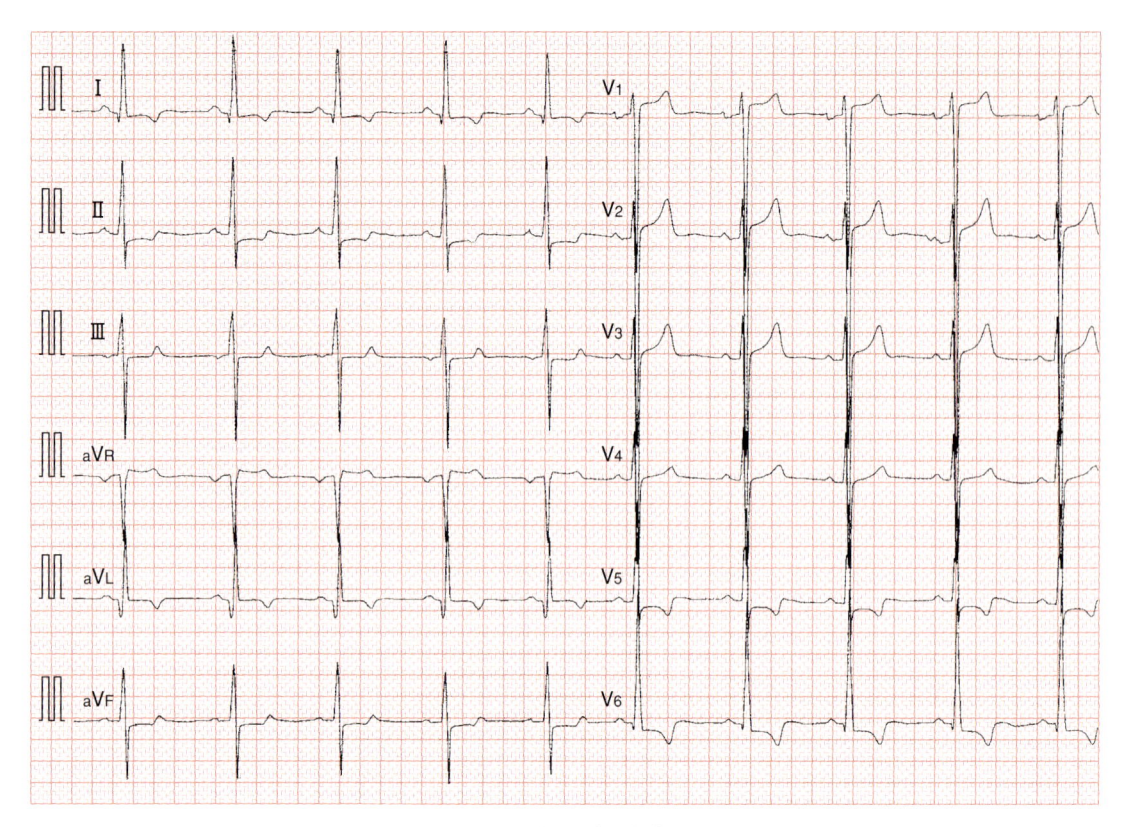

図1　拡張型心筋症

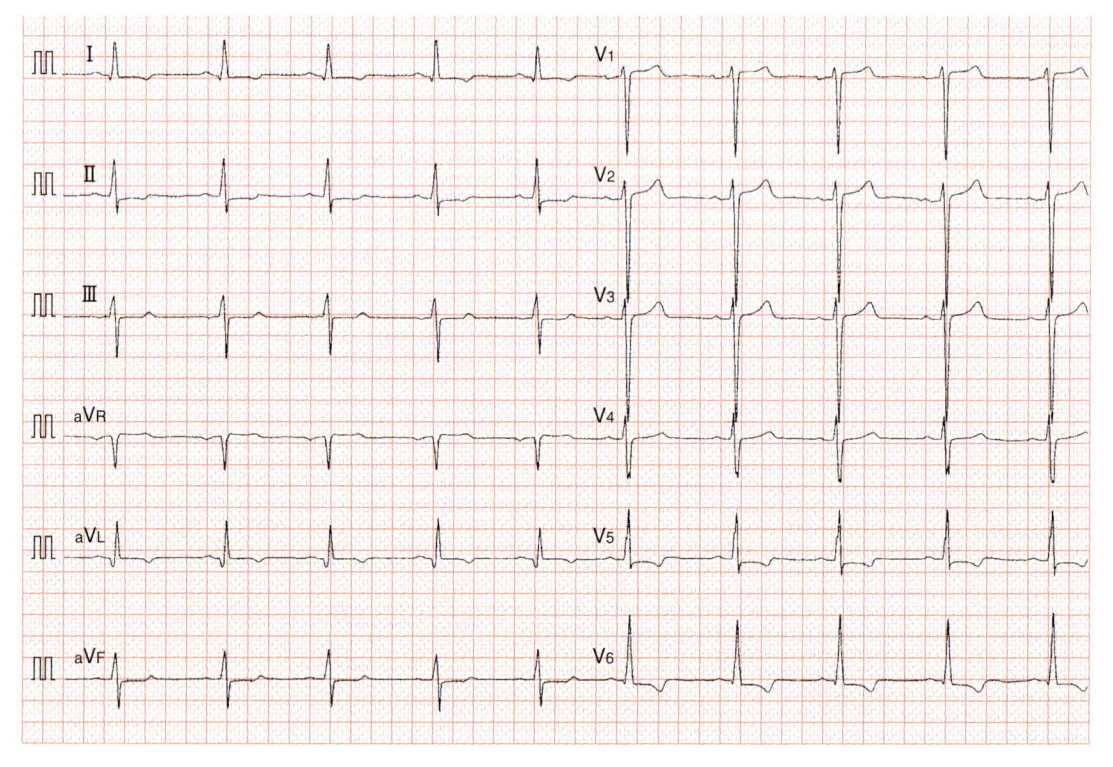

図2　拡張型心筋症×0.5

2 肥大型心筋症

　拡張型心筋症同様に ST-T 変化，陰性 T 波，左室高電位，異常 Q 波など多彩な心電図変化が認められるが，いずれも非特異的であり 12 誘導心電図による肥大型心筋症の診断確定は困難である．肥大型心筋症には心臓超音波検査が非常に有効で，左室の全周性壁運動の低下，僧帽弁の運動異常，中隔と左室心筋の非対称性肥大など特徴的な形態変化をとらえやすい．心筋局所性肥大の部位により心室中部閉塞性肥大型心筋症，心尖部肥大型心筋症に分類される．ただし，心尖部肥大型は病変が心尖部に限局するため，病態早期は心臓超音波検査による評価が不十分となり，診断に至らないことがある．一方心電図では，巨大な陰性 T 波を有することが特徴的である（図3）．心尖部肥大型は日本人に認められることが多い．

3 拡張相肥大型心筋症

　肥大型心筋症の 10 ％程度において病状が増悪する．肥大心筋のリモデリング過程において，心筋細胞の体積が縮小し拡張型心筋症様の変化を呈する時期がある．拡張型心筋症と区別するために，この時期を拡張相肥大型心筋症とよぶ．ただし，経時的な変化をみていない場合，拡張型心筋症や高血圧に伴う拡張障害と厳密に鑑別することは難しい．R 波の減高，QRS 波延長などの変化を 12 誘導心電図による時系列記録の中で認めた場合は，病変の進行を示唆する有用な所見である．同様に，経時的な心臓超音波検査を行う必要性が高いだろう．

4 不整脈源性右室心筋症

　上記 3 疾患に比較すると頻度は低下するが，心臓性突然死の原因として重要な右室心筋の脂肪変

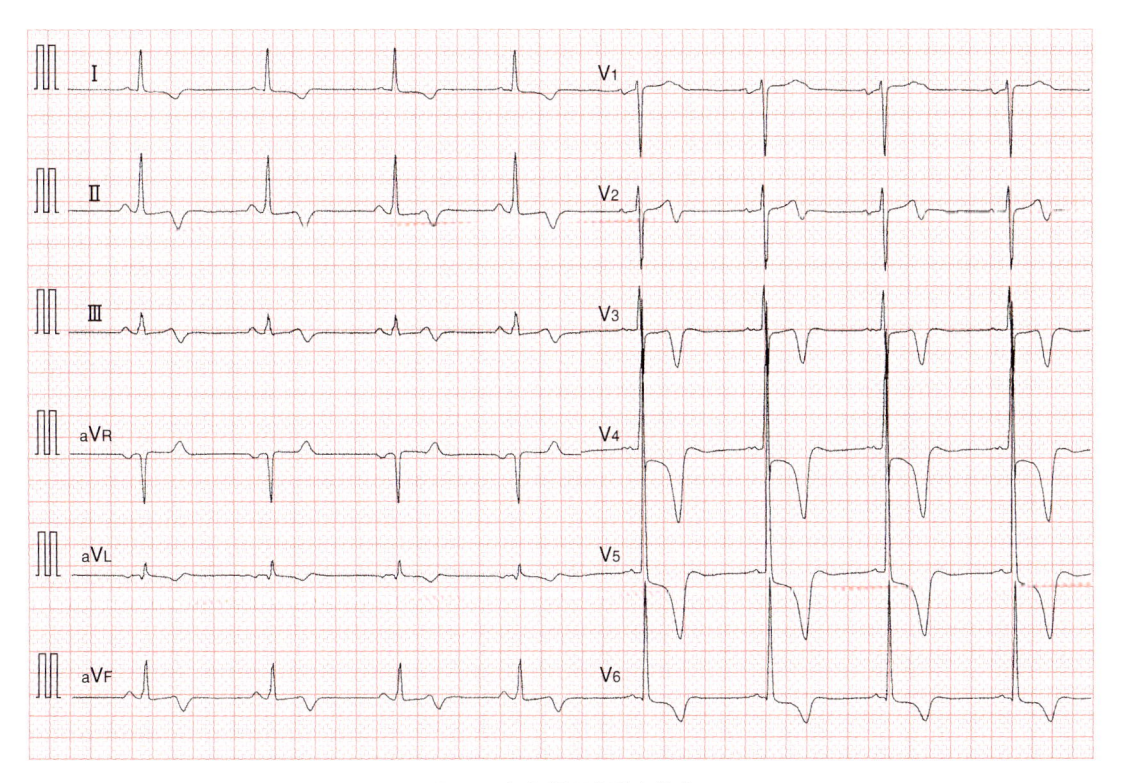

図3　心尖部肥大型心筋症

性疾患である．若年者に好発し，運動によって心室頻拍が誘発されることが多い．本例に特異的な心電図所見はないが，陰性 T 波を有する胸部誘導の数は病態の重症度と相関するとされている．イプシロン（ε）波〔第 1 章 - 2）〕は QRS 波の後半成分として記録されるが，検出される症例は 30％程度とかならずしも多くない．この所見は右室における伝導遅延を表しているとされるが，正常者に認められることもあり不整脈源性右室心筋症の確定診断にはなりえない．心室頻拍のトリガーとなる心室性期外収縮は右室起源であり，左脚ブロック型の wide QRS を呈する．病院受診歴のない初診患者の心電図検査で心室頻拍を認めた場合，右室起源（左脚ブロック型で下方軸）であれば本疾患を念頭に鑑別を行う必要がある．心臓超音波検査では右室心筋の線維化，心膜輝度上昇（脂肪浸潤），内腔拡大，収縮能低下などが認められる．

5 アミロイドーシス

心電図所見は QS 型，$V_1 \sim V_2$ 誘導の R 波減高が認められることがあるが，本疾患に特徴的な所見ではない．心臓超音波検査ではアミロイドの蓄積により心筋中隔においてきらきらとした点状の高輝度エコーが観察される．左室壁は著明に肥厚しているが，左室腔は正常大である．心肥大を有しているにもかかわらず，心電図においては電位の上昇がみられないことが多い．こうした心臓超音波検査所見と心電図結果の乖離は本疾患に特異的な所見である．

6 心サルコイドーシス

心筋症の中でも刺激伝導障害を伴う心電図所見を目にした場合は，本疾患の存在を念頭におく必要がある．心サルコイドーシスでは右脚ブロック，2 枝ブロック，房室ブロックなど多彩な伝導異常を有し，これらの変化は女性において比較的多く観察される．サルコイドーシスは心臓以外にも，肺，皮膚，リンパ腺，眼，腎臓など全身のあらゆる臓器に発生するが，死亡原因の半数以上は心臓に起因する．心サルコイドーシスを疑わせる心電図変化や心臓超音波検査所見が存在しなくても，患者が不整脈を訴えるようになったら注意する必要がある．経時的な心電図と**心臓超音波検査**でのフォローが必須である．心臓超音波検査では，心室中隔の壁運動低下と同部に限局する壁菲薄化，左室内腔拡大などを認める．

3. 心筋症の不整脈発生予測に有用な非侵襲的検査は？

以下に述べる検査はおもには不整脈専門医により施行される解析手法であるが，通常のホルター心電図では心拍変動解析を追加することができる．ハートレートタービュランス，加算平均心電図，T 波交互脈については精密心電図や高時間分解能ホルター心電図を用いて記録可能である．心筋症患者で失神や心室性頻拍が認められた場合は，これらの検査を施行できる施設へ紹介を行っていただきたい．

1 心拍変動解析

洞結節に対する自律神経系の影響を評価する方法である．時間領域解析（time-domain analysis）により RR 波間隔の変動を示す方法で，解析項目として全正常洞調律 RR 間隔の平均値，全正常洞調律 RR 間隔の標準偏差（SDNN），5 分間 RR 間隔平均値の標準偏差（SDANN）などがあり，これらは副交感神経の指標として用いられる．周波数解析（frequency domain analysis）は RR 間隔を時系列に並べ得られる周期的な変動をスペクトル解析する方法である．high frequency（HF）パワーは副交感神経活動の指標となるが，さらに low frequency（LF）の指標との比率（LF/HF）を

算出することで交感神経機能の一部を評価することも可能である．副交感神経機能の低下は致死性不整脈のリスクを増大させると考えられており突然死との関連が報告されている．

2 ハートレートタービュランス（HRT ： Heart Rate Turbulence）

一般に，心室期外収縮後の自己心拍数は期外収縮発生前よりも上昇する．心拍上昇の機序としては，圧反射感受性が関与していると考えられている．この機序を利用して，心室期外収縮後の心拍数上昇率を Turbulence onset（TO％：代償性休止期後の RR 短縮率），Turbulence slop（TS ms/RR ： RR 延長の速度）という HRT の2つの指標を用いて評価することができる．TO＞0，TS＜2.5 では，心室期外収縮後の心拍数増加が抑制されていると診断され，つまり圧受容体反射の障害により突然死の発生リスクが上昇すると判断される．

3 加算平均心電図（LP ： Late potential）

心筋症，心筋梗塞例などの器質的心疾患に心室頻拍を合併した症例で心内マッピングを施行すると，心室波の後半成分に分裂した微小な電位を認める．これは心室内の伝導遅延に起因する伝導障害を表すもので不整脈基質（substrate）とよばれる．加算平均心電図は体表面心電図において QRS 波を 200 〜 500 回加算することでノイズを減少させ伝導遅延電位を記録する方法である．加算平均心電図による遅延電位の抽出はすなわち心室性不整脈の発生しやすさを反映するものであり，突然死の予測因子となりうる．遅延電位の判定には filtered QRS duration（fQRS），root mean square voltage of the final 40 ms of filtered QRS（RMS40），low amplitude terminal component duration（LAS40）の3つ指標を用いるが，このうち2項目以上が陽性基準に達した場合を遅延電位陽性とする．ただし心室の機能低下により QRS 幅がもともと拡大している症例では，遅延電位は陽性となるため除外しておく必要がある．心筋症例では脚ブロックによる QRS 拡大例が多いため，遅延電位の評価は慎重になされなければならない．

4 T 波交互脈（TWA ： T-wave Alternans）

形の異なる T 波が1拍ごとに交互に見られる現象を評価する方法であり，心筋障害による再分極過程の異常を評価することができる．心タンポナーデでは心膜の著しい拡張障害により肉眼的に T 波の変動が観察されることがあるが，通常の器質的心疾患において再分極過程の変動を肉眼でとらえることは難しい．しかし TWA 解析を行うことによって，心筋梗塞や心筋症などにおけるマイクロボルトレベルでの T 波変動を評価することが可能である．とくに心機能が保たれている症例において，致死性心室性不整脈の発生予測に有用である．本指標は陰性的中率が高く，解析結果が陰性となった場合は突然死の可能性は低いと考えられている．

プロフィール

吉岡公一郎（Koichiro Yoshioka）
東海大学循環器内科　准教授．
詳細は第1章−10）を参照．

網野真理（Mari Amino）
東海大学循環器内科　講師．

第1章 心電図の読み方入門

12. 不整脈をきたす病態の理解
― C）心電図症候群（WPW症候群，Brugada症候群，QT延長症候群，QT短縮症候群）

吉岡公一郎，網野真理

● Point

- WPW症候群の頻拍発作には房室伝導のみを抑制する薬剤を使用すると偽性心室頻拍を誘発することがあるため禁忌である．
- Brugada症候群で心肺蘇生あるいは心室細動が確認されている症例は，植込み型除細動器の絶対的適応である．
- 先天性QT延長症候群は遺伝子型に応じて選択する薬剤が異なる．また運動制限や感情のコントロールなど生活指導が必要である．
- 後天性QT延長症候群では体外式ペースメーカーによる高頻度ペーシングでR on Tを予防する．
- QT短縮症候群では硫酸キニジンの経口投与が有効である．

1. WPW症候群

　WPW症候群にはKent束とよばれる副伝導路が存在するため，房室結節（正常伝導路）とあわせて2つの伝導経路が存在する．したがって安静時心電図ではデルタ波とよばれる特殊な波形〔第1章-3）参照〕を呈する．安静時（非頻拍時）は，正常伝導路と副伝導路の両方から心室へ興奮が伝わる．一方，頻拍時には，正常伝導路から心室に伝わった興奮は副伝導路を上行して心房へ伝搬される．その結果，リエントリーが形成され頻拍発作が持続する．カテーテルアブレーションは，副伝導路の焼灼を目的とした最も有効な治療法である．したがって心電図からKent束の場所を推定することは有用かつ重要な情報である．副伝導路の存在する部位によりA型，B型，C型に分類される（表1）．A型が全体の50％程度，C型が25～35％程度を占めるのに対して，B型の発現頻度は最も少なく10～15％程度である．

　PR間隔短縮，QRS間隔延長，デルタ波を示していた心電図が，自律神経作用により時にQRS間隔の狭い正常心電図に変化することがある．これを間欠的WPW症候群とよぶ．また副伝導路の中には非発作時にはWPW型心電図を示さないが，発作時にのみ一方向性伝導（心室→心房）を呈するものがあり，潜在性WPW症候群といわれる．これらのタイプ診断は発作時の心電図を捉えることで確定する．

表1　V_1，V_2波形と副伝導路の存在部位（上田らの分類）

	V_1，V_2波形	副伝導路
A型	高いR波	左心自由壁
B型	rS波	右室自由壁
C型	QSあるいはQR波	心室中隔

頻拍発作に対してはアミサリン，塩酸ピルジカイニド，シベンゾリンなどの Na チャネル遮断薬の静注を用いる．ジギタリスやベラパミルなど房室伝導のみを抑制する薬剤を使用すると，副伝導路の伝導が促進される結果となり，QRS 幅の広い頻拍発作（偽性心室頻拍）を誘発することがあるため使用は禁忌である．これらの薬剤では正常房室伝導が抑制することにより，Kent 束を介した偽性心室頻拍をさらに持続させることから血行動態が悪化し，偽性心室頻拍から真の心室頻拍や心室細動に移行する危険性がある．根治治療としてはカテーテルアブレーションが非常に有用である．

2. Brugada 症候群

　Brugada 症候群は，右側胸部誘導（V_1～V_3 誘導）で右脚ブロック様波形に ST 上昇を合併する心電図を有し，VF による突然死をきたす．V_1，V_2 誘導で上に凸な ST 上昇（coved 型）と V_3 誘導で凹型の ST 上昇（saddle back 型）を示すタイプに分類される．
　日本循環器学会では Brugada 型心電図のタイプ分類を以下の基準に準じている（表2）．

1）欧米の consensus report では coved 型（type1）のみを Brugada 型心電図とする．saddle back 型心電図において，Na チャネル遮断薬負荷により誘発された coved 型変化も Brugada 型心電図に含む．
2）通常の胸部 12 誘導心電図で明らかな coved 型が認められない場合でも，1 ないし 2 肋間上方に胸部誘導をずらすことで，明瞭な coved 型が出現することがある．
3）日内変動，日差変動を有する．coved 型出現には自律神経活動との深い関連性があり，例えば満腹量に達するほどの十分な食事摂取，あるいは夜間睡眠時の心電図記録を行うことで初めて coved 型を捉えることが可能な場合がある．したがって，頻回心電図検査，あるいはホルター心電図による連続心電図検査が重要である．
4）Brugada 型心電図が認められた場合，失神の有無と突然死の家族歴について聴取する．
5）QT 間隔：陰性 T 波に伴う場合は延長する．一方，coved 型で ST 上昇が顕著になると陰性 T 波は浅くなり QT 間隔は短縮する．
6）突然死予防に唯一の有効な治療法は植込み型除細動器である．心停止・蘇生例あるいは自然停止する心室細動・多形性心室頻拍が確認されている症例では絶対的適応がある．

3. QT 延長症候群

　QT 延長症候群には先天性と後天性が存在し，先天性 QT 延長症候群は遺伝様式と聾唖の有無により以下のように分類される．

① Romano-Ward 症候群（常染色体優性遺伝）
② Jervell and Lange-Nielsen 症候群（常染色体劣性遺伝）：先天性聾唖を伴う
③ 孤立性

表2　Brugada 型心電図のタイプ分類

	特　徴
type1	J点で2mm以上のST上昇を有し，ST部分は徐々に下降しT波が陰性のもの
type2	J点で2mm以上のST上昇を有し，ST部分は1mm以上でT波が陽性もしくは2相性のもの
type3	J点で2mm以上のST上昇を有し，ST部分は1mm未満でT波が陽性のもの

文献1を参考に作成

一方後天性のものは二次性 QT 延長とよばれ大きく分けて以下の要因で誘発される．
① 薬剤（抗不整脈薬，マクロライド系抗生剤，抗ヒスタミン剤，三環系抗うつ薬，フェノチアジン系向精神薬）
② 電解質異常（低 K 血症，低 Ca 血症，低 Mg 血症）
③ 中枢神経系障害
④ 急性冠症候群，心筋炎など

1 先天性 QT 延長症候群

1）発症のメカニズム

心筋細胞膜上でイオン電流を調整する K，Na イオンチャネルなどの遺伝子異常により起こるチャネル病で，原因遺伝子により LQT1 〜 LQT10 に分類される．そのほとんどは LQT1 〜 LQT3 であるが，LQT1 は外向き K 電流のなかでキネティックスの遅い I_{Ks} というチャネルの機能不全によって起こる．LQT2 はキネティックスの速い I_{Kr} というチャネルの機能不全である．一方，LQT3 は K チャネルではなく，Na チャネルの不活化が遅れるために Na 電流が流入し続けた結果 QT が延長する．表3 に LQT1 〜 3 の特徴を示す．

心室性不整脈の誘因として LQT1 は主に運動や情動に関係した誘因が 90 ％以上を占める．LQT2 は電話のベルや目覚まし時計のアラームなどの聴覚刺激が誘因となる．LQT3 は安静時や睡眠時に発生することが多い．

2）治療のポイント

LQT1 では運動や情動に関連した交感神経緊張により，β受容体を介した内向き Ca 電流が増加する．この時健常人では I_{Ks} も同時に増加し活動電位を短縮させる方向に働くが，LQT1 では I_{Ks} は増加することなく内向き Ca 電流のみ増加する．その結果，活動電位が延長し，不応期のばらつきや早期後脱分極が生じて心室頻拍の発生をきたす．よってβ遮断薬が極めて有効な治療法となるが，時に K チャネル開口薬や Ca チャネル遮断薬などが効果的なこともある．LQT2 は I_{Kr} チャネルが関与する病態であるが，通常 I_{Kr} は I_{Ks} とは反対に通常心拍や徐脈時に活動電位を短縮させる．LQT2 では外向きの I_{Kr} が抑制されているため活動電位は延長し，不応期のばらつきが増大する．治療はβ遮断薬，K チャネル開口薬，Na チャネル遮断薬，Ca チャネル遮断薬のいずれを選択しても比較的有効である．I_{Kr} の抑制が助長されないように低 K 血症を補正することも重要である．一方，LQT3 に対しては QT 延長が徐脈依存性を示すためβ遮断薬は逆に病態を悪化させることがある．それゆえ Na チャネル遮断薬が第一選択となる．

このように先天性 QT 延長症候群では遺伝子型に応じた内服薬を的確に選択する必要があるとともに生活指導が重要なカギとなる．LQT1 および LQT2 に関してはきびしい運動制限を加えなければいけないし，また情動的な感情をコントロールするように指導する必要がある．LQT3 においては運動制限の必要はない．

内科的治療に抵抗性の QT 延長症候群に対しては植込み型ペースメーカや植込み型除細動器が選

表3　LQT1 〜 LQT3 の心電図上の特徴

	QTの特徴
LQT1	大きく幅広いT波（prolonged T wave duration）
LQT2	平低化したT波やノッチを伴うT波（small or notched T wave）
LQT3	T波の始まりが遅れて（ST部が長い）出現する（delayed onset of wave）

文献2より引用

択される．また外科的治療として，左星状神経節（左第1～第4交感神経節）切除の併用が有効な場合がある．

2 後天性QT延長症候群

後天性の代表的なものは薬剤による二次的なQT延長である．薬剤性QT延長の機序は，多くの場合I_{Kr}が抑制されることより生じる．提示心電図（図1）はⅢ群抗不整脈薬による過度のQT延長を呈していたものである（QTc間隔0.568）．一般に女性は男性に比較してQTが長く，薬剤の影響によるQT延長をきたしやすい．しかし同じ薬剤を用いてもすべての女性でQTが延長するわけではなく，さらに同一個人においても毎回QT延長を示すわけではない．これは薬剤に対する個体差や体内環境に加え，自律神経変動が深く関与している可能性が考えられる．二次性QT延長症候群では徐脈によりQT延長が助長され，R on Tを契機としてtorsades de pointesを生じることが多い．しかし，先天性QT延長症候群のように運動やストレスなど交感神経刺激が誘因となることはまれである．治療はQT延長をきたす原因の除去（胃洗浄，下剤，透析など），硫酸マグネシウムの静注，電解質補正を行う．β刺激薬（イソプロテレノール点滴静注）によるQT短縮は即効性が期待できる．QTが短縮するまでのあいだ，**体外式ペースメーカによる高頻度ペーシングでR on Tのきっかけとなる補充収縮の陥入を防ぐ．**

4. QT短縮症候群

QT延長同様，QT短縮も心室細動のリスクとなることが報告されておりQT短縮症候群とよばれる[3]．

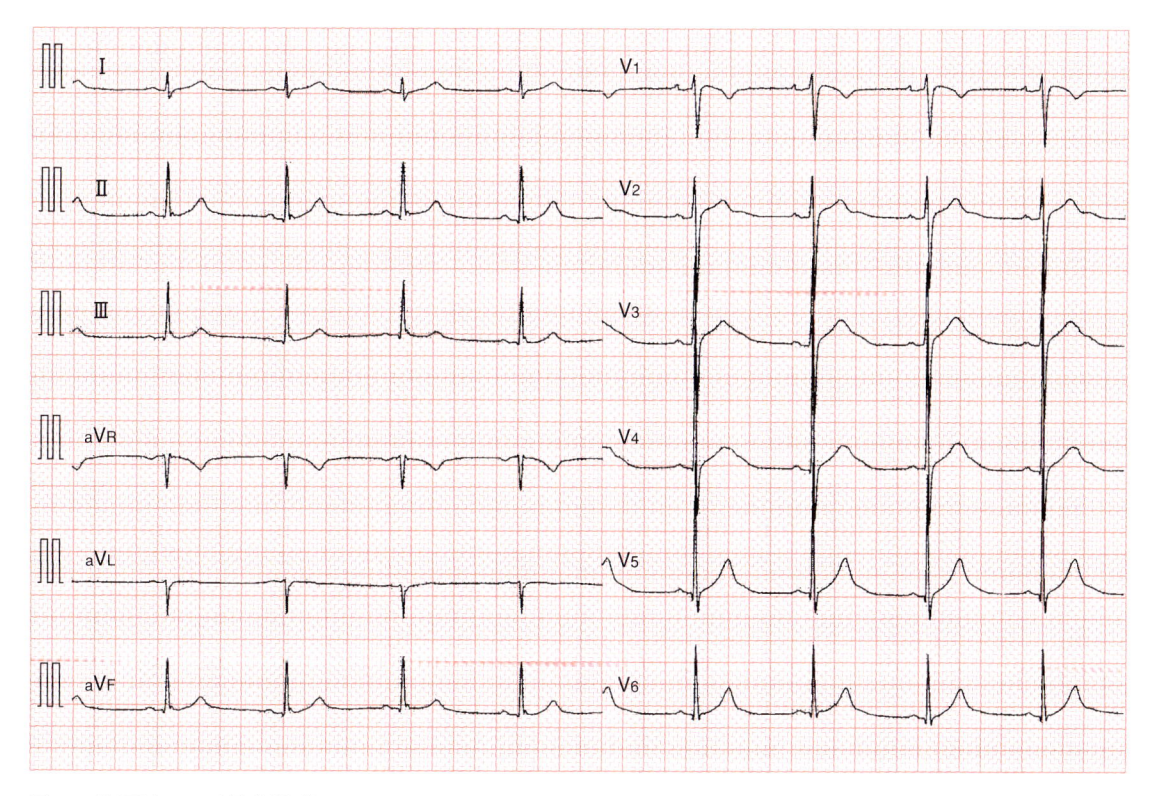

図1 後天性QT延長症候群
QT間隔 0.6msec，QTc間隔 0.568msec

QT短縮症候群の心電図所見，ならびに臨床的特徴を以下に示す．

① 著明なQT間隔の短縮を認める（QT＜280msec，QTc＜300msec）．
② QT短縮を起こす原因（頻脈，高K血症，高Ca血症）がない．
③ 高いT波を有する．
④ 上記の心電図所見は，恒常的に認められる（Brugada症候群のように変動しない）．
⑤ 不整脈に関連した症状（心停止の既往，失神，動悸，めまい，眼前暗黒感など）を有する．
⑥ 心臓突然死の家族歴がある．
⑦ 突然死の危険は，生直後から老年期まであらゆる年齢層に認められる．
⑧ 器質的心疾患は存在しない．
⑨ 心房細動を合併しやすい
⑩ 遺伝子変異が明らかとなり，現時点ではSQT1，SQT2，SQT3，SQT4の4種類に分類される．
⑪ 心臓電気生理学的検査により以下の所見を認める．
 ・心室プログラム刺激で心室細動が誘発される
 ・心室内の全ての部位で有効不応期の短縮がある
 ・発作性心房細動を合併する症例では，心房有効不応期の短縮を認める
⑫ 硫酸キニジンの経口投与は，QT間隔を延長し不整脈事故の防止に有効である．
⑬ 植込み式除細動器は，QT間隔の正確な把握が困難なため誤作動が多く，第1選択の治療法とはいい難い．

高瀬らは日本人59,054人におけるQT短縮症候群の心電図を以下の3群にわけて報告している[4]

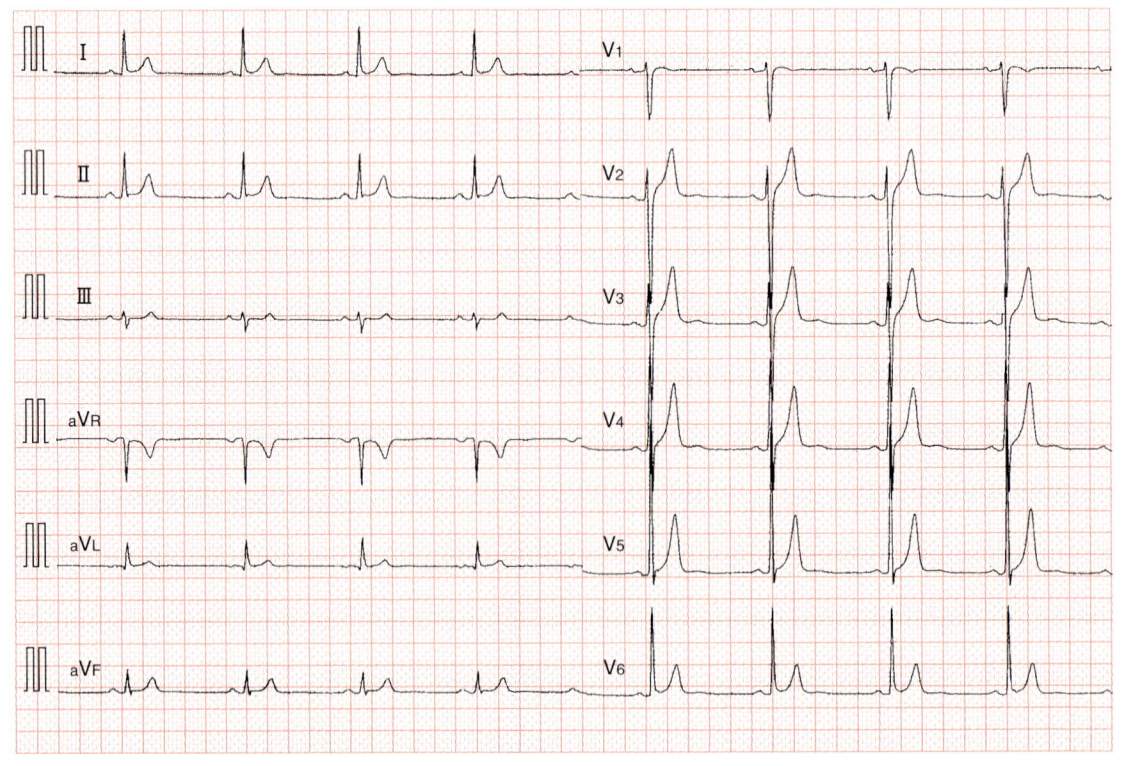

図2　QT短縮症候群型疑いの心電図
QT間隔 0.32msec，QTc間隔 0.34msec

1）QT 短縮症候群型心電図（QT 時間＜ 320ms，心拍数≦ 60bpm），
2）QT 短縮症候群疑い心電図（QT 時間＜ 320ms，心拍数不特定）
3）QT 短縮症候群型可能性心電図（QT 時間＜ 350ms，＞ 320ms，心拍数不特定）

その結果，QT 短縮症候群型心電図に属する患者は存在せず，2.5 〜 4.2 年の追跡調査で心臓突然死症例は認められなかった．

図 2 は当院における QT 短縮症候群型疑いの心電図である．QT 間隔 0.32msec，T 波の増高を呈しているが，Gaita らの定義する QT ＜ 280msec，QTc ＜ 300msec の範疇には及ばない．日本人において，彼らの提唱する診断基準を満たす割合は明らかではない．

文献

1）「QT 延長症候群（先天性・二次性）と Brugada 症候群の診療に関するガイドライン」（大江 透 班長），Circulation J., 71 Suppl. VI，2007
2）Chiang, C. E. & Roden, D. M.：The long QT syndromes：genetic basis and clinical implications. J. Am. Coll. Cardiol., 36（1）：1-12, 2000
3）Gaita, F., et al.：Short QT syndrome：a familial cause of sudden death. Circulation, 108：965-970, 2003
4）高瀬凡平ら：Short QT 症候群型心電図の頻度と予後に関する検討．Therapeutic Research, 28（1）：95-94, 2007

プロフィール

吉岡公一郎（Koichiro Yoshioka）
東海大学循環器内科　准教授．
詳細は第 1 章− 10）を参照．

網野真理（Mari Amino）
東海大学循環器内科　講師．

第2章 I　症例からみた心電図の読み方【基本編】
　　　　―心電図波形からみた不整脈診断

1. 健常者でみられたどこかおかしい心電図 → 電極の付け間違い
―前胸部絞扼感を主訴とし，ST変化を伴う心電図を持参して当院来院

吉岡公一郎，網野真理

症例

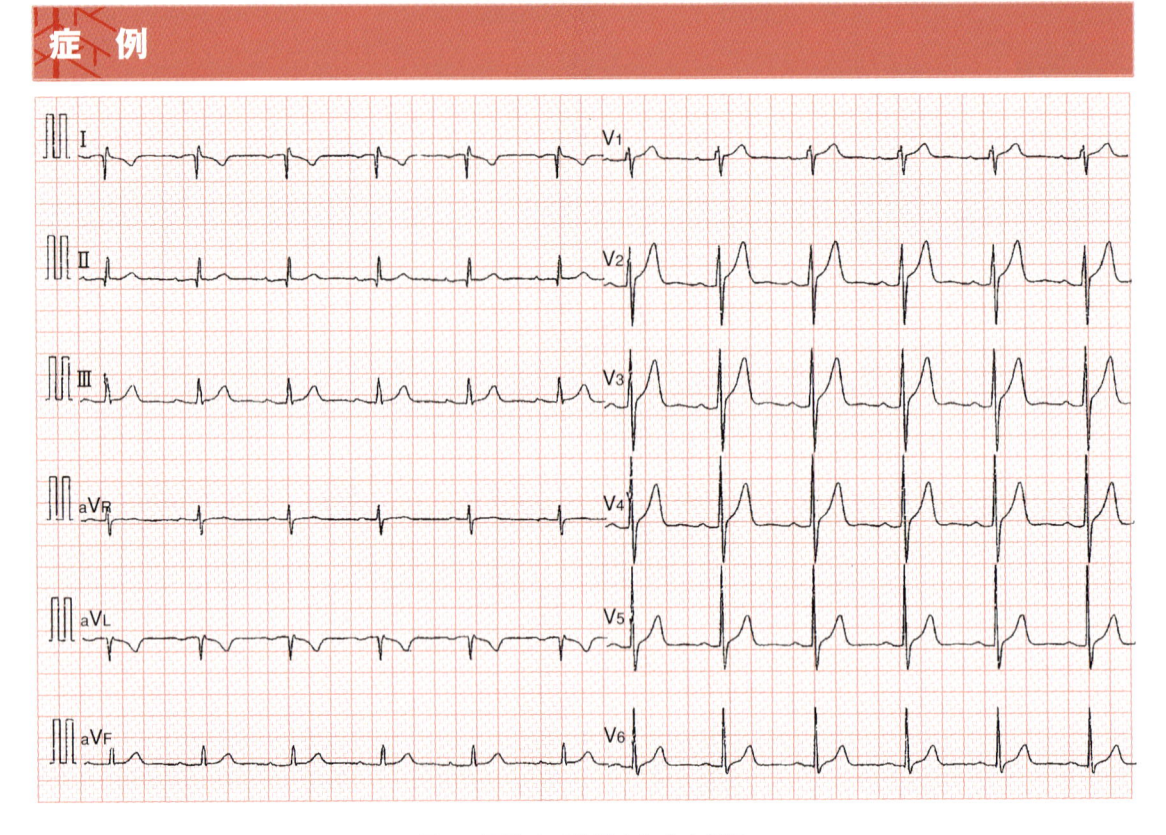

図1　医務室で施行された心電図

症　例：52歳，男性．
主　訴：胸痛．
既往歴：特になし．
家族歴：特になし．
個人歴：特になし．
現病歴：生来健康．1カ月前より側胸部にちくちくした痛みを時々感じることがあったが，自然に消失するため放置していた．昨日，仕事中に空腹感を覚えたとき突然前胸部全体に締め付けるような圧迫感が認められ，徐々に両下顎まで違和感が広がる症状を自覚した．30分程度で症状は軽減したが心配になり会社の医務室を受診した．その際，軽度の胸

部症状が持続していたため担当医は緊急性が高いと判断し，看護師によりただちに心電図が施行された．医師は心電図でST異常が認められると判断し（図1），狭心症の疑いにて即座に循環器専門医への受診を勧めた．患者は仕事の目処がつかず，胸部違和感も自制範囲内であったため，1日おいて当院の循環器内科を受診した（紹介状および胸痛時に施行された心電図を持参）．来院時にも前回心電図施行時と同程度の胸部違和感が持続していたため，再度心電図ならびに心エコーが施行された．

来院時身体所見：身長168cm，体重64kg，血圧132/74mmHg，心拍数72/分．
心音正常，明らかな心雑音なし，呼吸音正常，腹部平坦・軟，下腿浮腫なし．

心電図：正常，ST変化なし．胸部X線：異常なし．
心臓超音波検査：壁運動良好．器質的変化なし．

この症例で何を考えるか？

1. 心電図診断は？

会社の医務室で施行された心電図は（図1），四肢誘導の左右付け間違いと考えられる．

2. 診断の根拠は？

患者の背景から，男性，胸痛の既往，労作時胸痛，締め付けられるような胸部圧迫感などのキーワードより虚血性心疾患の存在を連想させる．一方，ちくちくした痛みや，翌日まで非間欠的に持続する持続性の胸痛は虚血性心疾患としては非典型的な痛みの性状である．男性であるということ以外，冠動脈危険因子がない（糖尿病，高血圧，喫煙，家族歴，年齢，肥満など）．狭心症の診断は，胸痛発作時の心電図所見が陽性となることが重要であり，症状消失時は心電図変化が認められないことが多い．

本症例の心電図であるが，I誘導，aV_L誘導における深いQ波，R波減高，陰性T波の存在が目につく（図1）．側壁の陳旧性心筋梗塞を思わせるような異常Q波と陰性T波である．ところが，同誘導のP波は陰転化を呈している．洞調律では通常P波は陽性となることから，陰性P波の存在は異所性調律を疑わなければならない．あるいは，I誘導は右から左へ向かうベクトルを反映しているため，I誘導において陰性P波，R波消失，QS波の形成をみたとき，右胸心を鑑別しなければいけない（図2）．

しかしここでaV_R誘導に着目すると，P波は陽性でR波が高く奇異な感じがする．正常心電図では，aV_R誘導は陰性成分のみで形成される．すなわちP波は陰性で，Q波を伴わない深いR波を伴い，陰性T波となるのが一般的である．本心電図はaV_R誘導がaV_L誘導に反映されており，つまりaV_RとaV_Lの誘導が入れ替わった結果生じた心電図所見である．電極の付け間違いを考慮して心電図を診断すると，本例は正常心電図であるといえる．ちなみに，その後の精査で狭心症は否定され，慢性胃炎と診断された．

本症例のように看護師により慌てて心電図検査が施行された場合，四肢誘導の左右を付け間違うことがある．一見してI誘導，aV_L誘導における深いQ波や陰性T波に意識をとられると"心筋梗塞ではないか"との思いが冷静さを失わせ，そのほかの所見に目が行かなくなってしまう．専門医がこの心電図をみたときI誘導，aV_L誘導の陰性P波とaV_R誘導の陽性P波は明らかに不自然な印

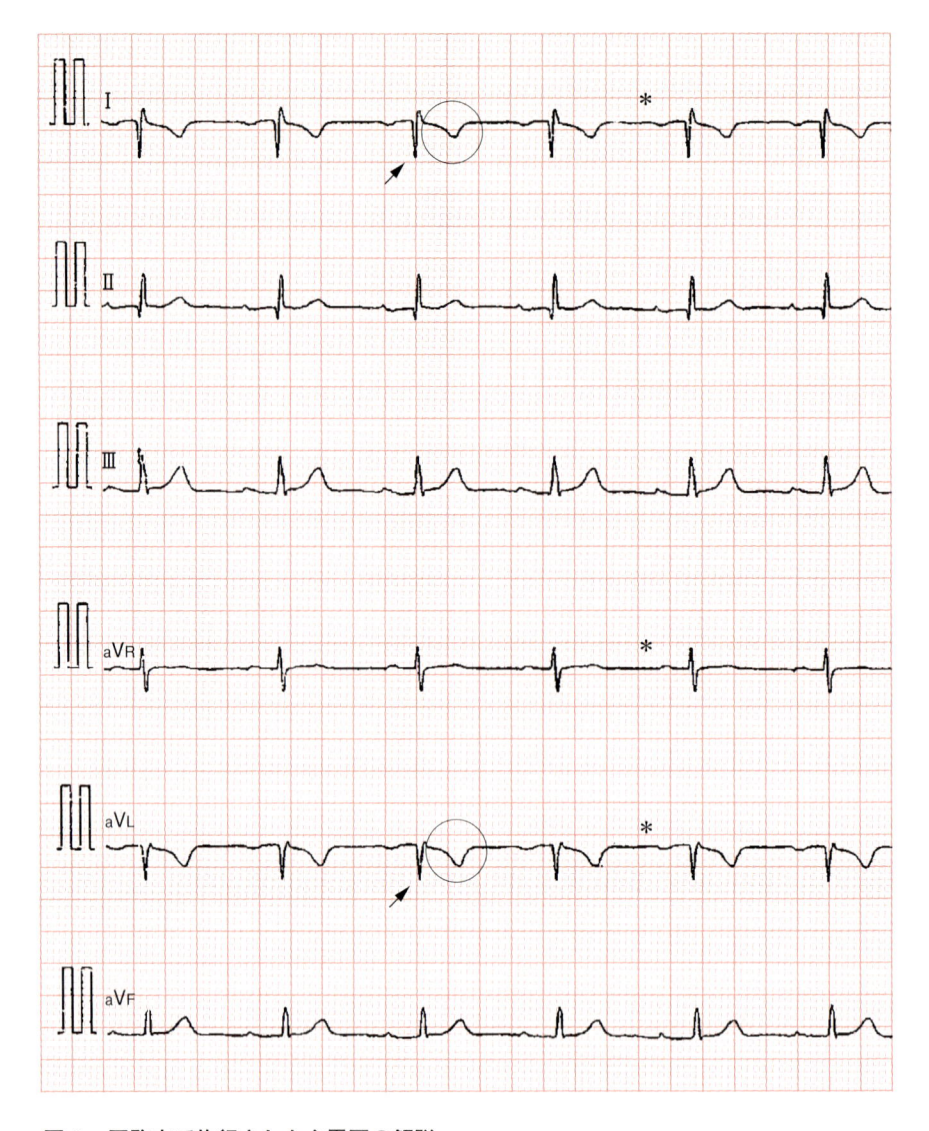

図2 医務室で施行された心電図の解説
　Ⅰ，aVL：Q波，R波減高，陰性T波，P波の陰転化（矢印）．aVR：陽性P波，R波増高（＊）．これらはaVRとaVLの誘導が入れ替わった結果生じた心電図所見である

象である．電極の付け間違いを見極めるポイントは正常12誘導心電図のパターン認識である．正常心電図がイメージできていると，こうした心電図を目にしたときに"あれ？　何かがおかしい…"と感じることが多い．誘導の付け間違いで最も頻度が高いのは左右下肢誘導の付け間違いである．胸部誘導のV_2とV_3を付け間違える，あるいはV_5とV_6を付け間違えるといったミスも比較的多い．

3. 疾患の解説

本症例は健常人における人為的な異常心電図である．電極付け間違いに伴う心電図所見としては，I誘導，aVL誘導における陰性P波，QS波，および陰性T波，aVR誘導の陽性P波，R波の存在が認められる．胸部誘導は正常である．

4. 心電図として鑑別すべきものは？

鑑別すべき心電図は右胸心である．右胸心では左心と右心が逆転しているので，I誘導においてP波，QRS波，T波のすべてが逆転する（図3）．II誘導とIII誘導，およびaVR誘導とaVL誘導がそれぞれ入れ替わる．胸部誘導ではV₁〜V₄にかけてR波が徐々に小さくなり，V₅，V₆ではR波が消失する．右胸心は，すべての電極を左右逆に取り付けると正常の心電図と同様の所見が得られることで確定診断に至る（図4）．

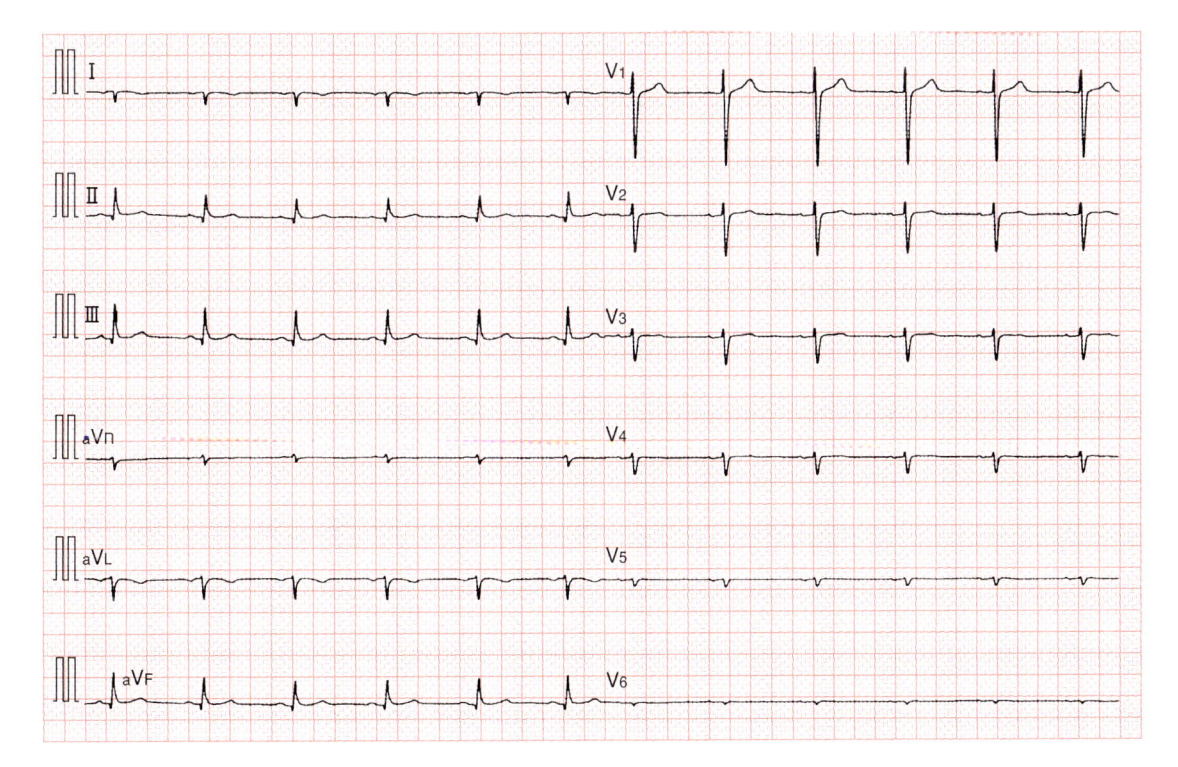

図3 右胸心
通常の左側胸部誘導心電図．I；P波，QRS波，T波逆転．IIと第IIIが入れ替わる．aVRとaVLが入れ替わる．V₁〜V₄にかけてR波減高，V₅，V₆：R波

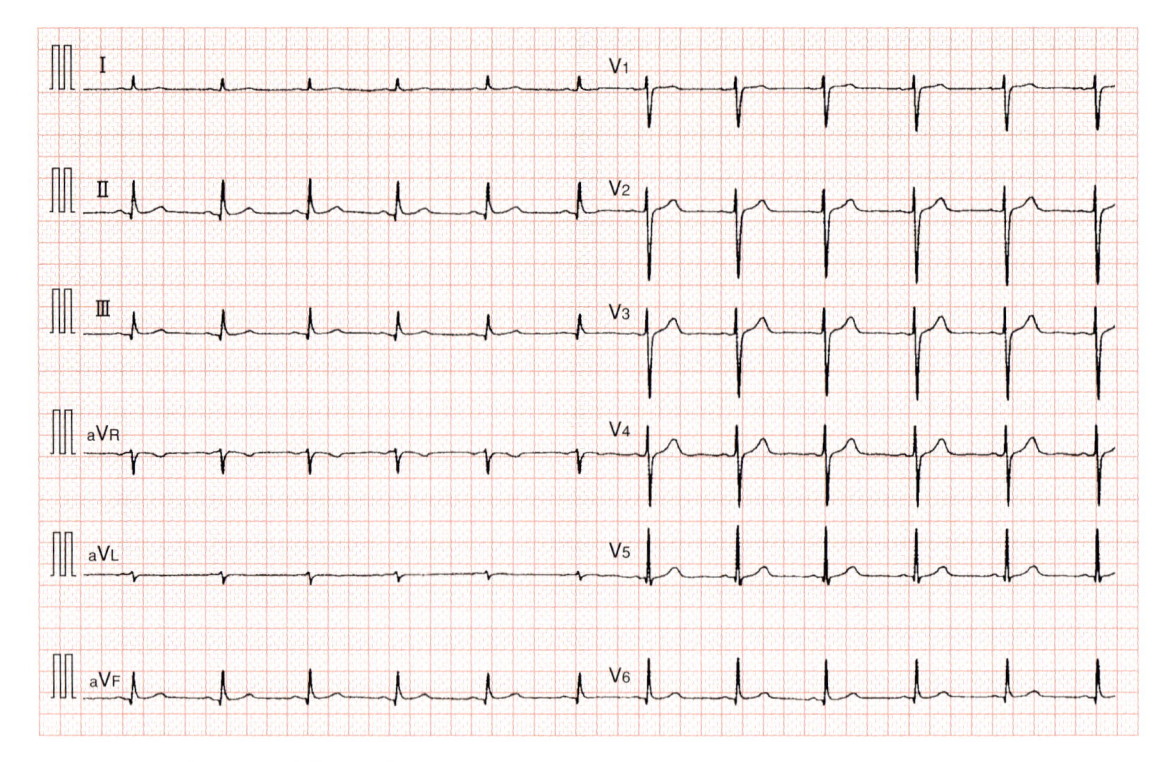

図4　右胸心（右側胸部誘導心電図）
健常心電図と同様の所見を得る

プロフィール

吉岡公一郎（Koichiro Yoshioka）
東海大学循環器内科　准教授．
詳細は第1章-10）を参照．

網野真理（Mari Amino）
東海大学循環器内科　講師．

第2章I　症例からみた心電図の読み方【基本編】
―心電図波形からみた不整脈診断

2. P波が欠落する不整脈 → 洞停止
――めまい，ふらつきを主訴に来院した72歳，男性

吉岡公一郎，網野真理

症例

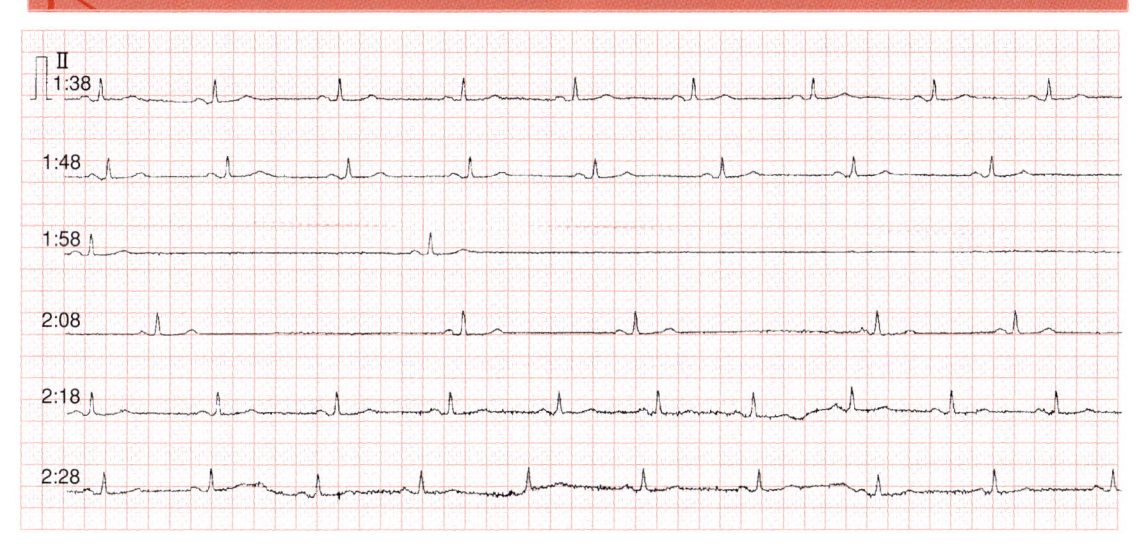

図1　来院時心電図

症　例：72歳，男性．
主　訴：めまい，ふらつき．
既往歴：5年前より高血圧にてエナラプリル5mg内服中（近医）．
家族歴：父）脳梗塞，母）高血圧．
個人歴：特になし．
現病歴：1カ月前からテレビを見ているときに体が"グラッ"と揺れる感じを自覚した．うたた寝をしたためかと考え，しばらく放置していた．1週間ほど前から，体が"ふわふわする"感じが徐々に増加し1日の中で2，3回自覚するようになった．横になると症状が改善したため，自己判断で様子をみていた．ところが，散歩中に"フラッ"とした感じが出現したのち目の前が真っ暗になる症状が出現したため，心配になり主治医に相談．主治医は不整脈の可能性を考慮し心電図検査を施行した．心電図では異常所見が認められたため，精査加療目的にて同日当院循環器内科を紹介，心電図を施行された（図1）．
来院時身体所見：身長156cm，体重54kg，血圧154/90mmHg，心拍数64/分．
心音正常，明らかな心雑音なし，呼吸音正常，腹部平坦・軟，下腿浮腫なし．

胸部X線：異常なし．
心エコー：壁運動良好．器質的変化なし．

この症例で何を考えるか？

1. 心電図診断は？

洞停止．

2. 診断の根拠は？（図2）

心電図は午後1時38分の際，洞調律で，10分後に洞性徐脈となり，さらに10分後の1時58分で洞停止を示している（6秒以上）．洞停止から20分後の2時18分には正常洞調律に回復した．心電図施行時に患者は仰臥位だったため，眼前暗黒感ははっきりしないものの，気分不快を訴えた．診断時に注意すべきことは，**心電図において認められた洞停止がめまいなどの自覚症状と相関があるか**ということである．つまり症状出現の際に一致した洞停止の確認が必要である．たとえばめまいが血圧低下や頸動脈圧反射など，洞不全とは別の原因による可能性を鑑別する必要がある．

なお，**二次性の洞不全症候群として，降圧薬や抗不整脈薬などによる薬剤性洞不全症候群は確実に除外されなければならない**．本症例においてはエナラプリルを内服中であるが，これはアンジオテンシンⅡ阻害薬であり心拍抑制作用はない．内服薬として汎用される薬剤の中で，ジギタリス，

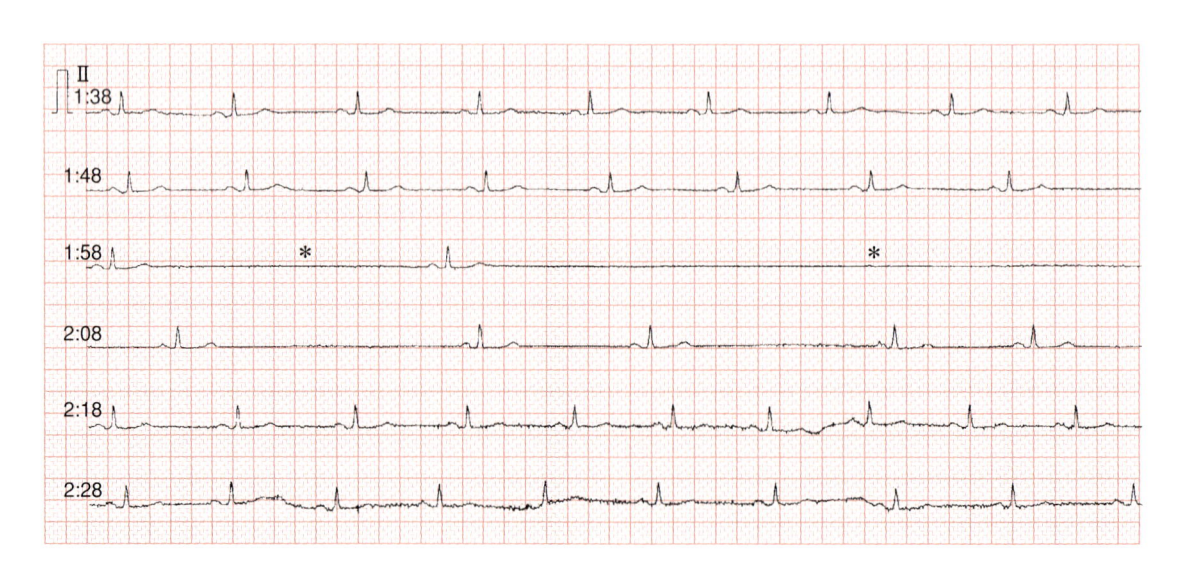

図2　来院時心電図の解説
　　1時38分　洞調律
　　1時48分　洞性徐脈（Rubenstein分類Ⅰ型）
　　1時58分　洞停止（Rubenstein分類Ⅱ型）（＊）
　　2時08分　補充収縮は認められず，P波が回復
　　2時18分　正常洞調律に回復
　　P波とQRS波は連動しており房室ブロックの所見はない

ジルチアゼム，ベラパミルなどは頻脈性心房細動，発作性上室頻拍のコントロール目的に処方されていることが多いが，しばしば徐脈の増悪誘因となることがある．

3. 疾患の解説

洞停止の症状には一過性脳虚血により引き起こされる，めまい，ふらつき，ブラックアウト（眼前暗黒感），失神などがある．本例ではこうした脳虚血症状を頻回に自覚しており，緊急性の高い状態にあったといえる．失神は，失神そのものよりも意識消失に伴う二次的な外傷が予後を規定することも多い．たとえば，転倒して頭部を打撲した場合，外傷性クモ膜下出血や硬膜外血腫を生じる事例は多い．高所から転落した場合は，頭部外傷に加えて肋骨骨折や骨盤骨折などの外傷を合併する．さらに運転中ならば，そのままガードレールに衝突して多発外傷あるいは心停止に至る可能性がある．歩行者や対向車があった場合は人身事故の危険性が増す．失神症状にまで至らなくても，持続的な脳血流の低下は認知能力や運動能力の低下をも引き起こすことがある．

一過性脳虚血症状以外に，労作時息切れや動悸などが初発症状の場合もある．

4. 心電図として鑑別すべきものは？

洞不全症候群は，Rubenstein分類により3種類に分類される．Ⅰ型は持続性の洞性徐脈であり，洞結節からの発火頻度の低下が原因となる．Ⅱ型は洞停止，洞房ブロックであり，洞結節自動能と洞房伝導の機能低下が原因となる．Ⅲ型は徐脈頻脈症候群である．Ⅲ型は徐脈性不整脈（洞性徐脈，洞停止，洞房ブロック）に頻脈性不整脈（発作性心房粗動，心房細動）が合併した病態である．一定の頻脈が持続したのち，頻拍停止直後に洞結節に対するオーバードライブ作用が過剰に惹起され，ポーズを呈することがある．その際の心停止時間によりめまい，失神などの症状を発症する．

日常臨床では，12誘導心電図にて一見してⅠ型と思われる所見を得ても，Ⅱ型やⅢ型の可能性を否定することはできない．洞不全症候群をRubenstein分類に当てはめるためには，迷走神経緊張が亢進する夜間睡眠時の心電図記録を評価する必要がある．24時間心電図（ホルター心電図）による連続記録は，正確な洞不全症候群の評価に有用である．

5. 対応・治療の方針は？

洞不全症候群におけるペースメーカーの適応は，徐脈に起因した失神，痙攣，眼前暗黒感，めまい，息切れ，易疲労感などの症状あるいは心不全が存在する場合である．症状がない場合は，覚醒時に3秒以上の心停止あるいは心拍数40/分未満が確認された場合の植え込みが推奨されるが，AHAガイドラインと異なり本邦のガイドラインにおいては絶対基準ではない．徐脈性不整脈患者には一般に，心房心室間の同期を生理的に保つことが可能なDDDペースメーカーやVDDペースメーカーが選択され，体動や呼吸数などを感知することで患者の運動強度に合わせて速やかにペーシング頻度を上昇させることのできるレート応答型を使用することが多い．徐脈性不整脈に一致した自覚症状が曖昧である場合，あるいは自覚症状がない症例で偶然にも徐脈性不整脈が発見された場合の適応については慎重に検討されなければならない．原則的には電気生理学検査による洞結節回復時間，洞房伝導時間，A-H時間，H-V時間を評価し，陽性基準を上回る症例において適応とする．

6. コンサルトすべきタイミング

　最も重要な基準は，徐脈に起因する症状および心機能増悪の有無である．自覚症状や心不全のみられない症例においては，覚醒時に3秒以上の心停止あるいは心拍数40/分未満が確認された場合はペースメーカーの適応を考慮し，専門医へコンサルトを行わなければいけない．

プロフィール

吉岡公一郎（Koichiro Yoshioka）
東海大学循環器内科　准教授．
詳細は第1章－10）参照．

網野真理（Mari Amino）
東海大学循環器内科　講師．

第2章 I　症例からみた心電図の読み方【基本編】
―心電図波形からみた不整脈診断

3. QRS波が脱落する不整脈 → 高度房室ブロック

―以前に失神歴があり，約1週間前から誘因のないめまいをきたすようになった60歳男性

難波経豊

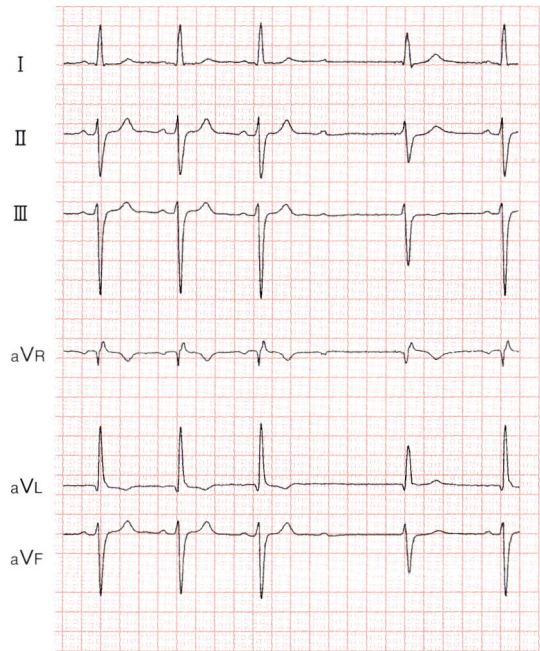

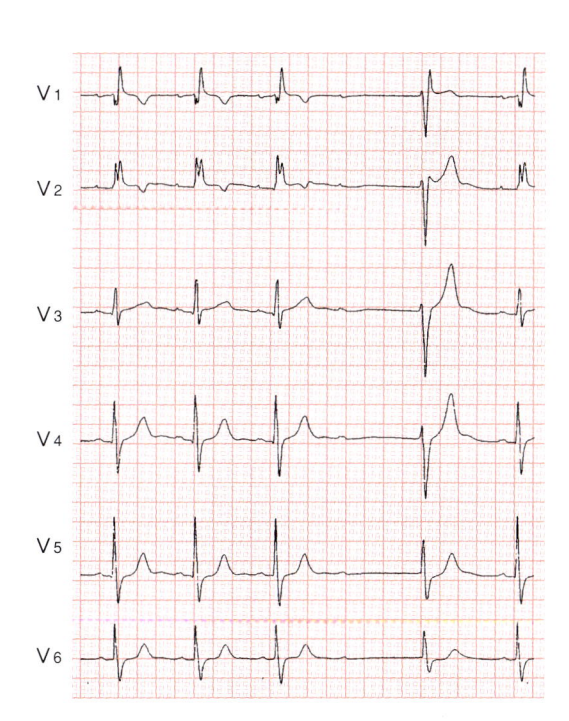

症例

（25mm/msec，10mm/mV）

図1　安静時の標準12誘導心電図

症　例：60歳，男性．
主　訴：めまい．
既往歴：特になし．
家族歴：特になし．
現病歴：失神歴があり，約1週間前から誘因のないめまいを生じるようになった．近医にて心原性が疑われ，循環器専門病院に紹介となった．心電図異常から症状が心原性であることが強く疑われ，心臓カテーテル検査とペースメーカ植込みが行われた．
身体所見：身長170cm，体重68kg，血圧120/74mmHg，心音正常，明らかな心雑音なし，呼吸音正常，腹部正常，胸部X線写真に異常なし，心エコーに異常なし．

この症例で何を考えるか？

1. 心電図診断は？

完全右脚ブロックと左脚前枝ブロックが併存する2枝ブロックにMobitz II型2度房室ブロックが合併したものと考えられる．

2. 診断の根拠は？（図2）

QRS波は120msecと幅広く，V_1誘導でrsR'型，V_5〜V_6誘導で深いS波がみられることから，完全右脚ブロックが認められる．また，四肢誘導で左脚前枝ブロックの所見である左軸偏位が認められる．完全右脚ブロックと左脚前枝ブロックの併存により2枝ブロックと診断できる．

また，PQ時間は200msecと基準値の上限であるが，1〜3拍目のPQ時間に変動はなく，4拍目で突然QRS波が欠落していることから，Mobitz II型2度房室ブロックと診断できる．房室ブロックに続くQRS波は心室補充調律であり，5拍目のP波はこの心室補充調律のなかに含まれていると思われる．

以上の所見から，本症例でのめまいや失神は高度の徐脈によるものであることが強く疑われる．

3. 疾患の解説

房室ブロックのうち，1度房室ブロックやWenckebach型2度房室ブロックは病的意義が乏しいのに対し，Mobitz II型2度房室ブロックや3度房室ブロック（完全房室ブロック）は，しばしば高度の症候性徐脈や長時間の心停止の原因となる．2：1伝導以上の房室ブロックや完全房室ブロックを高度房室ブロックという．

脚ブロックでは，右脚ブロック，左脚前枝ブロック，左脚後枝ブロックのうち，いずれか1つだけ出現する場合を1枝ブロック，2つが合併する場合を2枝ブロック，3つが合併する場合を3枝

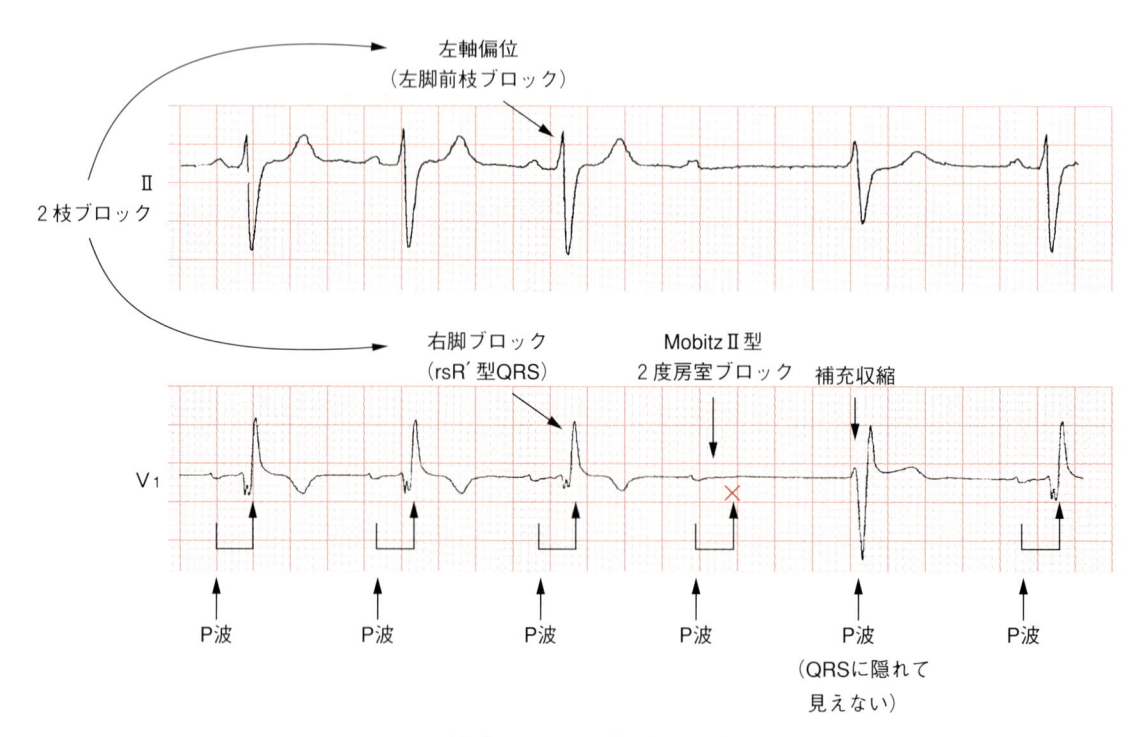

図2　2枝ブロックの伝導障害と補充収縮

ブロックという．PQ時間の延長は一般に房室結節の伝導障害によって生じるが（1度房室ブロック），2枝ブロックにPQ時間の延長が合併している場合は，伝導のある残りの1枝の伝導能の低下を反映しているため，これにより3枝ブロックとする．1枝ブロックや2枝ブロックが高度房室ブロックに進行することは稀であるのに対して，3枝ブロックは高度房室ブロックに進行する場合が多い．

4. 心電図診断として鑑別すべきものは？

MobitzⅡ型2度房室ブロックとの鑑別として，Wenckebach型2度房室ブロックが挙げられる．

5. 対応・治療の方針は？

高度の徐脈による失神などの症状や，心電図で3秒以上の心停止を認めたら，ペースメーカの適応となる．まず緊急一時的ペーシングを行なうが，ペーシングの用意ができるまではイソプロテレノールの点滴にて心拍数を保つ．徐脈が急性心筋梗塞に合併した場合は，イソプロテレノールは致死的な頻脈性不整脈を誘発する場合があるので，硫酸アトロピンが用いられる．その後，ペースメーカの植込みが行なわれる．

MobitzⅡ型以上の房室ブロックでは，失神などの症状や長時間の心停止の発生に注意しながら，厳重な経過観察を行なう必要がある．また，3枝ブロックでは，高度房室ブロックへの進行を念頭に置いて診療を進める必要がある．

心サルコイドーシスやアミロイドーシスのように進行性に伝導障害を生じる疾患では，1度房室ブロックやWenckebach型2度房室ブロック，また，1枝ブロックや2枝ブロックであっても，高度房室ブロックへの進行を念頭に置いた経過観察が必要である．

6. コンサルトすべきタイミング

徐脈によると思われる失神などの症状を認める場合，また，心電図でMobitzⅡ型以上の房室ブロックや3枝ブロックを認める場合には，循環器専門医にコンサルトすべきである．

おすすめ書籍
- 「心電図のABC（日本医師会雑誌 臨時増刊 Vol.101 No.13）」（五島雄一郎，大林完二 監），日本医師会，1989
- 「不整脈診療 Skill Up マニュアル」（池田隆徳 編），羊土社，2008

プロフィール
難波経豊（Tsunetoyo Namba）
姫路獨協大学　臨床工学科　教授．
詳細は第1章-5）を参照．

第2章 I　症例からみた心電図の読み方【基本編】
─心電図波形からみた不整脈診断

4. P波とQRS波の数が等しい房室ブロック → 等頻度性房室解離
─健康診断で心電図異常を指摘された24歳女性

難波経豊

症例

(25mm/msec，10mm/mV)

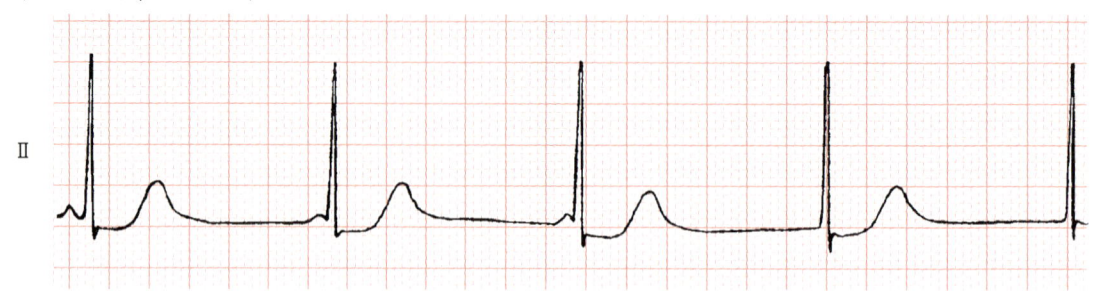

II

図1　安静時の標準12誘導心電図（II誘導）

症　例：24歳，女性．
主　訴：特になし．
既往歴：特になし．
家族歴：特になし．
現病歴：13歳から水泳を続けている．健康診断にて心電図異常を指摘され，近医を受診した．症状は特にない．精査の結果，経過観察となった．
身体所見：身長170cm，体重68kg，血圧120/74mmHg，心音正常，明らかな心雑音なし，呼吸音正常，腹部正常，胸部X線写真に異常なし，心エコーに異常なし．

この症例で何を考えるか？

1. 心電図診断は？

洞性徐脈による等頻度性房室解離と考えられる．

2. 診断の根拠は？

心電図の最初の心拍を見るとQRSの前にP波を認めるが，PQ間隔は徐々に短くなり，ついにP波はQRSの中に隠れてしまう．すなわち，一見，**P波とQRSは連動しているようにみえるが，実は心房と心室の調律はそれぞれ独立したものである**（図2）．P波は47/分で整，QRS波は48/分で整であり，心房の調律が心室より若干遅い．また，QRS幅は狭いのでQRSは房室接合部調律

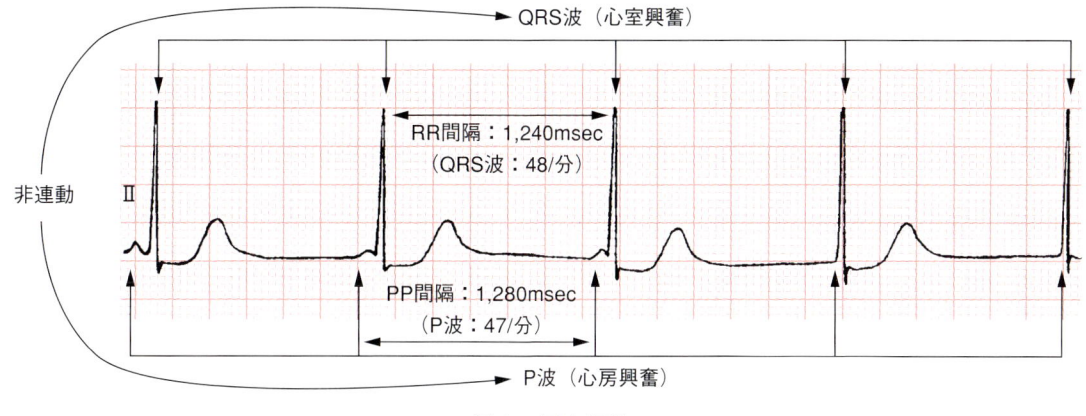

図2 房室解離

と考えられる．以上の所見から本症例は等頻度性房室解離と診断できる．

等頻度性房室解離の原因としては，水泳を長期間続けていることから，過度な身体トレーニングによる副交感神経（迷走神経）の緊張亢進による洞性徐脈が考えられる．

3. 疾患の解説

心房に比べて房室接合部調律や心室固有調律による興奮頻度が多い場合，心房興奮は不応期に遮られて心室に伝わらない状況が生じる．これを房室解離という．房室接合部調律ではQRS幅は変わらず，心室固有調律ではQRS幅は広い．PP間隔とRR間隔が比較的近い場合は，房室解離がいったん起こるとしばらく続く．これを等頻度性房室解離という．房室解離に対する治療の必要はない．

房室解離の原因には，心房調律の抑制，または，房室接合部調律や心室固有調律の亢進が挙げられる．

心房調律の抑制は，洞性徐脈，洞房ブロック，洞停止などの洞不全症候群によって生じる．このうち洞性徐脈は洞結節自動能の抑制によって生じる．その機序は洞結節の内因性および外因性の機能障害に分けられる．内因性機能障害は，加齢，心疾患（冠動脈疾患，心筋症，感染性疾患，炎症性疾患，アミロイドーシスなどの代謝性疾患など），心臓手術などによる洞結節の器質的変化が原因となる．一方，外因性機能障害は，自律神経，血清電解質濃度，動脈血酸素飽和度，薬物投与などによる洞結節自動能への影響が原因となる．**若年者では洞結節の器質的変化は存在しないことが多く，過度な身体トレーニングによる副交感神経（迷走神経）の緊張亢進などが洞性徐脈の原因となる．**

房室接合部調律の亢進による房室解離はジギタリス中毒が原因としてよく知られている．また，心室固有調律の亢進による房室解離は促進型心室固有調律とよばれ，心電図には心拍数120/分未満の単形性心室頻拍を呈す．促進型心室固有調律の一般的な原因は急性心筋梗塞であるが，不整脈そのものは良性であり治療を必要としない．

4. 心電図診断として鑑別すべきものは？

房室解離では，3度房室ブロック（完全房室ブロック）との鑑別が重要である．房室解離では，P波は必ず房室結節から心室の不応期（QRS直前～T波）に出現し，不応期以外でのP波は心室に伝わるためQRSを伴う．一方，完全房室ブロックでは，不応期以外でのP波も心室に伝わらな

表　洞不全症候群に対するペースメーカの適応

クラスⅠ	失神，眼前暗黒感，めまい，息切れ，易疲労感などの症状あるいは心不全があり，それが洞結節機能低下に基づく徐脈，洞房ブロック，洞停止あるいは運動時の心拍数応答不全によるものであることが確認された場合（長時間の必要不可欠な薬剤投与による場合も含む）	絶対的適応
クラスⅡa	上記の症状があるが，徐脈や心室停止との関連が明確でない場合	相対的適応
クラスⅡb	症状のない洞房ブロックや洞停止	相対的適応
クラスⅢ	症状のない洞性徐脈	適応なし

いためQRSを伴わない．さらに，P波の頻度がQRSに比べて，房室解離では同等か遅いのに対し，完全房室ブロックでは速い．

また，房室解離だがP波とQRSの頻度が同等の場合，P波がQRS前にあればあたかも洞調律のようにみえる．このような場合での両者の鑑別は困難だが，房室解離では心房と心室が独立した調律を行なっているため，しばらく観察するとP波とQRSの出現のタイミングに少しずつ変化が生じる．また，運動，精神的負荷，硫酸アトロピン静注などで心室レートが亢進しても，洞調律ならばP波とQRSの出現のタイミングは一定であるのに対し，房室解離では変化することから鑑別は可能である．

5. 対応・治療の方針は？

房室解離に対する治療は必要ない．徐脈が高度で失神などの症状を伴う場合は，洞不全症候群に準じた治療を行なう（表）．ジギタリス中毒や心筋梗塞などによる下位自動能の亢進が原因ならば，これらの原因に対する治療を行う．

6. コンサルトすべきタイミング

徐脈が原因と思われる失神などの症状や心不全を認める場合には，循環器専門医にコンサルトすべきである．

おすすめ書籍
- 「心電図のABC（日本医師会雑誌 臨時増刊 Vol.101 No.13）」（五島雄一郎，大林完二 監），日本医師会，1989
- 「不整脈診療Skill Upマニュアル」（池田隆徳 編），羊土社，2008

プロフィール
難波経豊（Tsunetoyo Namba）
姫路獨協大学　臨床工学科　教授．
詳細は第1章-5）を参照．

第2章 I　症例からみた心電図の読み方【基本編】
――心電図波形からみた不整脈診断

5. RR間隔が不規則な不整脈 → 発作性心房細動

―高血圧, 糖尿病罹患後に, 突然の動悸発作を自覚するようになった63歳男性

大野則彦

症例

症　例：63歳, 男性.
主　訴：突然の動悸, 立ちくらみ.
既往歴：53歳, 十二指腸潰瘍. 59歳, 高血圧. 60歳, 糖尿病.
家族歴：父親に糖尿病の治療歴あり.
現病歴：59歳より高血圧, 60歳より糖尿病で他院通院治療中であった. 1年前より突然の動悸, 立ちくらみを自覚するようになったが, 10分前後で自然に軽快するため様子をみていた. 今回, 朝食後にこれまでと同様の突然の動悸を自覚, 安静にて様子をみていたが, 30分以上たっても改善しないため当院外来を受診した. 図1に来院時の心電図を示す.
身体所見：身長161cm, 体重59kg, 血圧100/52mmHg, 心音正常, 明らかな心雑音なし, 呼吸音正常, 胸部X線写真に異常なし, 心エコーで軽度の左房拡大（左房径45mm）と軽度の三尖弁閉鎖不全症を認めるが, 左室機能は正常（左室駆出率70％）.

この症例で何を考えるか？

1. 心電図診断は？

（発作性）心房細動.

2. 診断の根拠は？

等電位線を認めず, さざ波様の細動波（f波）を認め（図2）, RR間隔が不規則であることから心房細動（atrial fibrillation：AF）と診断できる. また病歴より突然の発症であることから発作性心房細動（paroxysmal atrial fibrillation：PAF）と考えられる. 心房細動は絶対性不整脈といわれ, 本症例の心電図（図1）で示すようにRR間隔が不整である. またP波は認めずf波を認めることが特徴である. 本症例のようにPAFの場合は心拍数が速く, f波が大きく荒く, 動悸等の症状が強いことが多い.

一方, 慢性心房細動になると心拍数は90/分以下に安定し, f波は小さく滑らかとなり（図3）, 症状も乏しいことが多い. しかし, P波を認めないことや, 房室ブロックを伴わない限りRR間隔が不規則であるという特徴は同様である. WPW症候群に合併した心房細動〔第3章I-3）〕や変

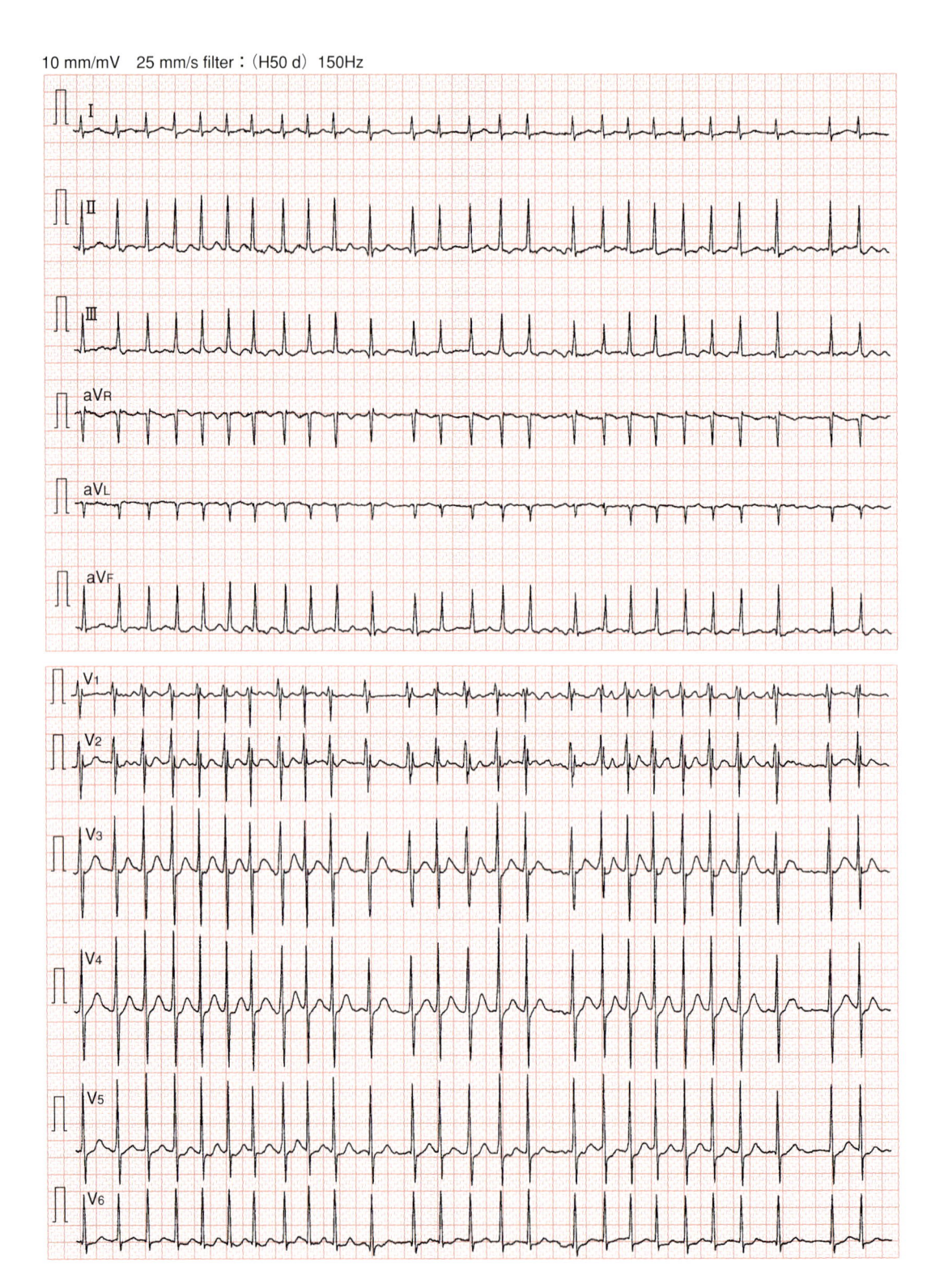

図1　来院時の心電図

図2　細動波（f波）

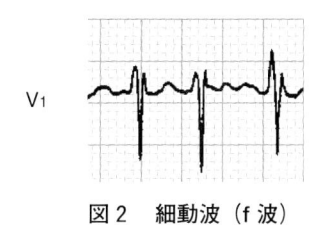

行伝導を伴う心房細動では心室頻拍と見誤ることもある．また心拍数が非常に速い場合，RR間隔の不規則性とf波の同定が困難となり，上室性頻拍との鑑別に苦慮する場合もある．

3. 疾患の解説

心房細動は基礎心疾患の有無にかかわらず発症するが，わが国では高血圧に合併することが比較的多い．また高齢期以降罹患率が上昇し，60歳代で約5％，80歳以上では約10％で認められるようになる．通常発作性心房細動（PAF）は数十分～数時間で自然停止するが，PAFを繰り返すうちに持続性心房細動，慢性心房細動へと移行していく．ただし初発のPAFの約50％では再発を認めないといわれる．PAFの誘発要因として飲酒，喫煙，睡眠不足，ストレス，過労，脱水などが知られている．

4. 心電図診断として鑑別するものは？

心房粗動，心房頻拍，発作性上室頻拍などがあるが，多くは上述した心電図特徴より鑑別は容易である．

5. 対応・治療の方針は？

薬物治療の方針として心房細動の停止抑制を目標とするリズムコントロールと，心房細動のまま心拍数の適正化を目標とするレートコントロールに分けられる．前者にはⅠa群，Ⅰc群，Ⅲ群抗不整脈薬，後者にはβ遮断薬，Ca拮抗薬，ジギタリス製剤が用いられる．大規模スタディの結果，リズムコントロールとレートコントロールで予後に差がないことが報告されている[1]．

●処方例
リズムコントロール：ピルジカイニド（サンリズム®）　　1回50mg　1日3回
レートコントロール：ビソプロロール（メインテート®）　　1回5mg　1日1回

脳塞栓のリスクが高い場合はワーファリンを併用する．血行動態が不安定なPAFでは電気的除細動を試みることもある．近年薬物抵抗性心房細動に対しカテーテルアブレーションによる肺静脈隔離術を行なう事が多くなってきている[2]．

6. コンサルトすべきタイミング

薬物によるコントロールが困難な場合や心不全を伴う場合などは専門医にコンサルトする．

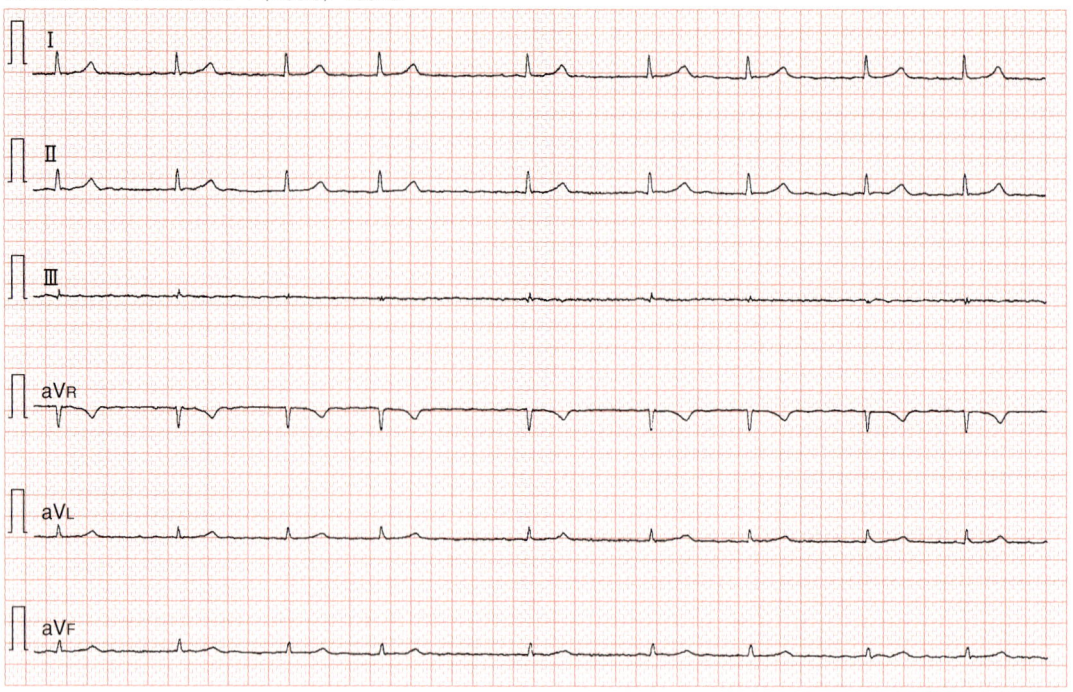

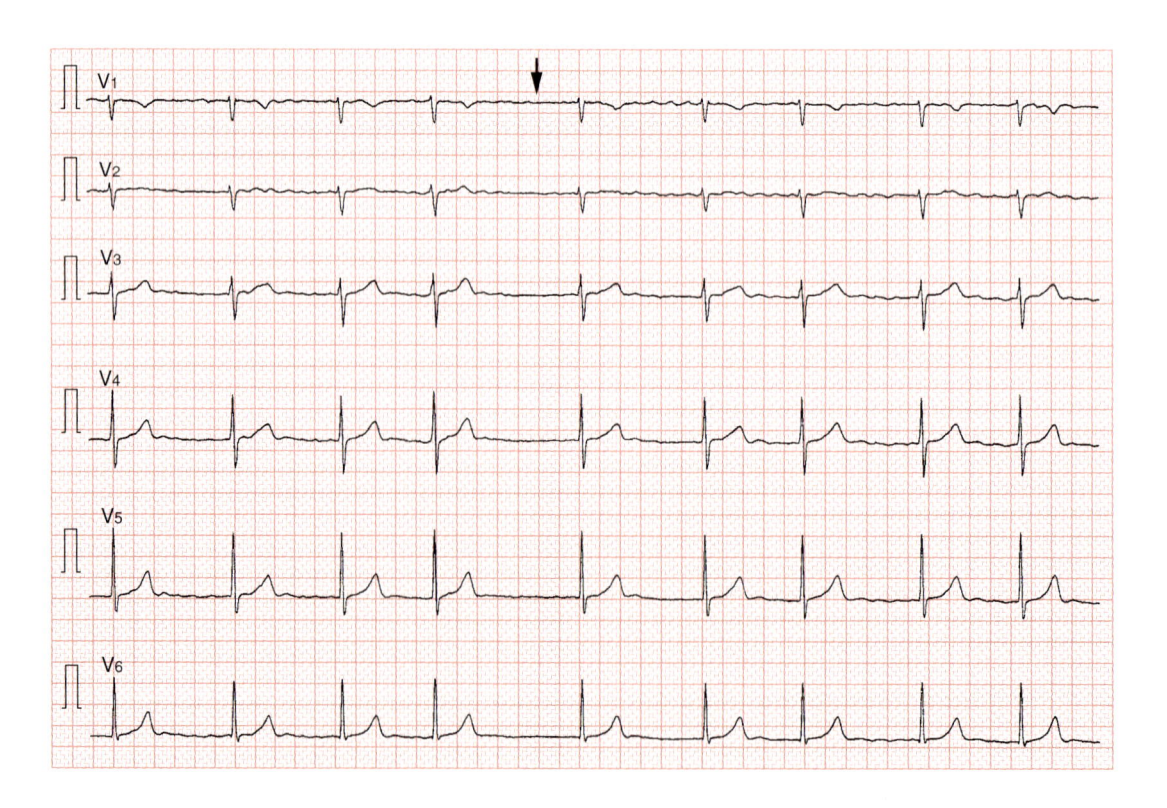

10 mm/mV　25 mm/s　filter：(H50 d)　150Hz

図2　慢性心房細動
　　f波は小さく滑らかである（矢印）

文献

1) Wyse, D. G., et al (AFFIRM investigators): A comparison of rate control and rhythm control in patients with atrial fibrillation. N. Engl. J. Med., 347: 1825-1833, 2002
2) Ouyang, F., et al: Complete isolation of left atrium surrounding the pulmonary veins: New insights from the double-lasso technique in paroxysmal atrial fibrillation. Circulation, 110: 2090-2096, 2004

おすすめ書籍

- 「心筋細胞の電気生理学」（山下武志 著），メディカルサイエンスインターナショナル，2002
  ↑心臓電気生理の基礎を臨床と関連させながらわかりやすく解説．

プロフィール

大野則彦（Norihiko Ono）
日本医科大学千葉北総病院　循環器内科　病院講師．
日本内科学会専門医，日本循環器学会専門医．
心電図は臨床の場において最も頻用される検査の一つです．救急外来で心電図から緊急性の有無を判断するのは医師における必須の能力といえます．心電図をマスターするにはできるだけ多くの心電図を目にすることです．こまめに心電図をチェックする癖をつけてください．

第2章 Ⅰ 症例からみた心電図の読み方【基本編】
―心電図波形からみた不整脈診断

6. 鋸歯状波がみられる頻拍 → 通常型心房粗動
―高血圧治療経過中に，突然の激しい動悸を自覚した60歳男性

大野則彦

症例

症　例：60歳，男性．
主　訴：突然の激しい動悸．
既往歴：57歳，高血圧．
家族歴：姉が65歳で心筋梗塞．
現病歴：高血圧で他院通院治療中であった．3カ月前に突然の激しい動悸を自覚し同院を受診，心電図で不整脈を指摘されたが，診察中に自然停止し様子をみていた．今回，勤務先での会議中に同様の激しい動悸を出現したため，同僚に付き添われ当院外来を受診した．図1に来院時の心電図を示す．
身体所見：身長175m，体重78，血圧110/50mmHg，心音正常，明らかな心雑音なし，呼吸音正常，胸部X線写真に異常なし，心エコーで軽度の僧帽弁および三尖弁閉鎖不全症を認めるが，左室機能は正常（左室駆出率65％）．

▶ この症例で何を考えるか？

1. 心電図診断は？

通常型心房粗動．

2. 診断の根拠は？

心電図（図1）では特徴的な鋸歯状波（粗動波：F波）を呈しており，Ⅱ，Ⅲ，aVF誘導でF波が陰性であることから通常型心房粗動（atrial flutter：AFL）である（図2）．心房粗動の心房レートは240〜440/分と定義される．本症例の心房レート（FFレート）は300/分で，F波の出現2回に対しQRS波は1回の出現であるので，心室へは2：1伝導している．心房頻拍や心房細動との鑑別が必要であるが，等電位線を認めず，鋸歯状波がはっきりしている場合，鑑別は容易である．Ⅱ，Ⅲ，aVF誘導でF波が陽性（図3）を呈する非通常型（稀有型）心房粗動では鑑別が困難な場合もあるが，心房レート等より判断する．通常心室への伝導比は2：1〜4：1が多いが，伝導比が高い場合はF波の同定が困難で診断に苦慮することがある．その際は血行動態が許せば，ATPやベラパミルなどを用い伝導比を低くしてやることによりF波が顕在化してくる（図4）．

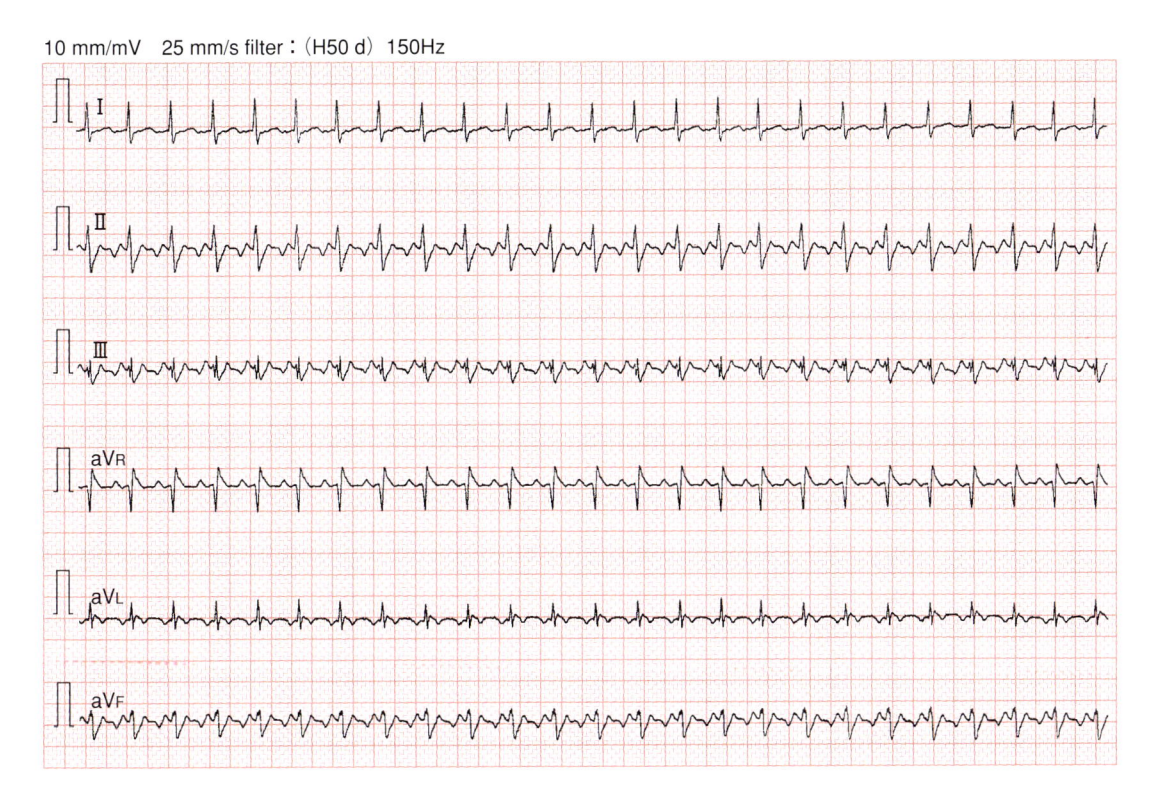

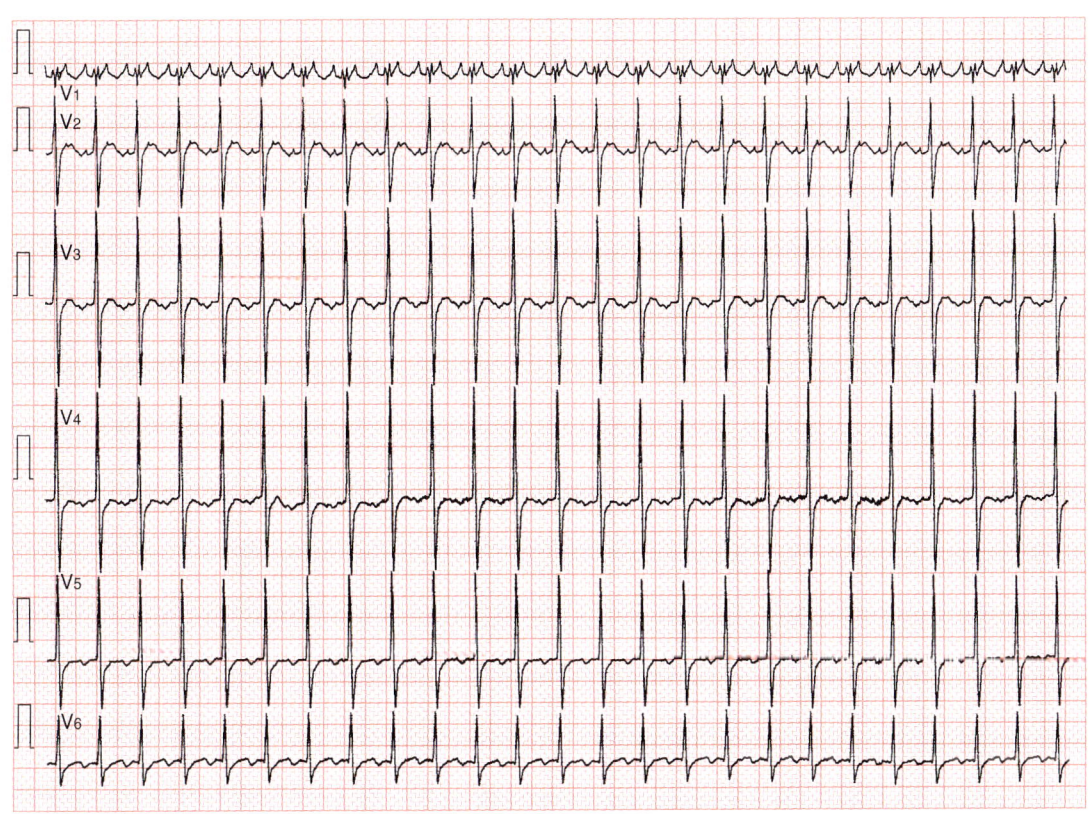

10 mm/mV 25 mm/s filter：(H50 d) 150Hz

図1　来院時12誘導心電図

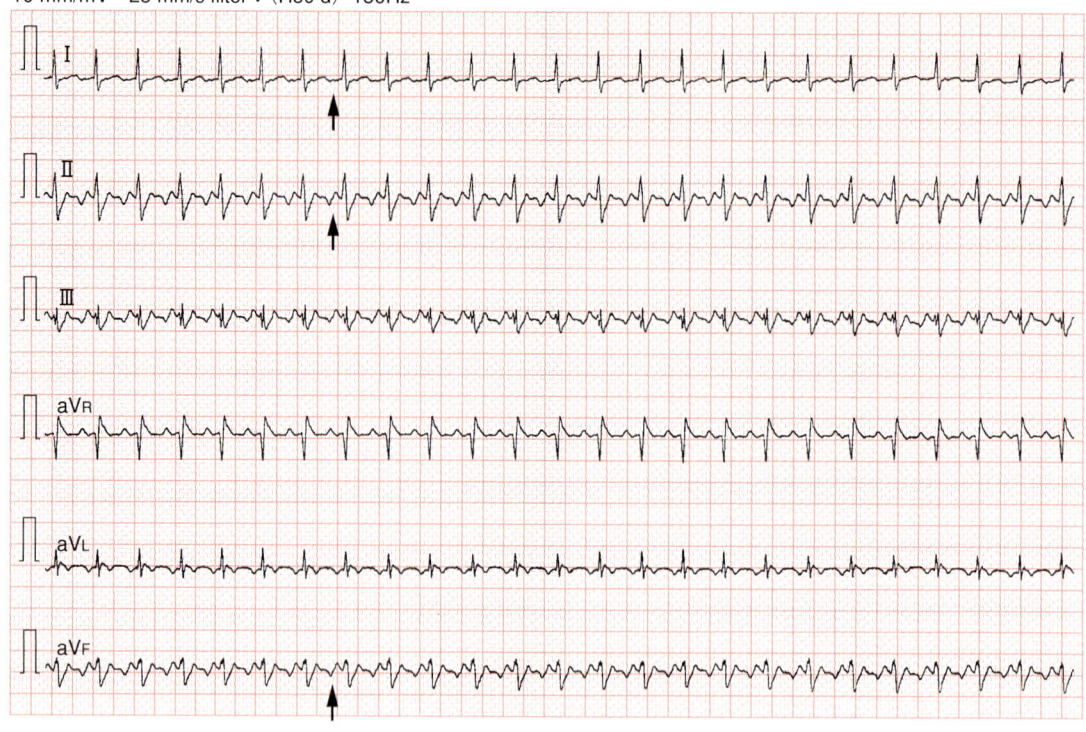

図2　陰性F波（矢印）

3. 疾患の解説

　　心房粗動は心房が240〜440/分規則的に興奮し，心電図上F波を有し，等電位線を認めない頻拍である．心室へは2：1や4：1など偶数比で伝導することが多い．上述したようにII，III，aVF誘導でF波が陰性であるかないかにより通常型と非通常型に分類される．通常型は右房内三尖弁輪を反時計方向（右房側壁を下行し，三尖弁－下大静脈間の峡部を通り，心房中隔を上行する）に回転するマクロリエントリーであることが知られている[2]．非通常型もその多くは通常型と同じ旋回路を時計方向に旋回するものである．心房レートによりtype I（240〜340/分），type II（340〜440/分）と分類する方法もある．type Iはペーシングにより誘発，停止，エントレインメント（頻拍回路への乗り入れ現象）されるのに対し，type IIはペーシングの影響を受けにくい．通常型と非通常型の多くはtype Iに属し，type IIは左房起源であるものが多い．

4. 心電図診断として鑑別するものは？

　　心房細動，心房頻拍，発作性上室頻拍．同一症例において，心房粗動と心房細動を相互に移行することもある．

5. 対応・治療の方針は？

　　薬物治療としてはIa群，Ic群，III群抗不整脈薬を用いるが，薬物抵抗性であることが多い．

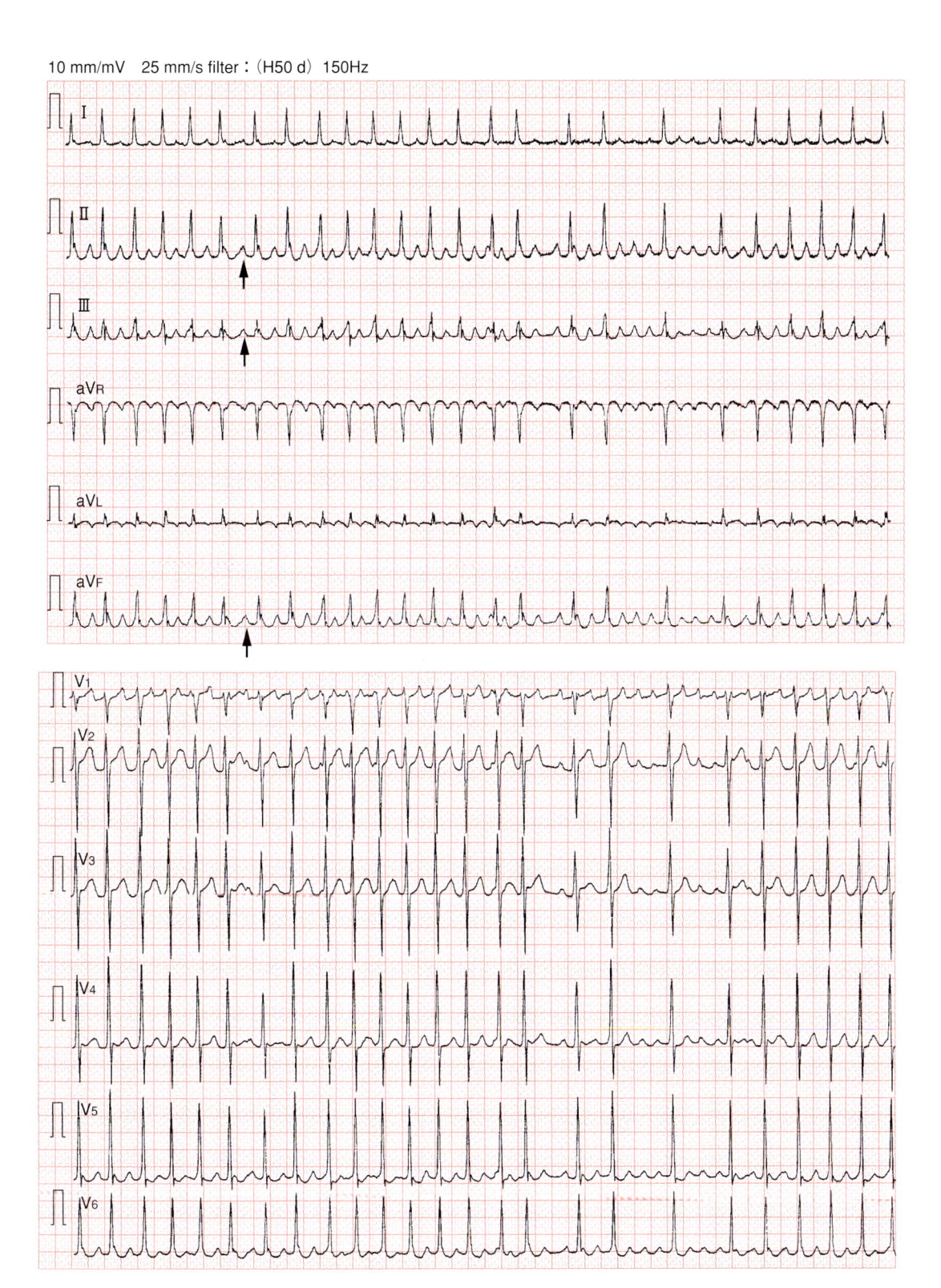

図3 非通常型心房粗動の12誘導心電図
Ⅱ，Ⅲ，aVF誘導で陽性F波を認める（矢印）．心房レートは約300/分である

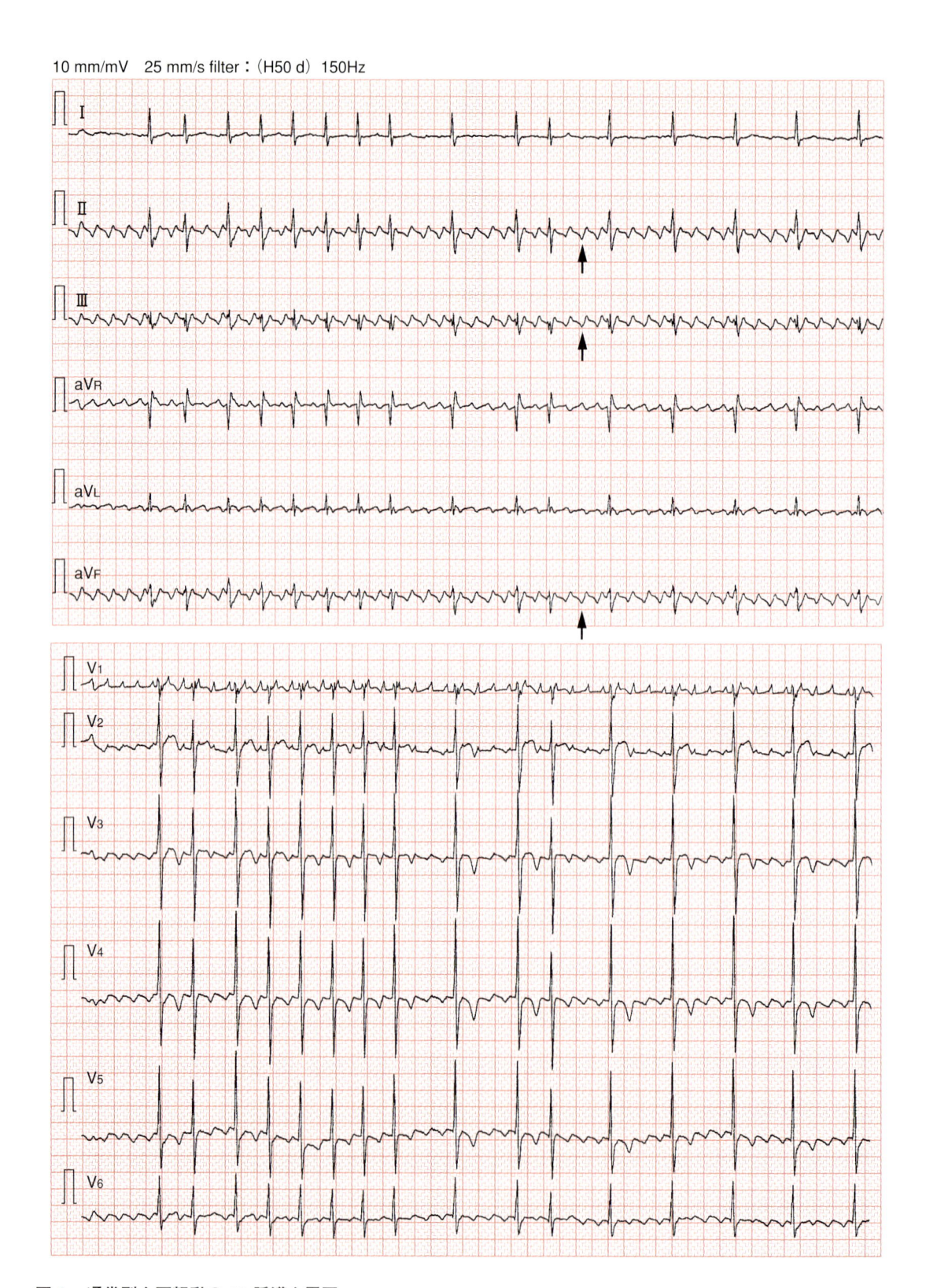

図4 通常型心房粗動の12誘導心電図
　　　図1と同一症例．心室への伝導比が低下し，F波が顕在化している（矢印）

●処方例

シベンゾリン（シベノール®）	1日 100mg	1日3回
ベプリジル（ベプリコール®）	1回 100mg	1日2回

粗動の停止が困難な場合は，β遮断薬やCa拮抗薬でレートコントロールを行う．血行動態が不安定な場合は，電気的除細動を行うこともある．

　AFL発作時に血行動態の悪化をきたす例，薬物治療抵抗性の例，薬物治療ではQOLの改善をみない例はカテーテルアブレーションの適応となる．特に通常型心房粗動では100％に近い成功率が得られるため，近年は積極的にカテーテルアブレーションが行われている[2]．

6. コンサルトすべきタイミング

心不全の合併や血行動態の悪化により緊急にAFLをコントロールさせる必要がある場合や，カテーテルアブレーションの適応となる場合など．

文献

1) Tai, C. T., et al : Conduction barriers of atrial flutter : relation to the anatomy. PACE, 31 : 1335-1342, 2008
2) Poty, H., et al : Radiofrequency catheter ablation of atrial flutter. Circulation, 94 : 3204-3213, 1996

おすすめ書籍

・「心筋細胞の電気生理学―イオンチャンネルから，心電図，不整脈へ」（山下武志 著），メディカルサイエンスインターナショナル，2002
　↑心臓電気生理の基礎を臨床と関連させながらわかりやすく解説

プロフィール

大野則彦（Norihiko Ono）
日本医科大学千葉北総病院　循環器内科　病院講師．
詳細は第2章I-5)を参照．

| 第2章 I | 症例からみた心電図の読み方【基本編】
―心電図波形からみた不整脈診断

7. QRSの後ろに逆行性P波を認める発作性上室頻拍→WPW症候群に起因する頻拍

―以前から自覚していた動悸発作が持続したため受診した54歳女性

石田明彦,八木哲夫

症例

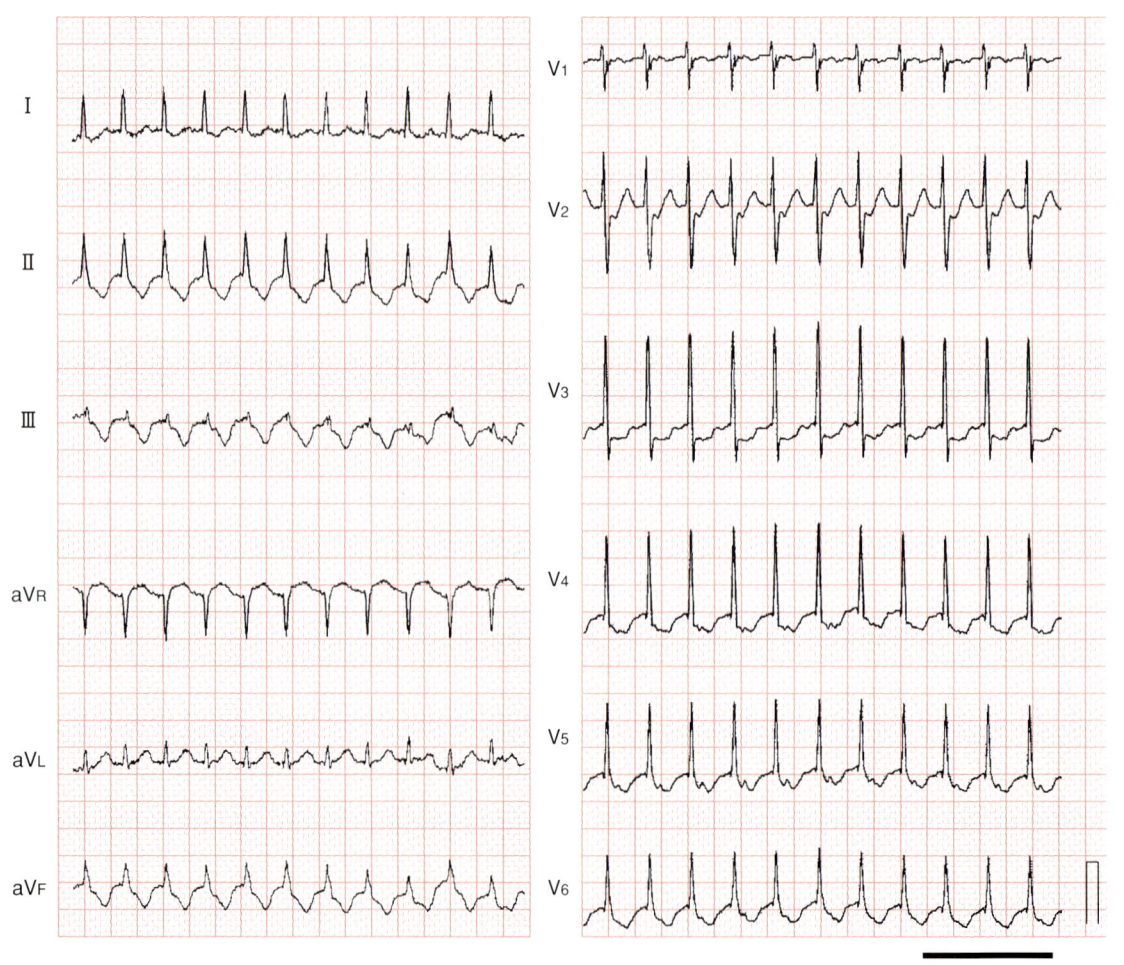

図1 来院時12誘導心電図

症　例：54歳，女性．
主　訴：動悸．
既往歴：健診で心電図異常を指摘されるも放置．
家族歴：特になし．
現病歴：中学生の頃から年に数回，発作性の動悸を自覚していたが，数分で自然停止するために
　　　　放置していた．今回，重い荷物を持ち上げようと力んだところ，動悸を自覚．安静にし
　　　　ていたが動悸が治まらないために救急外来を受診した．
来院時現症：意識清明．脈拍195/分，血圧104/62mmHg．冷汗（－）．
胸部X線写真，心エコーで異常所見は認められない．

この症例で何を考えるか？

1. 心電図診断は？

WPW症候群に起因する頻拍．

2. 診断の根拠は？

規則正しいQRS幅の狭い頻拍．心拍数195/分の発作性上室頻拍がみられる．心拍数は速いが血行動態の安定した頻拍である．QRS波形は幅狭く，上室性の頻拍と考えられる．12誘導心電図でV₁誘導やV₅誘導でQRSとT波の間に逆行性P波と考えられる波形（図2）がみられる（Ⅱ，Ⅲ，aVF誘導では陰性T波に重なるように逆行性P波が存在していると思われるが，この心電図のみからははっきりしない）．

発作性上室頻拍の機序としては，房室副伝導路（Kent束）が関与する，WPW症候群に起因する頻拍，房室結節リエントリー性頻拍（AVNRT），心房頻拍（AT）の3種類が考えられるが，AVNRTでは頻拍時にP波がはっきり認められないことが多く〔第2章Ⅰ-8）参照〕，ATでは

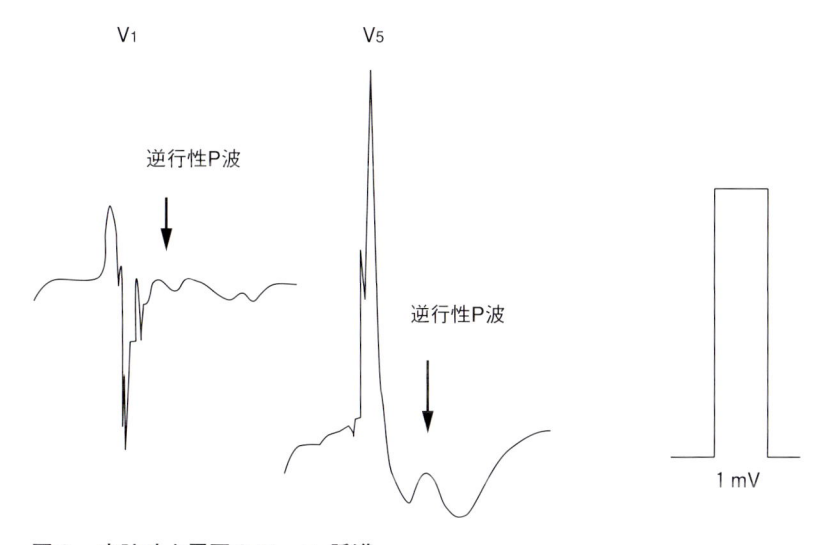

図2　来院時心電図のV₁，V₅誘導
矢印で示す部位に逆行性P波が認められる

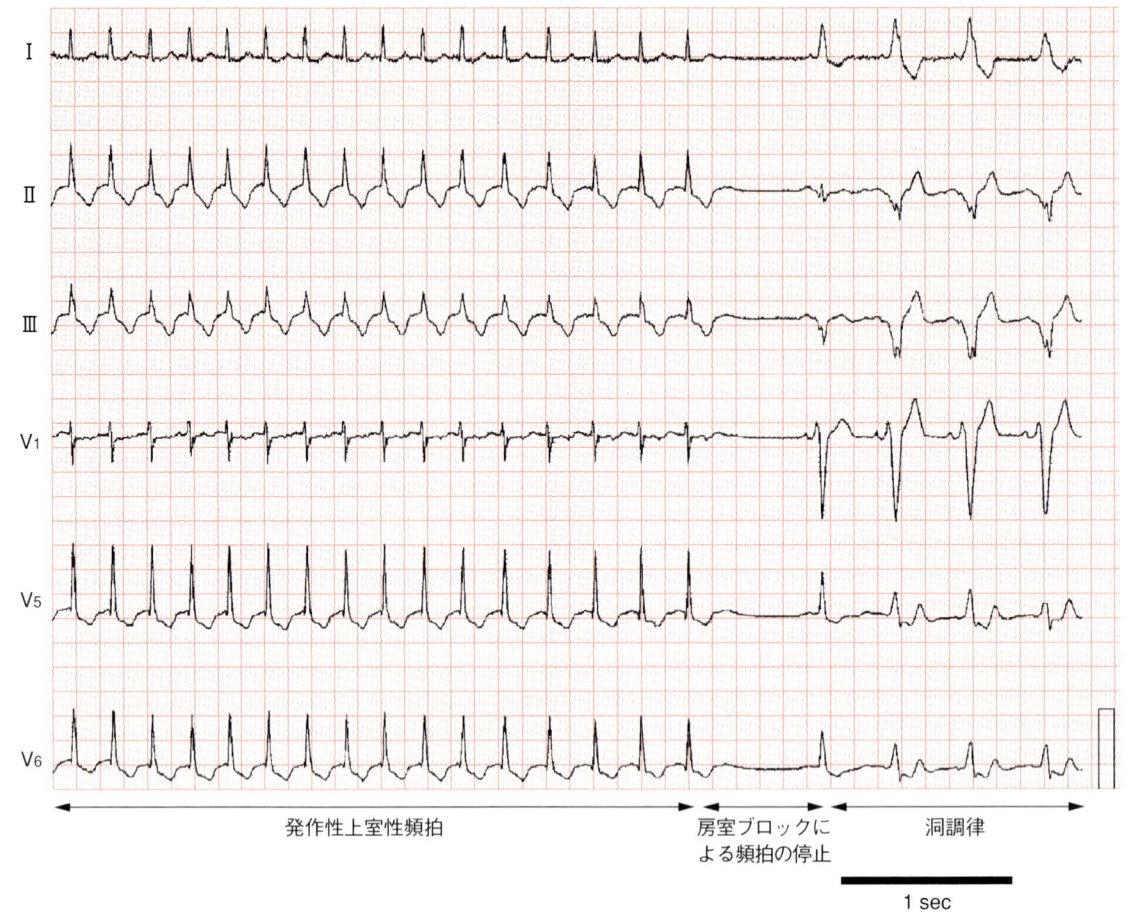

図3 アデホスＬコーワ®10 mg 急速静注時の12誘導心電図
頻拍が停止し洞調律へ復帰．洞調律の心電図にはデルタ波がみられる

（図中ラベル：発作性上室性頻拍／房室ブロックによる頻拍の停止／洞調律／1 sec）

　QRS–P時間がP–QRS時間より長い，いわゆるlong R–P′頻拍の形となり，P波がよりはっきりと認められることが多い〔第3章Ⅰ-4）参照〕．本症例では，上述のごとくQRSとT波の間に逆行性P波が認められ，WPW症候群に起因する頻拍の可能性が高いと考えられる．
　本症例では，ATP（アデホスＬコーワ®）10mgの急速静注により頻拍は停止，洞調律となった．洞調律復帰後の心電図ではデルタ（Δ）波が認められる．（図3）

3. 疾患の解説

　WPW症候群に起因する発作性上室頻拍は，正常房室結節を順伝導（房室伝導）路，副伝導路を逆伝導（室房伝導）路とするリエントリー性頻拍である．
　WPW症候群の診断は，洞調律時の心電図でデルタ波が認められれば，比較的容易である．しかし，副伝導路には房室伝導がなく，室房伝導のみを有する症例もあり（潜在性WPW症候群），その場合洞調律時にデルタ波は認められないこともある．
　頻拍発作時の症状は個人差が大きく，軽度の動悸から冷汗を伴うpre-shock状態を呈する場合もある．

4. 心電図診断として鑑別すべきものは？

　救急外来における心電図診断としては，「発作性上室頻拍」と診断できれば十分であり，上述したその機序（WPW症候群，AVNRT，AT）についてはあまり重要でない場合が多い（救急処置としての治療，薬剤の選択が同じであるため）．

　他の頻脈性不整脈との鑑別では，2：1伝導を呈する心房粗動があげられるが，これに関しても後述するATP（アデホスLコーワ®）やベラパミル（ワソラン®）の静注により，比較的容易に鑑別ができる．

5. 対応・治療の方針は？

　気管支喘息の既往がなければ，アデホスLコーワ® 10〜20 mg（0.5〜1筒）の急速静注が有効である（静注を行う際は，静注後数十秒程度の胸苦感が出現することを患者に十分説明してから行うこと）．

　上記で停止しない場合，停止してもすぐ頻拍が再発してしまった場合や気管支喘息の既往がある場合は，ワソラン®（5 mg/1筒）2筒＋生食20 mLを5分かけて静注する．

6. コンサルトすべきタイミング

　アデホスLコーワ®やワソラン®が無効であった場合は，電気的除細動や，Naチャネル遮断薬やKチャネル遮断薬など，いわゆる抗不整脈薬の使用が考慮される．これらの抗不整脈薬には陰性変力作用やQT延長など重篤な副作用が少なくなく，循環器専門医へのコンサルトがベターである．

　また，救急受診を要するような頻拍発作を有するWPW症候群症例は，カテーテルアブレーショ

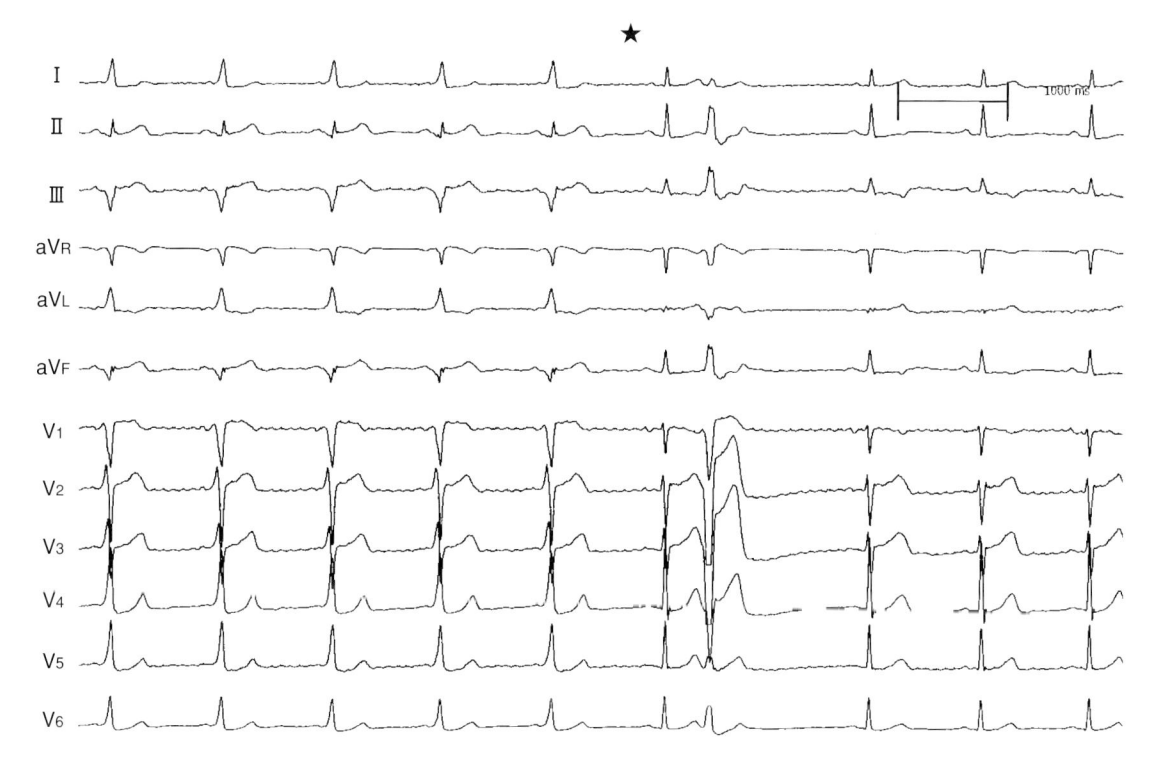

図4　カテーテルアブレーション時の12誘導心電図
高周波の通電によりデルタ波が消失している（★部）

ンによる根治術の大変よい適応であり，頻拍が停止し帰宅としても，後日，循環器（不整脈）専門医の受診をすすめるべきである．図4に本症例に対して施行したカテーテルアブレーション時の12誘導心電図を示す．

おすすめ書籍
- 「循環器疾患 最新の治療 2008-2009」，（堀正二，永井良三 編），南江堂，2008
  ↑不整脈だけでなく日々進歩する最新の循環器疾患治療が幅広く解説されています．
- 「不整脈診療 skill up マニュアル」，（池田隆徳 編），羊土社，2008
  ↑臨床の現場でのニーズに即した不整脈治療がわかりやすく解説されています．

プロフィール

石田明彦（Akihiko Ishida）
仙台市立病院　循環器内科　医長．
専門分野：不整脈，臨床心臓電気生理学，カテーテルアブレーション．
カテーテルアブレーションの進歩により不整脈治療は劇的な進歩をとげています．是非興味をもって勉強して下さい．

八木哲夫（Tetsuo　Yagi）
仙台市立病院　循環器内科　科部長．
専門分野：不整脈，臨床心臓電気生理学，カテーテルアブレーション．

第2章 I 症例からみた心電図の読み方【基本編】
―心電図波形からみた不整脈診断

8. P波がはっきりしない発作性上室頻拍
→房室結節リエントリーに起因
―心機能正常な37歳女性で止まらない動悸のため受診

佐藤弘和,八木哲夫

症 例

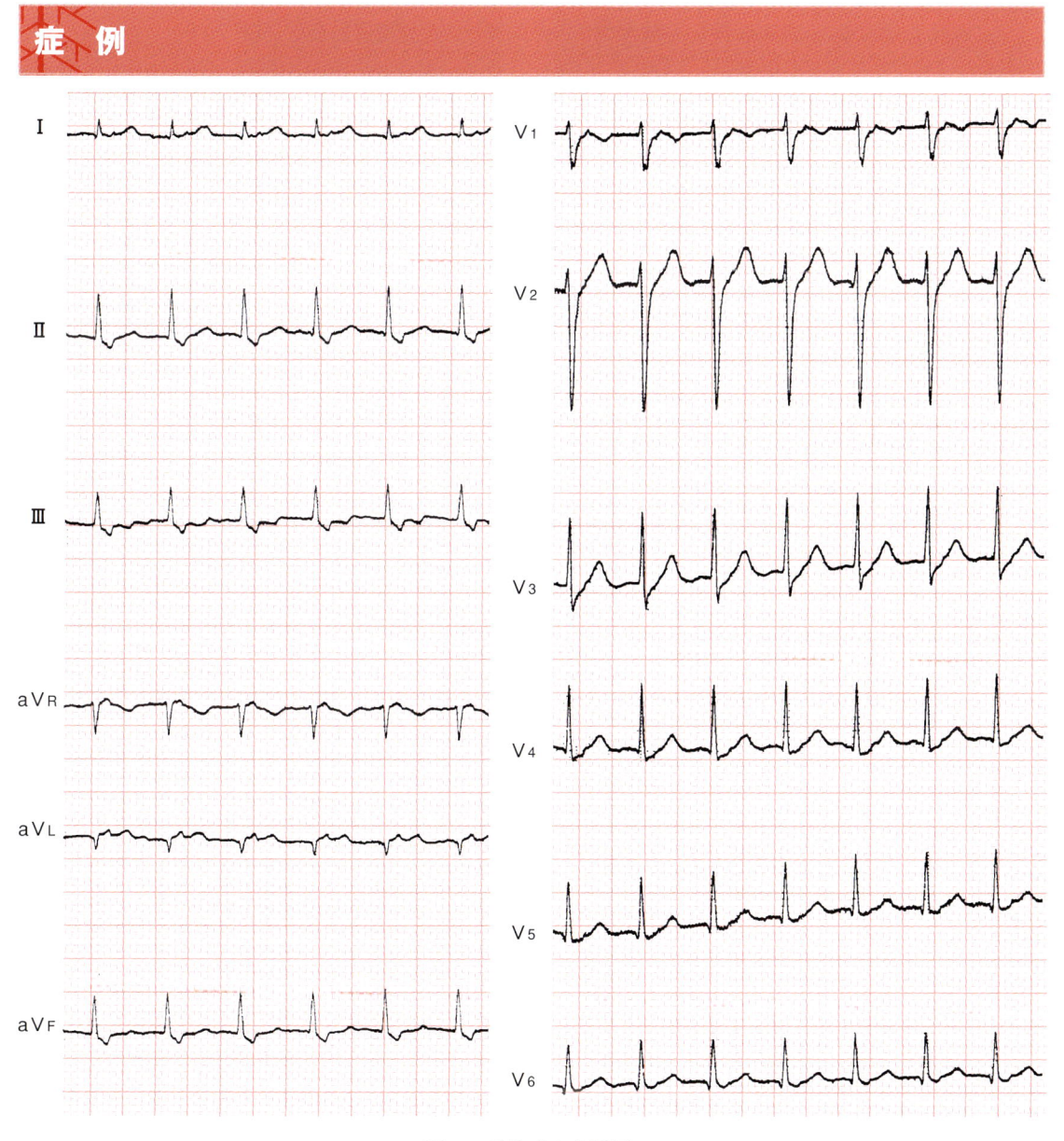

図1 受診時の心電図

症　例：37歳，女性．
主　訴：動悸．
既往歴：特記事項なし．
家族歴：特記事項なし．
現病歴：生来健康．34歳の頃より突然始まる動悸発作があり，2〜3時間ほどで自然に停止していた．当初は年に1回程度であったが，徐々に発作の頻度が増加し，持続時間も長くなり自然停止しなくなったため当科を受診した．
身体所見：身長 165cm，体重 50kg，血圧 100/63，脈拍 136/分，JCS 0，心雑音なし，呼吸音正常．
胸部X線写真：CTR38％，心拡大なし，心エコー：左室壁運動良好　EF 70％．

　この症例で何を考えるか？
　頻拍は上室性？ 心室性？ 原因は何？ どうやって止めればよい？

1. 心電図診断は？

房室結節リエントリーによる発作性上室性頻拍と考えられる．

2. 診断の根拠は？

心機能正常な基礎心疾患のない成人女性にみられた規則正しいQRS幅の狭い頻拍発作であり，発作性上室性頻拍と考えられる．

1 心電図診断のポイント

上室性頻拍の心電図診断で重要な事はP波の認識，さらにはQRS波とP波との関係をみる事である．以前に洞調律の心電図を記録している場合には，必ず頻拍と洞調律の心電図（図2）を比較し変化している部位がないか調べることが大切である．

R-P間隔が短い場合（short R-P頻拍）は
①通常型房室結節リエントリー性頻拍（slow-fast AVNRT）
②副伝導路を介した房室リエントリー性頻拍（代表的にはWPW症候群）
の2つを考える．発作性上室性頻拍の約90％は上記のいずれかである．
一方，R-P間隔が長いもの（long R-P頻拍）は稀であるが，鑑別診断として
①稀有型房室結節リエントリー性頻拍（slow-slow，fast-slow AVNRTなど）
②心房頻拍
③permanent form of junctional reciprocating tachycardia（PJRT）
　（伝導特性の遅い副伝導路を介する頻拍，詳しくは正書を参考）
の可能性を考えなければならない．

2 この症例では

本症例の頻拍中の12誘導心電図では心拍数 136/分の規則正しい頻拍発作で，V₁誘導で逆向性P波（r´波）が認められる．short RP頻拍でV₁誘導 QRS波の後ろにr´波が認められる症例ではAVNRTの可能性が高い．AVNRTにおけるQRS波と逆向性P波の関係では両者が完全に重なり

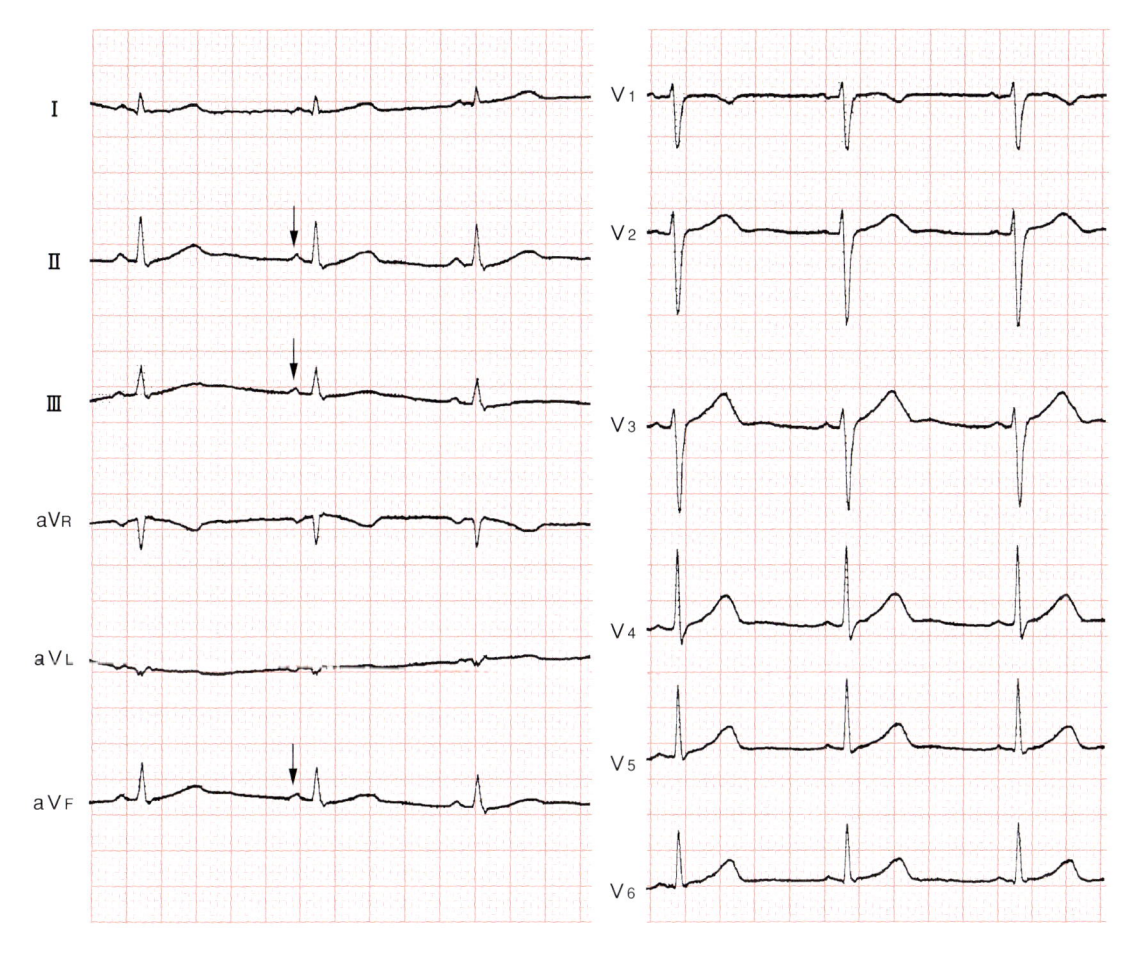

図2 停止後の心電図
PQ間隔 0.14秒でⅡ, Ⅲ, aVF誘導で陽性P波（矢印）がQRSの前に認められる正常洞調律である

P波がみえない症例が48％, Ⅱ, Ⅲ, aVF誘導のQRS波に小さなs波, V₁誘導のQRS波にr′波を認める症例（図3）が46％と報告されている．QRS波とP波の関係により心電図での頻拍機序の鑑別が可能となり，QRS波形のわずかな変化にも注意すべきである．

3. 疾患の解説

AVNRTは房室接合部の伝導能の異なる2つの伝導路を旋回するリエントリー性の頻拍で，通常型AVNRTは伝導速度の遅いslow pathwayを順向性に伝導速度の速いfast pathwayを逆向性に伝導する頻拍と考えられている．女性に多く，カテーテルアブレーションの成功率が95％と高く非常に有用な治療法である．

4. 心電図診断での鑑別

頻拍の心電図上，逆行性のP波が認められており，R-P＜P-R間隔である．R-P間隔が短い場合には鑑別として房室結節リエントリー性頻拍，副伝導路を介する房室リエントリー性頻拍の可能性を考える．

伝導比が2：1の心房粗動の場合心拍数が150前後となることが多く上記の2つの頻拍と間違う

ここに注目!!

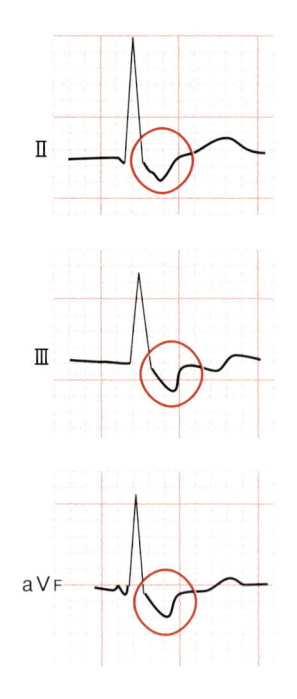

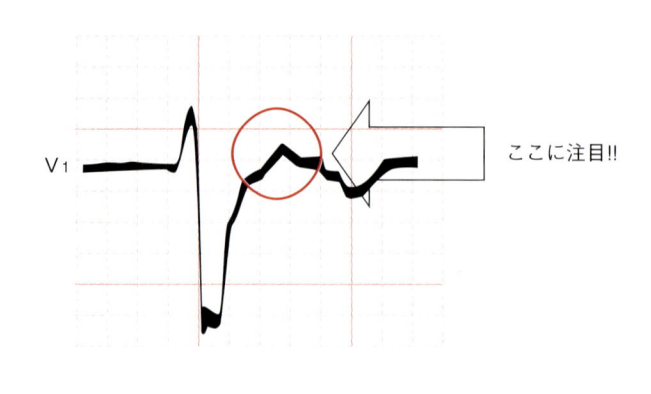

図3 図1の心電図波形において着目すべき点
図2の頻拍停止後または健診時の心電図と比べてみると，QRSの直後にⅡ，Ⅲ，aVF誘導でS波が深く幅広くみられ（○印），V₁誘導でr′波がみられることで房室結節リエントリー性頻拍であることが予想される

ことがあるので注意が必要である．
　QRSとQRSの間にギザギザしたのこぎり状の粗動波が認められれば心房粗動と診断がつく．迷った場合にはATP（アデホスＬコーワ®）10mgを急速静注．頻拍が停止すれば房室結節リエントリー性頻拍または房室リエントリー性頻拍であり，QRS波がなくなりギザギザした粗動波が認められたら心房粗動である．
　〔ATP（アデホスＬコーワ®）は急速静注により気管支けいれんを誘発したという報告があり呼吸器疾患，特に気管支喘息を有する患者への投与は注意を要する．また，脳出血直後の患者への投与は禁忌とされている〕．

5. 対応・治療

　息こらえで頻拍が停止する場合もある．頻拍が持続する場合には薬物治療を行う．
　薬物としてはATP（アデホスＬコーワ®）やベラパミル（ワソラン®）を用いる．

●用法
①ATP（アデホスＬコーワ®）10mg　急速静注．停止しない場合は，20mg急速静注を行う．
　（この時大切なことは急速に投与することである．ゆっくり入れても薬の効果はみられない）
②ベラパミル（ワソラン®）5 mg＋生食20mL，3〜5分で静注．
　（血圧の低下に注意）

　頻拍の停止時の心電図の変化にも注意する．short RP頻拍の場合，アデノシンで房室結節の伝導

を抑制するが副伝導路は抑制しない．頻拍が VA block（QRS 波の後に P 波がなくなってとまる）で停止した例では AVNRT である可能性が高い．

内服処方の場合はベラパミル（ワソラン®）（40mg）2 錠を内服してもらう．停止しない場合は病院を受診．

6. コンサルトすべきタイミング

上記治療を行っても頻拍が停止しない場合には，すみやかに循環器専門医へ連絡し，他の抗不整脈薬の投与などを検討すべきである．

おすすめ書籍

- 「新・心臓病プラクティス 13　不整脈を診る・治す」，（青沼和隆，松崎益徳），文光堂，2009
  ↑不整脈疾患に関し診断から最新の治療法まで網羅されています．さらに深く勉強したい方はご参考ください．
- 「EPS　臨床心臓電気生理検査　第 2 版」，（井上博，奥村謙），医学書院，2007
  ↑心臓電気生理に関し詳しく書かれた良書です．

プロフィール

佐藤　弘和（Hirokazu Sato）
仙台市立病院　循環器内科　医員．
仙台市立病院では CARTO-Merge システム，Ensite-NavX システムを有し（双方とも日本でのシリアル番号 1）であり，従来の EPS の所見に加え，3D-mapping システムを活用した EPS，アブレーションに力を入れています．2008 年アブレーション治療は 200 件を超え積極的に行っています．興味のある方はカテ室をのぞきに来てください．

八木哲夫（Tetsuo Yagi）
仙台市立病院　循環器内科　科部長．
詳細は第 2 章 I－7）を参照．

9. wide QRS 波を示す早期収縮 → 変行伝導を伴った心房期外収縮
― 健診で心電図異常を指摘された 51 歳男性

大野則彦

症 例

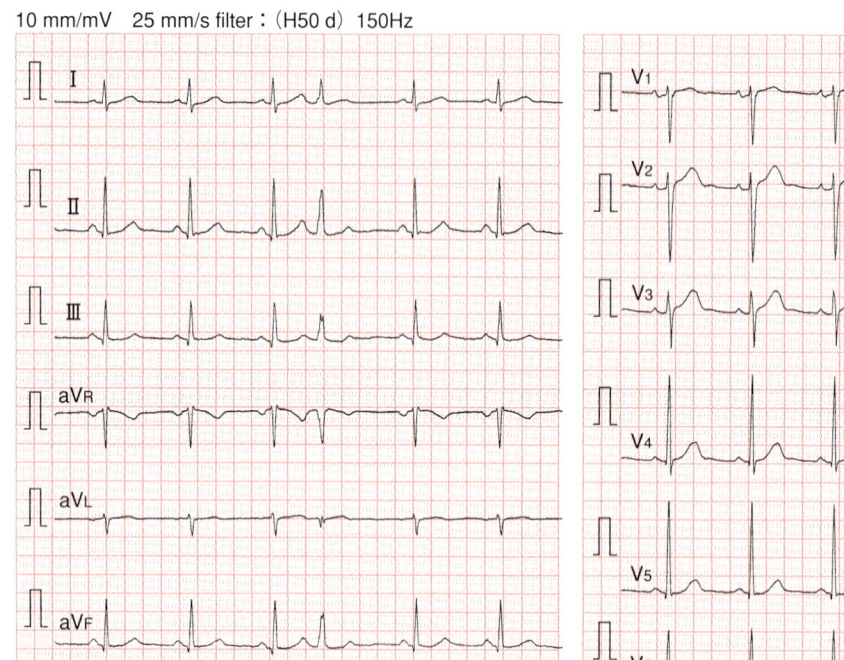

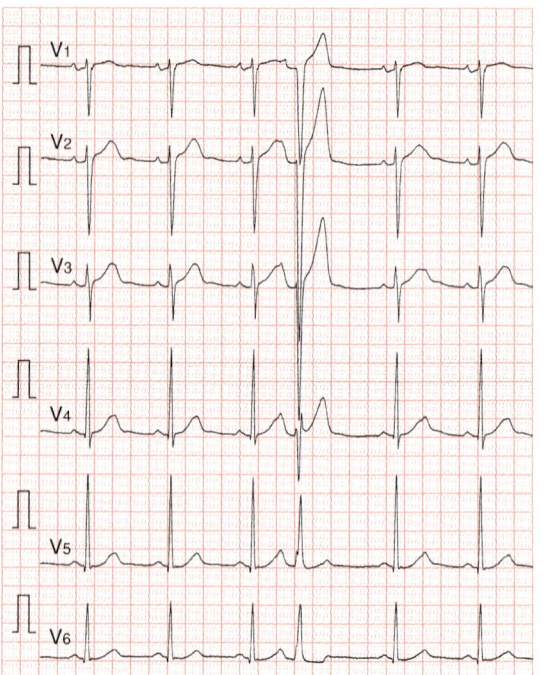

図1　健診時12誘導心電図

　症　例：51歳，男性．
　主　訴：脈が飛ぶ感じ．
　既往歴：特になし．
　家族歴：特になし．
　現病歴：生来健康で，症状なく生活していた．1年程前より時に脈の飛ぶ感じを自覚するようになったが，あまり気にもならなかったため放置していた．この度会社の健診で心電図異常を指摘されたため当院外来を受診した．図1に健診時の心電図を示す．
　身体所見：身長 169cm，体重　71kg，血圧 128/70mmHg，心音正常，明らかな心雑音なし，呼

吸音正常，胸部X線写真に異常なし，心エコー所見に異常なし，心機能は正常（左室駆出率72％）．

この症例で何を考えるか？

1. 心電図診断は？

変行伝導を伴った心房期外収縮．

2. 診断の根拠は？

予想されるRR間隔より早期に出現したwide QRS波で，一見心室期外収縮と思われるが，よく見るとQRS波に先行してP波の出現を認め（図2，色矢印），心房期外収縮と診断される．wide QRS波を挟むPP間隔は洞周期の2倍より短く（非代償性休止期），この点も心房期外収縮を示唆する（図2）．

QRS波が0.12秒とwideであるのは，変行伝導によるものと考えられる．変行伝導は房室結節を介した心房（上室）からの伝導が，不応期のタイミングで右脚または左脚へ到達したときに出現する．QRS波はブロックされる部位により右脚ブロックパターンまたは左脚ブロックパターンを呈する．本症例は左脚ブロックパターンを呈しているが，通常右脚の不応期のほうが左脚より長いため右脚ブロックパターンを呈することが多い．また不応期は先行する心拍のRR間隔と相関するため，長い心周期後の心房期外収縮が変行伝導をきたしやすい．さらに期外収縮の連結期が短いほうがより不応期にぶつかりやすいため，変行伝導をきたしやすい．

3. 疾患の解説

心房期外収縮は最も一般的にみられる不整脈で，心疾患のあるなしにかかわらず出現する．ホルター心電図を行うと正常人でも認められることが多い．機序としてはリエントリー，異常自動能，撃発活動が考えられる．一方，心室内刺激伝導系の一部分が，完全に興奮性を回復していない時期に心房興奮が心室に伝わることにより心室内変行伝導が出現する．心室内変行伝導は心周期に依存した伝導や不応期の変化に基づく現象と考えられ，先行心周期に伴う不応期の変化と心房興奮の連結時間に影響される．通常先行心周期が長いほど，また心房興奮の連結時間が短いほど変行伝導は起こりやすい．

4. 心電図診断として鑑別するものは？

心室期外収縮．鑑別のポイントとして①先行心房興奮との関係や房室解離の有無，② wide QRS波の波形，③代償性休止期（wide QRS収縮を挟むRR間隔が洞周期の2倍に等しい）の有無，④先行心周期があげられる（表）．房室解離や代償性休止期を認める場合は心室期外収縮と診断されるが，認めなくても心室期外収縮を否定することはできない．

5. 対応・治療の方針は？

心室内変行伝導そのものは治療の対象とはならない．心房期外収縮も無症状であれば治療は必要としない．症状が伴う場合でも，多くは軽症状であるので，薬物治療は必要ない疾患である旨説

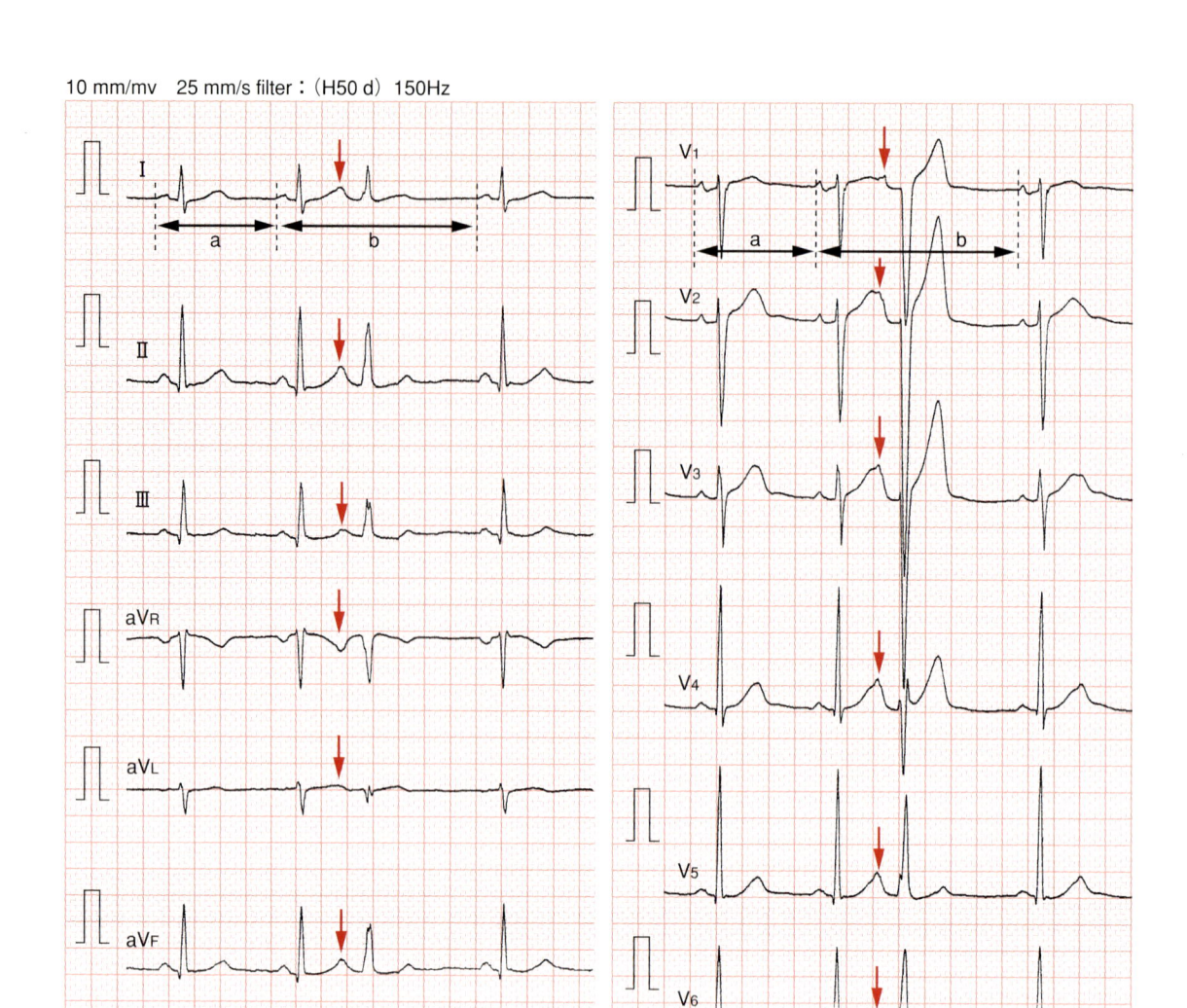

図2 変行伝導を伴った心房期外収縮
色矢印にP波を認める．QRSは左脚ブロックパターンである．wide QRSの後，非代償性休止期を認める（a×2＞b）

表　心室内変行伝導と心室期外収縮との鑑別

	心室内変行伝導	心室期外収縮
房室解離	ない	あり（ない場合もある）
脚ブロックパターン	右脚ブロックが多い	両者
QRS幅	0.14秒以下が多い	0.14秒以上が多い
平均電気軸	極端な左軸はまれ	極端な左軸もありうる
休止期	非代償性	代償性（非代償性の場合もある）

明し、経過観察となることが多い．QOL が障害される等どうしても治療が必要な場合は、抗不安薬やβ遮断薬を処方する．Ⅰ群やⅢ群の抗不整脈薬の投与は推奨されない．

6. コンサルトすべきタイミング

特にない．

おすすめ書籍
・「新不整脈学」（杉本恒明 監，井上 博 編），南江堂，2003

プロフィール
大野則彦（Norihiko Ono）
日本医科大学千葉北総病院　循環器内科　病院講師．
詳細は第2章Ⅰ-5）を参照．

第2章 I 症例からみた心電図の読み方【基本編】
―心電図波形からみた不整脈診断

10. 陳旧性心筋梗塞に合併した wide QRS 頻拍 → 単形性心室頻拍

―陳旧性心筋梗塞にて外来加療中に，突然の動悸とめまい，気分不良を訴え救急外来受診した74歳男性

吉田明弘

症 例

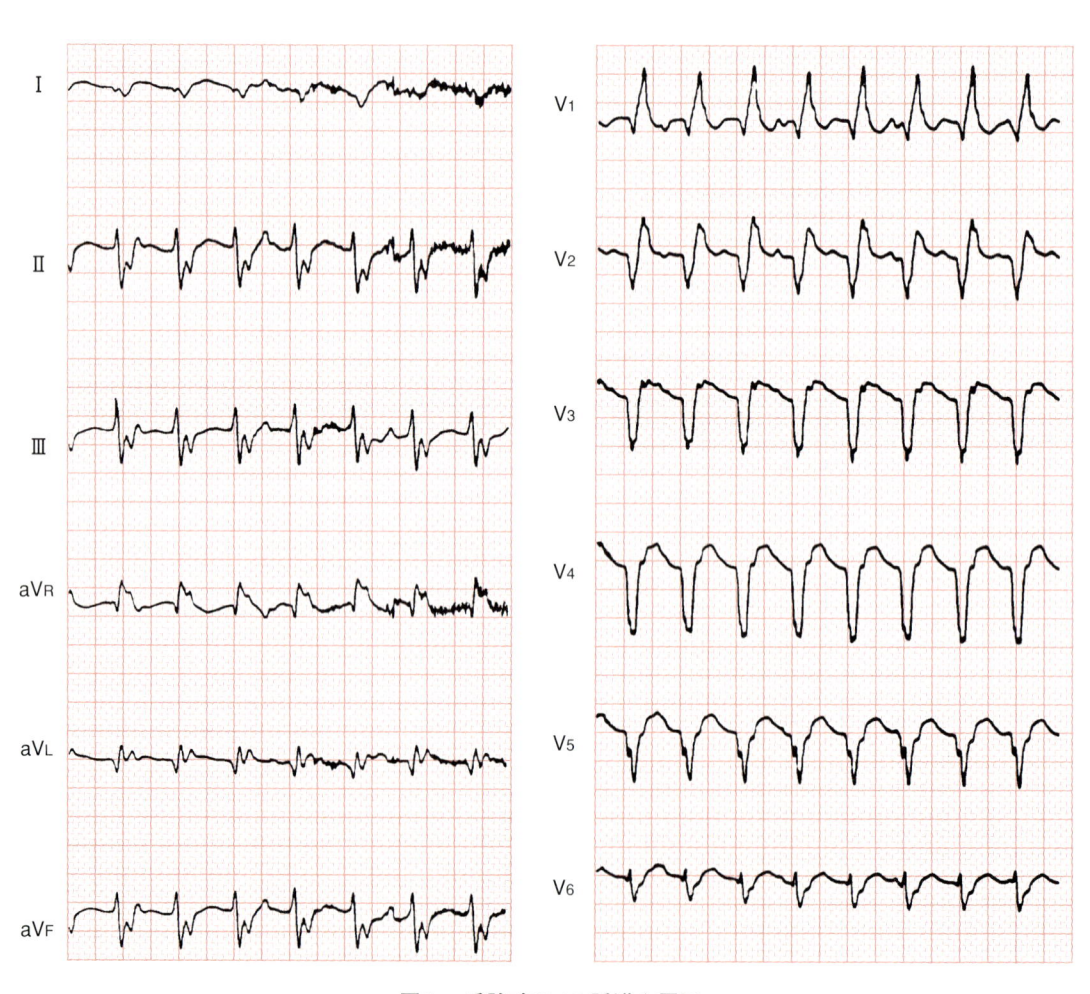

図1 受診時の12誘導心電図

症　例：74歳，男性．
主　訴：めまい，気分不良を伴う動悸．

既往例：65歳時，広範前壁急性心筋梗塞（左前下行枝＃6；100％，ピーク時 CPK 9,065 IU/L）．
家族例：特記すべきことなし．
現病歴：65歳時，突然の胸痛発作にて近医受診し，広範前壁急性心筋梗塞と診断され，左前下行枝（＃6）閉塞に対する PCI を施行された．その後近医にて外来通院加療されていたが，めまいと気分不良を伴う突然の動悸発作をきたしたため救急外来を受診した．受診時，血圧 92/60 mmHg，脈拍 140/分，意識は清明であった．心電図（図1）を示す．

この症例で何を考えるか？

1. 心電図診断は？

左室心尖部側に起源を有する単形性持続性心室頻拍．

2. 診断の根拠は？

以前より陳旧性心筋梗塞により加療中であった患者に突然発症した wide QRS 頻拍であることから，まず持続性心室頻拍を考えなければならない．以前より通院加療中であったことから以前の洞調律時の 12 誘導心電図（図2）を確認する．**胸部誘導はいずれも右脚ブロック型を呈し，V_3，V_4 が QS パターンを示しており，比較的類似しているが，四肢誘導は軸方向も QRS 波形も全く異なっている**．この時点でまず心室頻拍と考えて間違いがないが，この症例では，QRS と解離した P 波を確認することができる（図3）．これにより上室性頻拍は否定され，心室頻拍と確定診

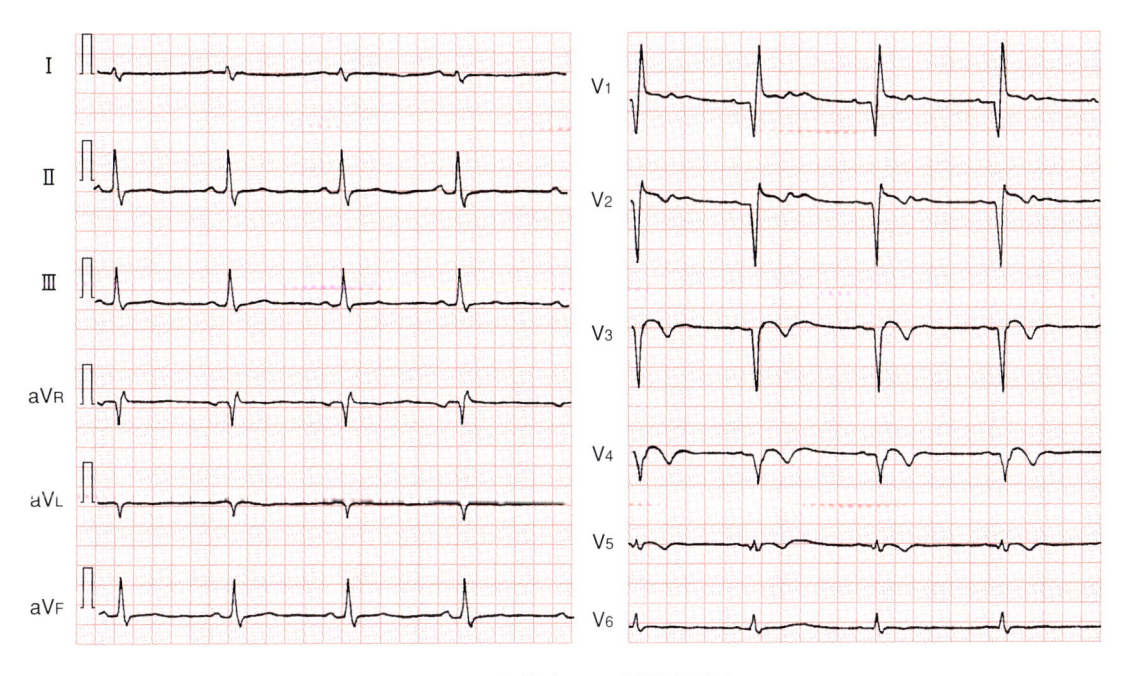

図2　洞調律時の 12 誘導心電図

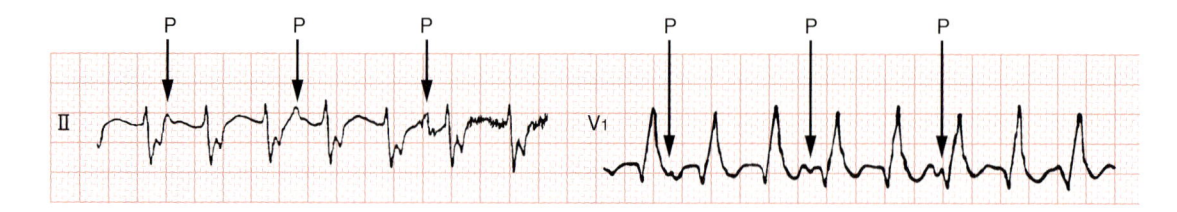

図3 房室解離の所見
wide QRS 頻拍の中に解離した P 波を同定できれば，心室頻拍と診断できる．解離した P 波はⅡ誘導，V₁ 誘導が比較的読みとりやすい[1]（矢印）

断できた．心室頻拍の起源については，QRS 波形からある程度推測が可能であり，右脚ブロック型であれば左室起源，左脚ブロック型であれば右室起源を考え，上方軸（Ⅱ，Ⅲ，aV$_F$ 誘導で下向き）であれば下壁起源，下方軸（Ⅱ，Ⅲ，aV$_F$ 誘導で上向き）であれば流出路起源と考える．またⅠ，aV$_L$ 誘導で陰性であることは心尖部付近から発生していると考えられる．

3. 疾患の解説

陳旧性心筋梗塞に伴う心室頻拍は，1年以内に発症してくることが多いとされるが，本症例のように 10 年もの経過で発症することも少なからず存在する．梗塞中心部の完全に瘢痕化した部位では心筋の伝導は消失しているが，その周辺部は島状に残存した心筋が伝導性を残しており，持続性心室頻拍の緩徐伝導路となる．緩徐伝導路から抜け出た伝導が正常心筋へ伝播し QRS 波形が形成される．

4. 心電図として鑑別すべきものは？

発作性上室性頻拍，心房頻拍，心房粗動との鑑別ポイントを①〜③に示す．

> ①洞調律時より脚ブロックまたは心室内伝導障害に伴う wide QRS を呈している例
> ② WPW 症候群における心房粗動・心房頻拍，または逆方向房室回帰性頻拍
> ③変行伝導

これらの鑑別には，以前の安静時心電図を確認することが重要．

①洞調律時より脚ブロック等の wide QRS を呈しており，頻拍中の QRS 波形と同一であれば，上室性頻拍症と診断できる．

②デルタ波を伴う顕在性 WPW 症候群の心房粗動，心房頻拍合併において，頻拍中の QRS 波形は，洞調律時のものと若干異なる．上室性の頻拍では Kent 束伝導に比べ房室伝導の遅延が生じるためデルタ波の成分がより有意となり，QRS 幅は同調率に比しより wide となる．また Kent 束を順行し房室結節または2本目の Kent 束を逆行する逆方向房室回帰性頻拍では，心房から心室への伝導は Kent 束のみを経由し房室伝導を介さないため，QRS 幅は心室頻拍と同様 wide QRS となる．

③変行伝導との鑑別は最も難しいが，Brugada らによる鑑別法（図4）が有用である[2]．胸部誘導に RS パターン波形がないかどうかをまずチェックする．RS パターンがなければ心室頻拍と診断される．RS パターンを認める場合には R 波 onset から最も深い S 波までの時間を測定し 100ms 以上であれば心室頻拍と診断される．

5. 対応・治療の方針は？

P 波が確認できない場合には，上室性頻拍との鑑別が問題となるが，以前の洞調律時の心電図が確認できない場合には，必ずしも容易ではない．wide QRS 頻拍患者を診察した場合にまず重要なこ

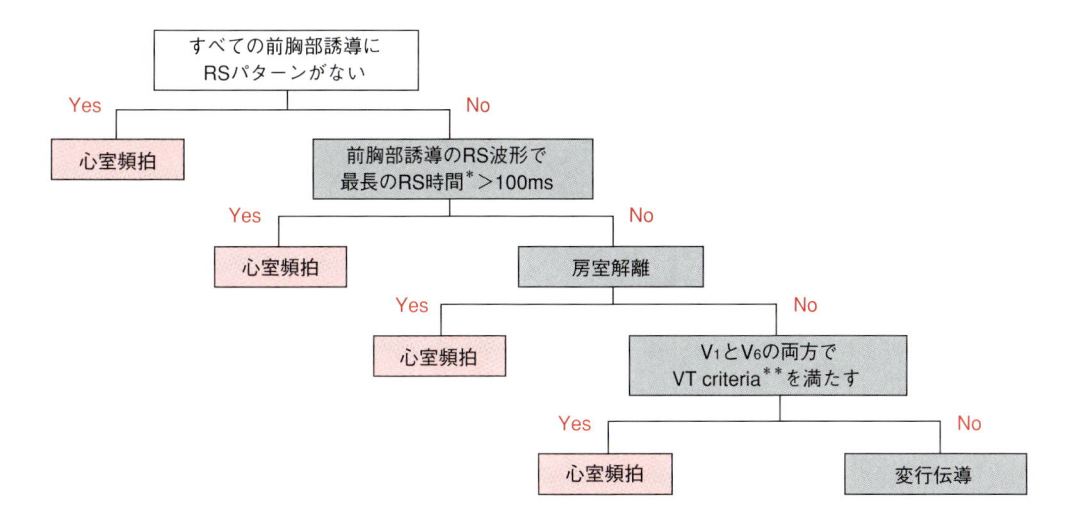

```
                すべての前胸部誘導に
                RSパターンがない
         Yes  ┌──────┴──────┐  No
     ┌────────┘             └────────┐
   心室頻拍                     前胸部誘導のRS波形で
                              最長のRS時間*＞100ms
                         Yes  ┌─────┴─────┐  No
                     ┌────────┘           └────────┐
                   心室頻拍                     房室解離
                                         Yes  ┌───┴───┐  No
                                     ┌────────┘       └────────┐
                                   心室頻拍              V₁とV₆の両方で
                                                       VT criteria**を満たす
                                                  Yes  ┌───┴───┐  No
                                              ┌────────┘       └────────┐
                                            心室頻拍                変行伝導
```

図4　Brugada らによる wide QRS 鑑別アルゴリズム（文献2より引用）
＊RS 時間：R 波の立ち上がりから S 波のピークまでの時間
＊＊VT criteria：右脚ブロック型の場合：V_1 誘導で単相性または QR, RS, かつ V_6 誘導で R/S<1. 左脚ブロック型の場合：V_1 誘導の R 波 >30ms, RS>60ms, かつ V_6 誘導で QR または QS パターン

とは，血行動態が保たれているかどうかである．**意識状態の低下や収縮期血圧が90mmHgを切るような血圧低下を認めた場合には速やかに頻拍停止処置を施さなければならない．**また，陳旧性心筋梗塞，拡張型心筋症といった基礎心疾患を有する例では，比較的全身状態が安定していても血行動態の急変をきたしやすく，心室細動へ移行する可能性が高いため，上室性頻拍との鑑別に時間を費やすことなく，心室頻拍と考え早急に停止治療を施すことが求められる．

　血行動態の安定した持続性心室頻拍に対しては，プロカインアミド，ニフェカラント，アミオダロン，リドカイン等の静注薬を用いる．血行動態の破綻に備え，**いつでも電気ショックをかけられるように除細動器をベッドサイドに待機させておく．**

6. コンサルトすべきタイミング

　陳旧性心筋梗塞に伴う持続性心室頻拍は，時に頻回発作となりエレクトリカルストームとよばれる．この場合にはアミオダロン，ニフェカラント等の持続静注によって洞調律の維持をはかる．頻拍発作の鎮静化に成功すれば，カテーテルアブレーションおよび埋め込み型除細動器治療の施行可能な専門医へコンサルトする．持続静注にても心室頻拍の出現がコントロールできない場合には，緊急カテーテルアブレーションが必要となり，速やかに専門医へコンサルトする．その際，心室頻拍の12誘導心電図が記録されていることが，頻拍起源の同定に重要である．

文献

1) Wellens, H. J., et al.：The value of the electrocardiogram in the differential diagnosis of a tachycardia with a widened QRS complex. Am. J. Med., 64 (1)：27-33, 1978
2) Brugada, P., et al.：New Approach to the Differential Diagnosis of a Regular Tachycardia With a Wide QRS Complex. Circulation, 83：1649-1659, 1991

おすすめ書籍

- 「ECG ケースファイル―心臓病の診療センスを身につける」(村川裕二, 山下武志 著), メディカルサイエンスインターナショナル, 2000
- 「新・心臓病診療 プラクティス 13 不整脈を診る・治す」(青沼和隆, 松崎益徳 編), 文光堂, 2009
- 「心電図の読み方 パーフェクトマニアル」(渡辺重行, 山口 巖 編), 羊土社, 2006
- 「EP カンファレンス」(宮崎利久 著), 医学書院 MYW, 1999

プロフィール

吉田明弘（Akihiro Yoshida）
神戸大学大学院医学研究科　内科学講座循環器内科学分野　不整脈先端治療学部門　准教授.
日本内科学会専門医, 日本循環器学会専門医, 日本心電学会評議員.
心電図を理解するのに大事な"コツ"は, 迷った心電図の正しい読み方を上級医, 指導医の先生から教えてもらうことです. その際まず自分の考えを固めてから質問することがよいでしょう.

第2章 I　症例からみた心電図の読み方【基本編】
―心電図波形からみた不整脈診断

11. 頻拍レートが遅い心室頻拍 → 促進型心室調律

―急性心筋梗塞にて入院加療中に，特に自覚症状なくモニター心電図にてとらえられた wide QRS 波形

吉田明弘

症例

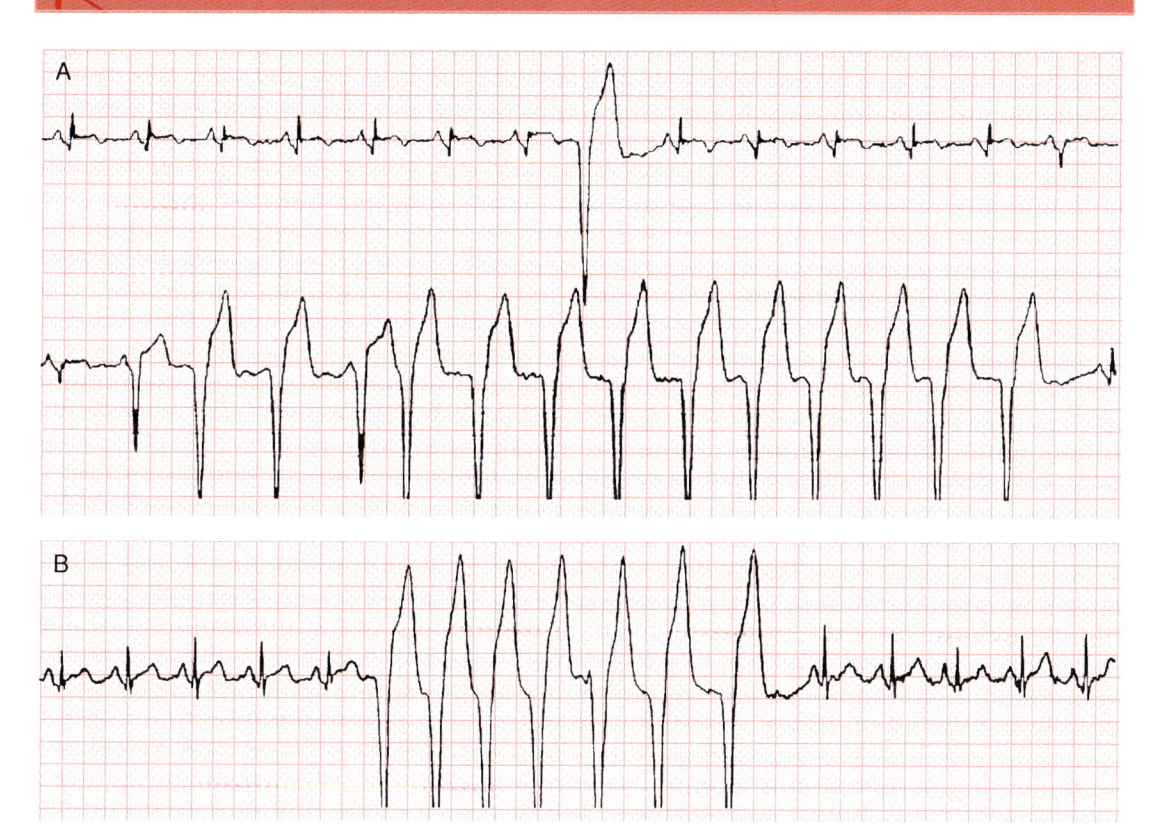

図1　第2病日の心電図

症　例：82歳，女性．
主　訴：労作時呼吸困難と胸部不快感．
既往例：肺がん．
家族例：特記すべきことなし．
現病歴：70歳頃より高血圧を指摘され，近医にて投薬加療中であった．1週間ほど前より労作時の呼吸苦と胸部不快感が続いていたが，数時間前より出現した胸痛が改善しないため近医に救急搬送された．心電図にて急性心筋梗塞と診断され，当科緊急入院となった．

緊急冠動脈造影を施行したところ，左回旋枝（#13）閉塞を認め同部位に対するステント留置術を施行した．その後経過は良好であったが，第2病日モニター心電図にてwide QRS波形を認めた（図1）．

この症例で何を考えるか？

1. 心電図診断は？

促進型心室調律．

2. 診断の根拠は？

急性心筋梗塞により加療中に発症したwide QRS波形であるが，頻脈レートが比較的遅いため，どこからの調律であるかを確認しなければならない．調律の確認には，必ずP波との関係を明確にすることが重要である．**QRS波形が徐々にP波を追い越している（図2 A）**ことから**房室解離**であることが理解できる．心拍数は**100/分**程度であり，徐々に遅くなって停止する**cool down現象を示している（図2 B）**特徴から，心室筋またはPurkinje線維からの自動能亢進による促進型心室調律と診断される．

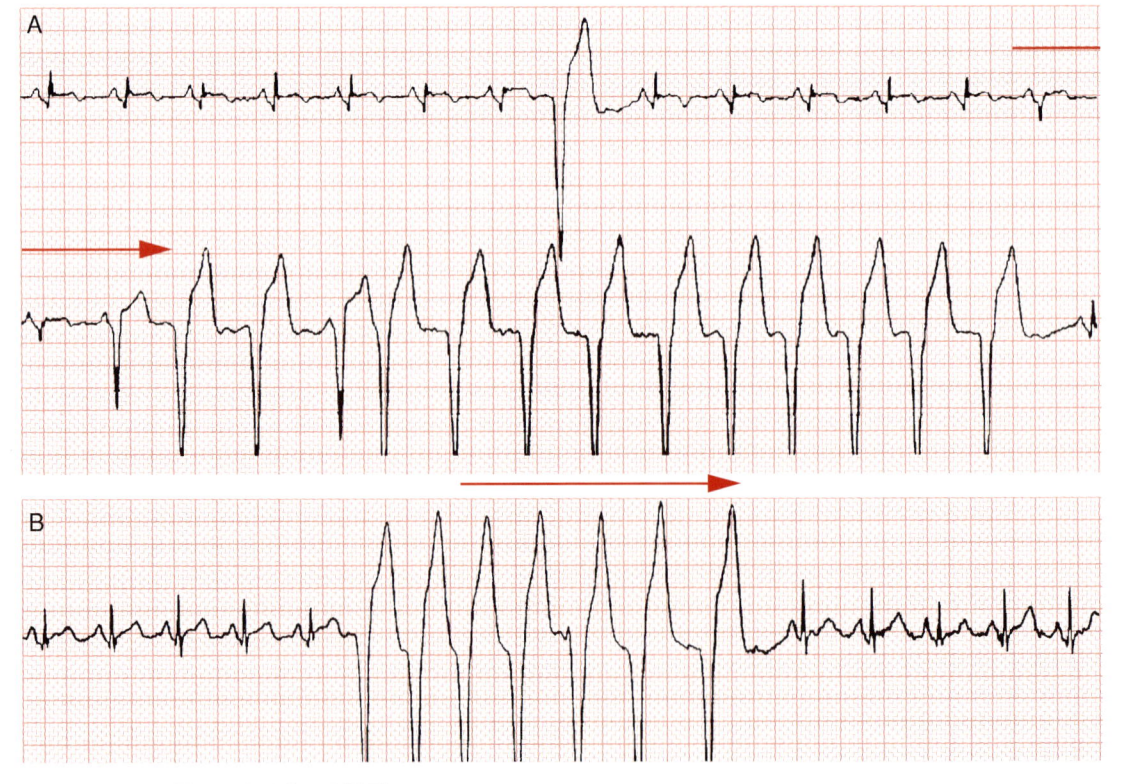

図2 図1の心電図で注目すべき波形
A：矢印部分；QRS波形が徐々にP波を追い越している．B：矢印部分；wide QRS波は徐々に遅くなって停止している

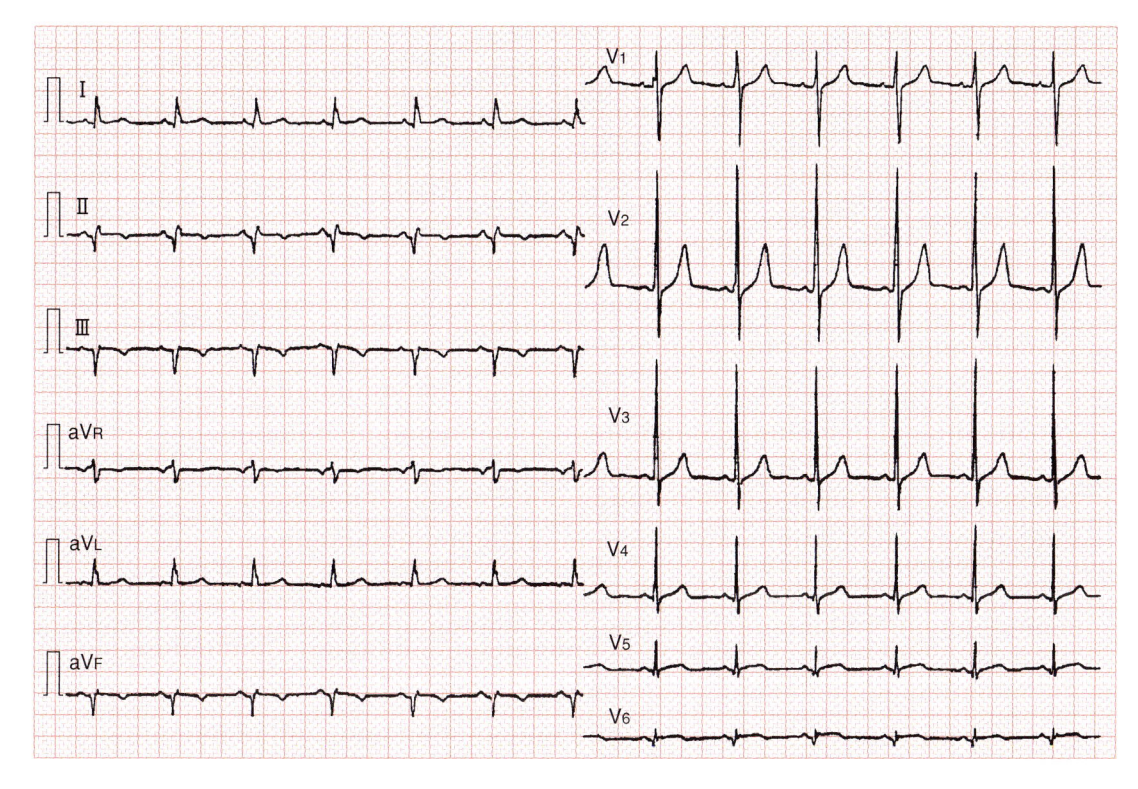

図2　入院時12誘導心電図
Ⅱ, Ⅲ, aV$_F$, V$_6$誘導の異常Q波. Ⅱ, Ⅲ, aV$_F$, V$_5$, V$_6$誘導のわずかなST上昇を認める

3. 疾患の解説

　通常，心室固有調律は完全房室ブロックに伴う30〜40/分程度であるが，**種々の心疾患に伴い，心室筋またはPurkinje線維の自動能亢進により60〜120/分の調律を生じるものを促進型心室調律とよぶ．**本症例は急性側壁梗塞（図3）に対し再還流療法を施行し，その後のモニター心電図にて促進型心室調律がとらえられた．促進型心室調律は急性心筋梗塞の再還流後に合併して認められることが多いが，急性心筋炎や慢性心不全においても認められる．心拍数は120/分以下と遅く，発症時に徐々に早くなり（warm up）逆に停止時には徐々に遅くなる（cool down）現象を認めることがある．モニター心電図にて一過性に観察されるが，洞調律と競合する程度の心拍数であるため，一般に自覚症状は伴わず，血行動態も変化しないことが多い．しかし，心房心室間の同期性は失われており，心房収縮による左室充満が得られないため，**低左心機能例においては，血圧が低下することもあり，**注意が必要である．

4. 心電図として鑑別すべきものは？

　①心室頻拍，②間歇性脚ブロック．

1 心室頻拍

　心室固有心筋をリエントリー回路とする心室頻拍は，**洞調律より明らかに早い突然の頻拍（120/分以上）で発症し，**血圧低下等の血行動態の変化を伴う．動悸のみならず，意識消失発作

(Adams-Stokes 発作) をきたすこともあり，より重篤な症状を呈する．安定したリエントリー回路であれば，頻拍レートも大きく変化することはなく，warm up/cool down といった発生停止様式を示さない．

2 間歇性脚ブロック

間歇性脚ブロックは，洞調律であることから wide QRS に先行する P 波を必ず認めるので，鑑別は難しくない．wide QRS 波形をみた場合，常に P 波がどこにあるのかを探す習慣を身に付けることが重要であり，P が解離していれば心室性と診断できる．

5. 対応・治療の方針は？

一般には，自然に停止することが多く，血行動態の破綻をきたすこともないので，経過観察すればよい．ただし頻回に出現し，血圧低下をきたす場合には対応が必要となる場合もある．促進型心室調律は，心室筋または Purkinje 線維の過敏性の亢進状態が関与しており，その原因を軽減することが求められる．カテコラミン投与が関与してる場合には，カテコラミンを減量を考慮する．また血行動態が安定していれば，少量からβブロッカーの使用を行ってみる．短時間作用型の静注薬も選択肢と考えられる．利尿剤投与による血管内脱水や貧血が，内因性カテコラミン分泌を亢進させ，促進型心室調律を引き起こすこともあり，この場合には輸液量の増加や輸血を考慮する．

6. コンサルトすべきタイミング

多くは経過観察でよいが，心室頻拍との鑑別が困難な場合には，循環器専門医へのコンサルトが必要である．またβブロッカーの投与にてもコントロール不能である場合には，他の抗不整脈剤投与について，不整脈専門医へのコンサルトが必要であろう．

おすすめ書籍・参考文献

- 「納得できる心電図の読み方」(山口 巖 編)，メジカルセンス，2006
- 「図解心電図学」(Goldman, M. J. 著，吉利 和 訳)，金芳堂，1987
- Bonnemeier, H., et al.: Accelerated Idioventricular Rhythm in the Post-thrombolytic Era: Incidence, Prognostic Implications, and Modulating Mechanisms after Direc Percutaneous Coronary Intervention. A.N.E. 10 (2): 179-187, 2005
- Grimm, W., et al.: Significance of Accelerated Idioventricular Rhythm in Idiopathic Dilated Cardiomyopathy. Am. J. Cardiol., 85: 899-904, 2000

プロフィール

吉田明弘 (Akihiro Yoshida)
神戸大学大学院医学研究科　内科学講座循環器内科学分野　不整脈先端治療学部門　准教授．
詳細は第 2 章 I − 10) 参照．

第2章Ⅱ 症例からみた心電図の読み方【基本編】
―心電図変化からみた臨床診断

1. 胸痛を伴う先鋭T波 → 急性心筋梗塞発症早期
―突然の冷汗を伴う前胸部痛，発症より約1時間での心電図

原　久男

症例

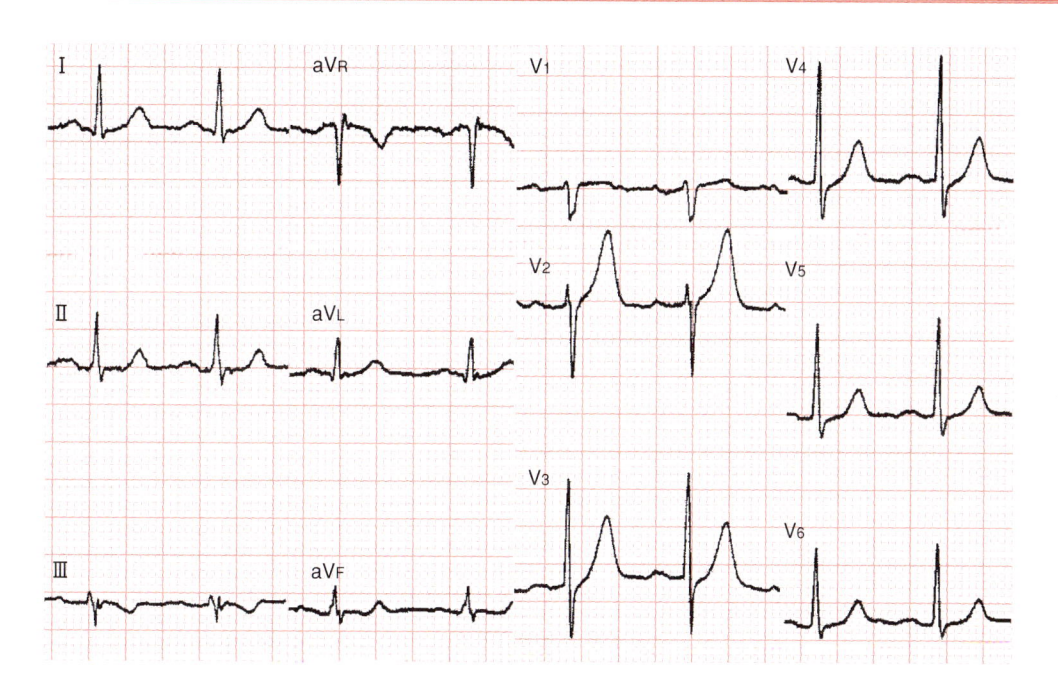

図1　来院時の心電図

症　例：38歳，男性．
主　訴：突然の冷汗を伴う前胸部痛．
既往歴：特記すべきことなし．
家族歴：特記すべきことなし．
嗜好品：アルコール付き合い程度，喫煙20本／日×15年．
現病歴：夜9時頃，会社の同僚と飲食中，突然の胸痛が出現した．症状の改善なく冷汗を伴っていたため同僚が救急隊を要請．発症より約1時間で当病院救急外来に搬送となった．来院時の心電図を図1に示す．緊急の採血ではWBC8,500（seg75%），AST20，ALT20，CPK110，LDH478，TnT（－），H-FABP（－）であった．心臓超音波で前壁中隔の壁運動低下の所見があり緊急でカテーテル検査を施行．LAD#6の完全閉塞の

所見であった．ただちに冠動脈形成術を施行．TIMI Ⅲの冠血流を得ることができた（図2）．

この症例で何を考えるか？

1. 心電図診断は？

正常洞調律，V_2〜V_4でT波の先鋭化を認める（図3）．明らかなST上昇は認めていないが，症状とあわせ急性心筋梗塞における超急性期の先鋭T波と考えられる．

2. 診断の根拠は？

典型的な心電図変化を示す心筋梗塞に関しては問題ないが，超急性期の先鋭T波（hyper acute T wave）はピットフォールといえる．先鋭T波が分かりにくいときは経時的に心電図を見ることや，心エコーにて壁運動異常を検出することも大切である．以前の心電図と比較できればより有効だが，救急搬送の患者ではそれは難しい．血算では白血球が最初に上昇し，酵素の変化は遅れて出現する．早期診断にはいくつかのキットが有用であり，心臓由来の脂肪酸結合タンパクやトロポニンTなどの測定で発症後2〜3時間より陽性となり，診断に有用である．しかしながら先鋭T波はこれらの血液生化学よりも先んじており診断に苦慮する．提示した症例でも血液生化学検査では有意な所見は得られていない．逆にいえば心電図での先鋭T波が診断の鍵となっている．常に疑うことが大切である．

3. 疾患の解説

梗塞発生直後の一過性のT波増高（先鋭T波）は，STの変化に先だって，あるいは同時に出現し，短時間に消失する．この現象は，狭心発作のparadoxical normalization，すなわち陰性

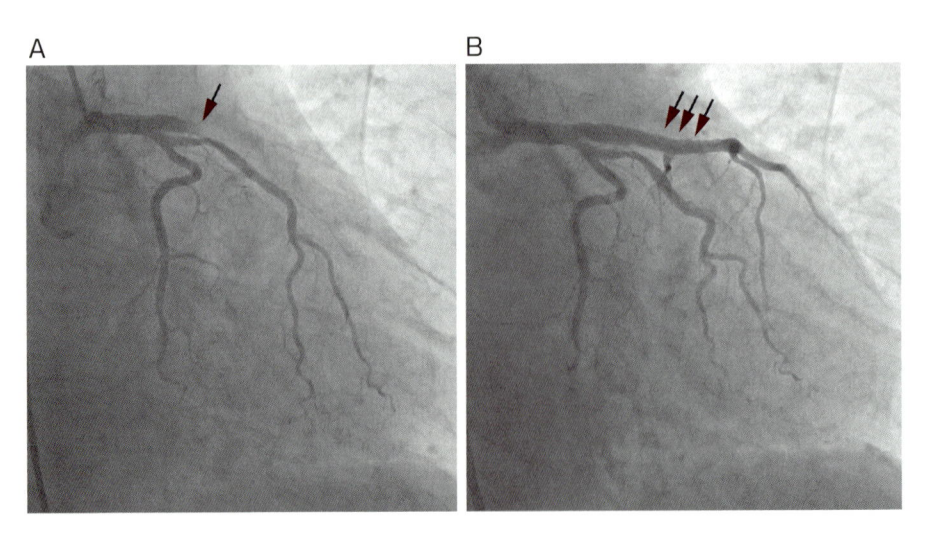

図2 緊急の冠動脈造影
A．治療前：左前下行枝（LAD#6）の完全閉塞を認める（矢印）．B．治療後：血栓吸引後ステントを留置．良好な血流が得られている（矢印）

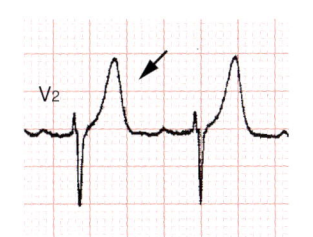

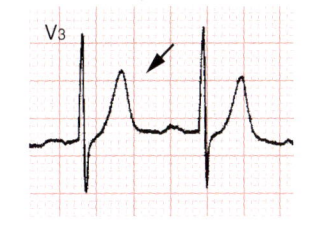

図3　来院時の心電図で着目すべき波形
V₂, V₃ で顕著な先鋭 T 波を認めるが（矢印），まだ ST 上昇は顕著ではない

表　急性冠症候群以外で ST 上昇をきたす代表的な病態

虚血性心疾患に伴うもの
①冠攣縮性狭心症
②陳旧性心筋梗塞と壁運動異常（心室瘤）の合併
非虚血性ST上昇
①急性心筋炎
②高カリウム血症
③Brugada症候群
④早期再分極（正常亜型）
⑤低体温症
⑥電気的除細動後
⑦急性肺性心

T 波が発作時に陽性化する場合と類似する．その機序は未だに十分解明されていないが，正常でも認められる心外膜側から心内膜側に向かう再分極過程が，一時的に強調された場合と考えることができる．すなわち，虚血により心外膜側心筋の活動電位持続時間が正常時と比べ，より短縮するか，あるいは逆に心内膜側のそれがより延長する場合である．先鋭 T 波が出現する時期には，明らかな R 波の減高，ST 上昇および異常 Q 波など典型的な ST 上昇型心筋梗塞の所見を認めないことも多いが，これは心筋傷害が可逆性である可能性を意味し，この時期の再灌流による心筋救済効果は大きい[1]．初回心電図で心電図所見が乏しい場合でも，症状が持続し急性冠症候群が強く疑われる場合には5〜10分ごとに繰り返し心電図を記録し変化を捉えることが大切である．

4. 心電図診断として鑑別すべきものは？

表に急性冠症候群以外で ST 変化をきたす病態を示す．先鋭 T 波と鑑別すべき病態はそれほど多くはないと考えられる．表の中でも非虚血性 ST 上昇の急性心筋炎，高カリウム血症，Brugada 症候群，早期再分極などが比較的混乱しやすい病態としてあげられるが（色文字），急性心筋炎では血管支配と関係なく広範に ST 上昇を認める．Brugada 症候群は，特発性心室細動の代表疾患であるが，V₁〜V₂誘導で不完全右脚ブロックパターンと ST 上昇がみられるのが特徴である[2]．自覚症状が失神であり，多くの場合自覚症状から虚血性心疾患との鑑別に苦慮することはない．

5. 対応・治療の方針は？

急性冠症候群は，ともすると致死的であり積極的に対応することが求められる．当然，少しでも早い段階で再灌流が得られれば心筋へのダメージを減らすことが可能だからである．そのためには

前述のように繰り返し心電図を取り変化を追うことと，ひとたび急性冠症候群を疑ったのであれば治療を前提に緊急カテーテルを行うべきである．

6. コンサルトすべきタイミング

このような先鋭T波が記録される機会は多くはないが，患者の症状と照らし合わせ適切な対応が求められる．筆者としては，救急の場で少しでも疑わしいと感じたのなら躊躇せず専門医に一声かけるのが肝要であると考える．

文献

1) Hochrein, J., et al.: Higher T-wave amplitude associated with better prognosis in patients receiving thrombolytic therapy for acute myocardial infarction (a GUSTO-I substudy). Am. J. Cardiol., 81 : 1078-1084, 1998
2) 小沢友紀雄，笠巻祐二：初歩から始める心電図のみかた 心電図の基本 ST上昇のみかた，綜合臨床，54巻7号：2100-2113, 2005

参考文献

・高野照夫：急性心筋梗塞（ST上昇型）の診療に関するガイドライン，Circ. J., 72, Suppl. IV : 1347-1442, 2008

プロフィール

原　久男（Hisao Hara）
東邦大学医療センター　大橋病院　循環器内科　講師．
日本内科学会認定医，日本循環器学会専門医，日本心血管インターベンション学会指導医．
心電図は日常診療の中にあってごく一般的な検査法の1つです．それを判読することが内科医には期待されます．その心電図の中にあるすべての情報を見落とさず掘り起こす事ができるよう研鑽を積んでください．

2. ST低下を示す心筋梗塞→心内膜下心筋梗塞

―胸部圧迫感が出現したが自然に消失した65歳女性

岡山英樹

症例

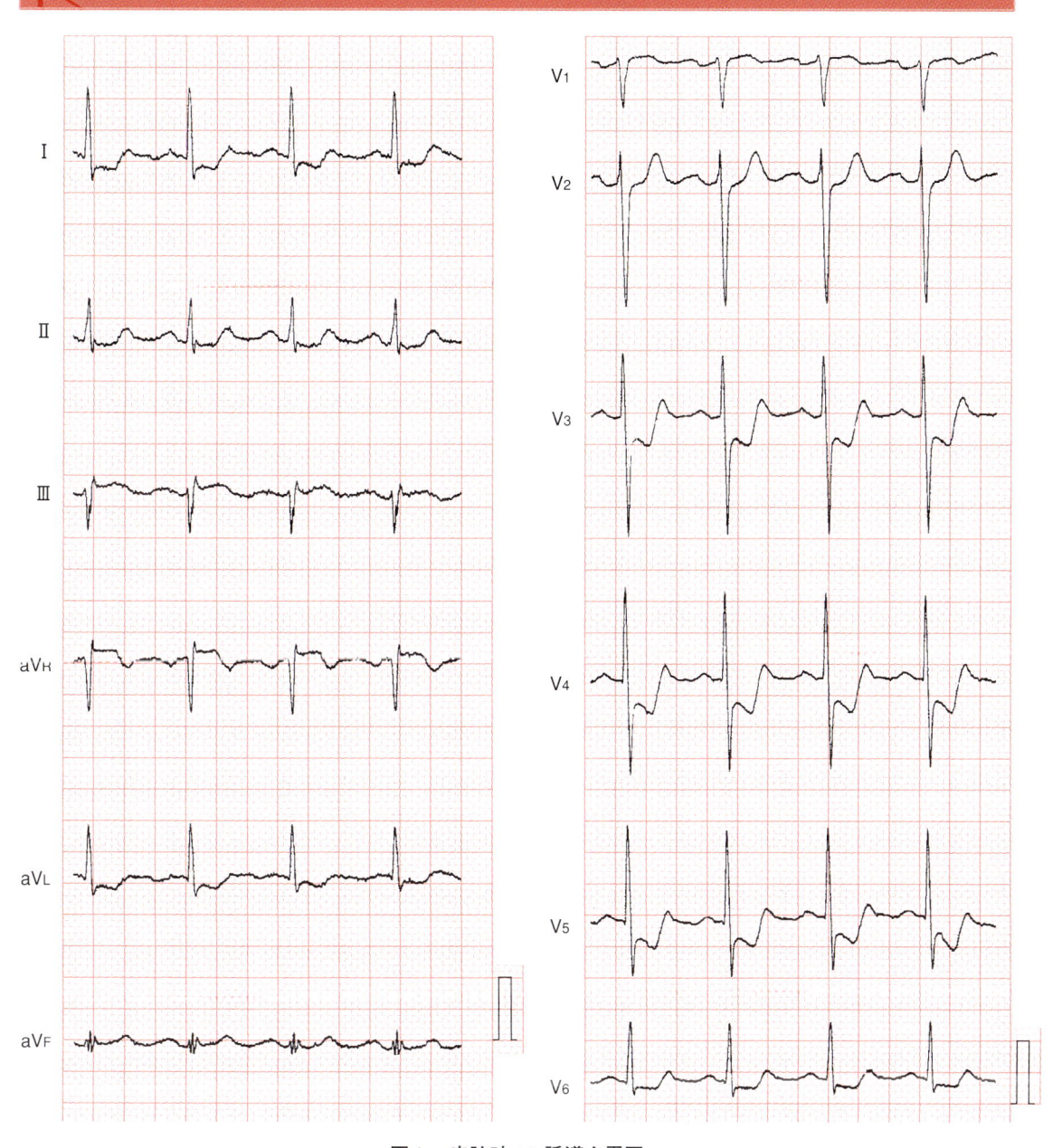

図1 来院時12誘導心電図

症　例：65歳，女性．
主　訴：前胸部圧迫感．
現病歴：数日前より安静時に冷汗を伴う強い胸部圧迫感が出現した．5分程度で自然に消失するため様子をみていたが，今回は全く軽快しないため救急要請した．救急車内でいくらかは改善したが症状は持続していた．
身体所見：身長153 cm，体重56 kg，血圧136/82 mmHg，脈拍80/分 整，心音 正常，心雑音なし，呼吸音正常，血液生化学検査：WBC 9,800/μL↑，CPK 150 IU/L，CKMB 22 IU/L↑．胸部X線写真：異常なし．心エコーで中隔〜左室前壁の壁運動の低下を認めた．

この症例で何を考えるか？

1. 心電図診断は？

急性冠症候群（左室前壁中隔の心内膜下梗塞）．

2. 診断の根拠は？

強い胸部圧迫感で来院した患者で，左室壁運動異常を伴うST変化（図2）および白血球上昇を認めており，急性冠症候群（非ST上昇型心筋梗塞ないし不安定狭心症）と診断できる．ただちに冠動脈造影を施行した結果，左冠動脈前下行枝seg7に99％狭窄を認め，引き続き冠動脈インターベンションを施行した（図3）．1週間後には心機能は正常化したが，ガドリニウム遅延造影MRIにて梗塞範囲に一致して心内膜に限局する遅延造影を認めた（図4）．

3. 疾患の解説

心内膜側の心筋は心外膜側の心筋に比べて虚血に弱い．急性冠症候群において，冠動脈内血栓が血管を完全閉塞に至らしめれば貫壁性の心筋虚血をきたし，心電図上ST上昇となって現れるが，末梢までの血流を完全に遮断しない場合では障害電流が心内膜側に限局するためSTは低下する．梗塞に至るか否かは虚血にさらされた時間，虚血に至った心筋量や心筋酸素需要量，側副血行路等により規定されるが，心内膜側のみに梗塞巣が限局された場合にこれを心内膜下梗塞とよんでいる．本症例は責任冠動脈が完全閉塞には至っておらず，不十分ながら末梢まで血流が灌流されていたことにより貫壁性の心筋梗塞は免れたものと思われる．心内膜下梗塞では異常Q波は出現しないが血行再建により虚血が解除されても陰性T波が残ることが多い（本症例はST-T変化を残さず軽快した（図5）．transmural（＝貫壁性梗塞）かnon-transmural（＝心内膜下梗塞）かの診断には，ガドリニウム遅延造影MRIが最も有用である．本症例では責任冠動脈である左冠動脈前下行枝の支配領域の心内膜側で遅延造影を認めた．一方で，梗塞に至らなかった場合は，不安定狭心症に分類される．

4. 心電図診断として鑑別すべきものは？

強い胸痛発作であり，急性冠症候群以外に，急性肺血栓塞栓症，解離性大動脈瘤，心膜心筋炎等が挙げられる．

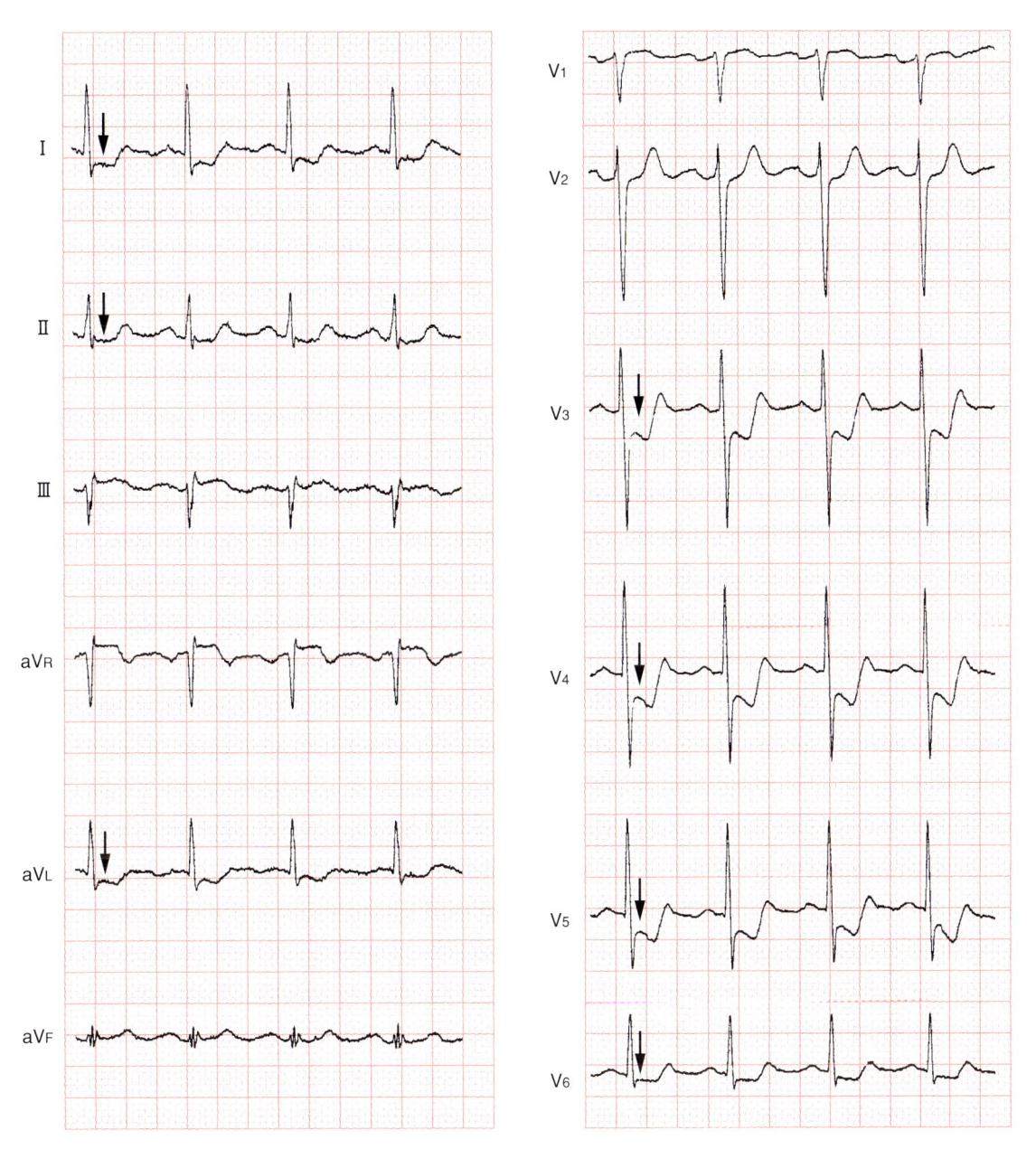

図2　図1の来院時12誘導心電図の着目すべき波形
　　Ⅰ，Ⅱ，aVL，V3～V6誘導でST低下を認める（矢印）

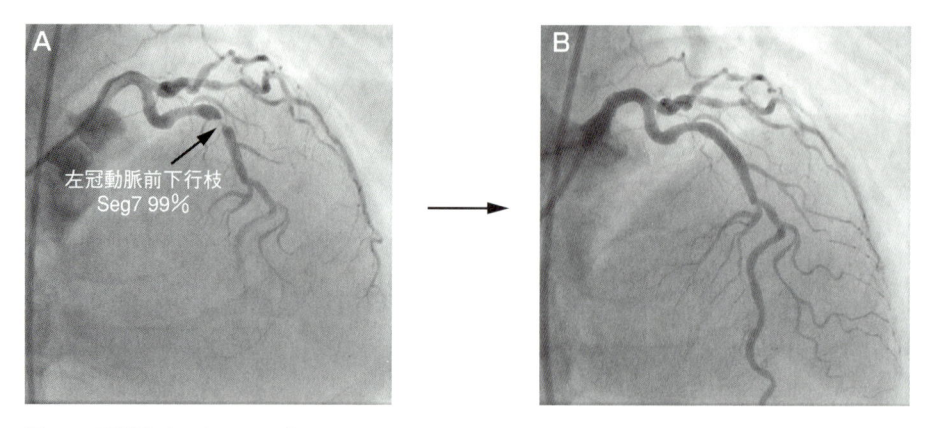

図3 冠動脈インターベンション
A：左冠動脈造影，B：冠動脈インターベンション後．左冠動脈前下行枝 seg7 に造影遅延を伴う99％狭窄を認める（A：矢印）．ただちに冠動脈インターベンションを行い，ステント留置後に狭窄は0％まで改善し造影遅延も消失した

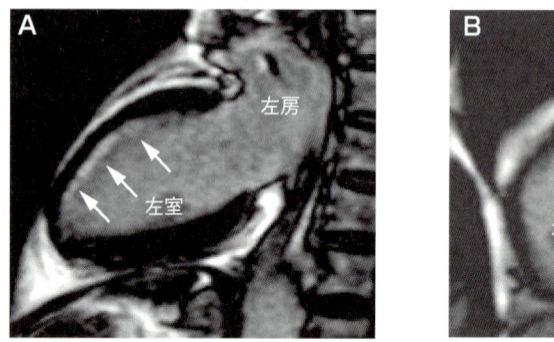

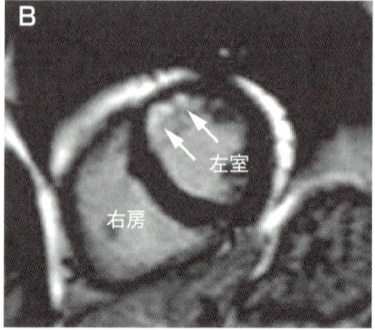

図4 ガドリニウム遅延造影 MRI（A：左室長軸断面，B：左室短軸断面）
ガドリニウム遅延造影 MRI にて左冠動脈前下行枝 seg7 の支配領域に一致して心内膜に限局する遅延造影を認める（A，B 矢印）

5. 対応・治療の方針は？

確定診断および治療のため，**迅速な冠動脈造影および冠動脈インターベンションが必要である**．血行再建により心筋虚血が解除されれば重大な合併症をきたすことはまれであり，心機能も改善することが多い．

6. コンサルトすべきタイミング

急性冠症候群が疑われた時点でただちに循環器専門医にコンサルトする．

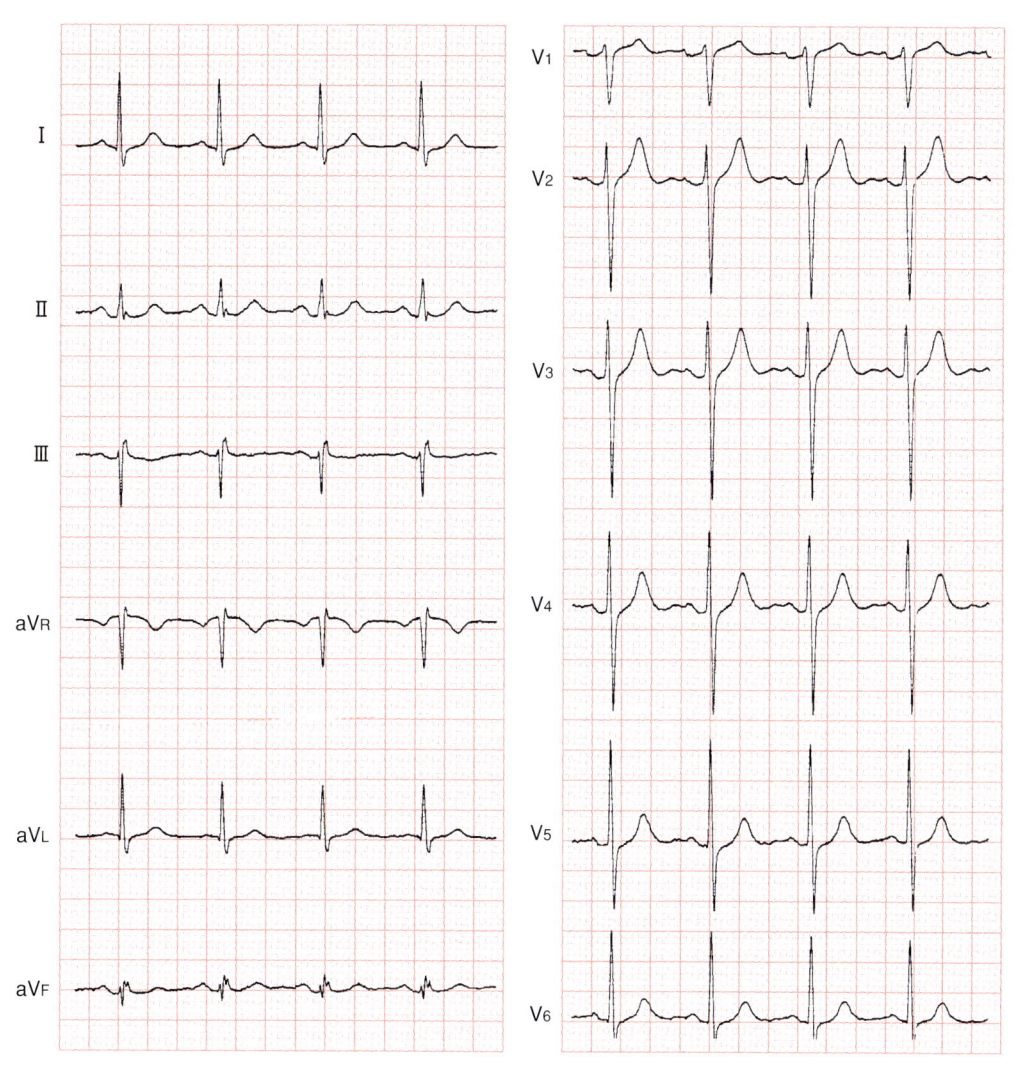

図5 冠動脈インターベンション後の12誘導心電図

おすすめ書籍

- 「循環器治療薬の選び方・使い方」(池田隆徳 編), 羊土社, 2009
- 「急性心筋梗塞 (ST上昇型) の診療に関するガイドライン」(高野照夫 班長), Circ. J, 72, suppl. IV,: (日本循環器学会) 2008
  ↑この分野だけでなく, 循環器領域の知の宝庫が無料でダウンロードできます

プロフィール

岡山　英樹 (Hideki Okayama)
愛媛大学附属病院　脳卒中・循環器病センター　病院教授．
専門：心血管インターベンション，冠動脈イメージング．
読者へのメッセージ：今，知識をあやふやなままにしておくと，一生あやふやなままです．質問は研修医の特権，どんどん指導医の先生に食らいついていってください（もちろんある程度は自分で勉強してからの話です）．今は自信がなくても，血となり肉となった自分の知識や技術で「患者さんを助けることに貢献できた」と実感する時が必ずやってくるはずです．

3. ST上昇を示す狭心症→冠攣縮性狭心症
―飲酒後,明け方に胸痛が出現した54歳男性

原 久男

症例

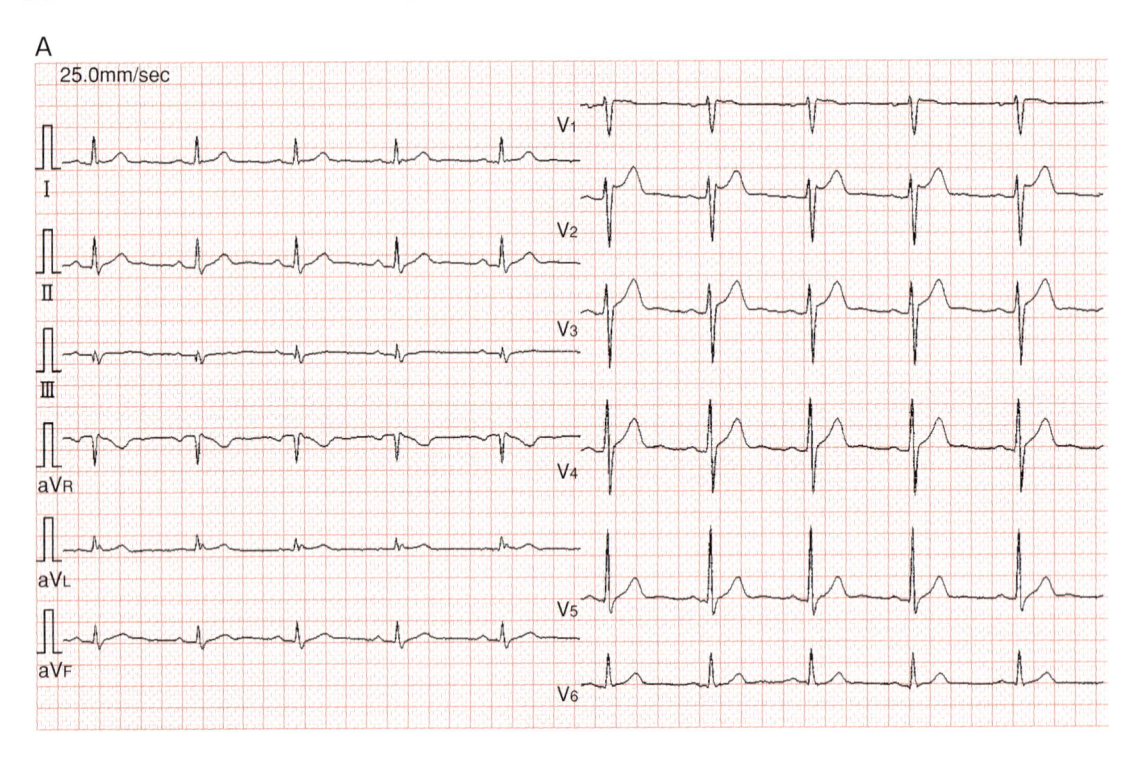

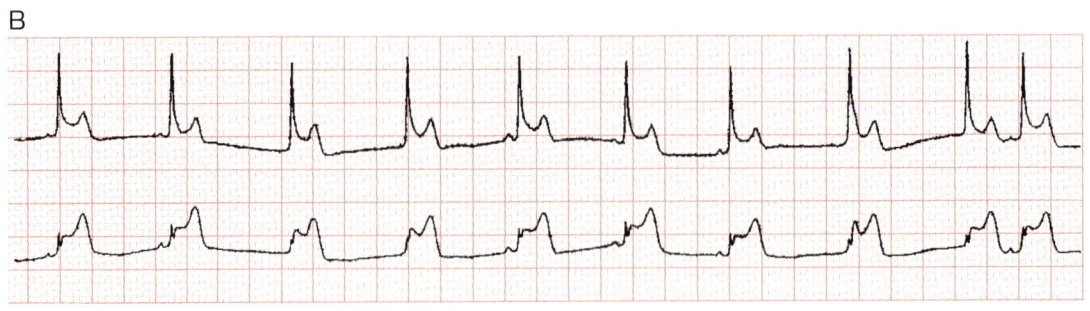

図1 本症例の心電図
A:来院時の心電図,B:24時間心電図(ホルター心電図)

症　例：54歳男性．
主　訴：胸痛．
既往歴：特になし．
家族歴：特になし．
現病歴：生来健康であり医療機関への通院もない．最近，朝の出勤途上で動悸を自覚することがあったが放置していた．休みの日に友人とともにワインを飲酒した．普段よりもかなり多量の飲酒であった．翌日明け方に今までに経験したことのない胸痛が出現し，一過性に眼前暗黒感を自覚した．救急車を要請し来院となった．来院時の心電図では異常を認めず，症状も消失していた（図1 A）．入院の上，管理とした．入院当日24時間心電図を施行した（図1 B）．後日施行したカテーテル検査では正常血管であり，左室機能も正常であった．引き続きアセチルコリン負荷試験を行った．これにより冠動脈の攣縮が誘発された（図2）．

この症例で何を考えるか？

1. 心電図診断は？

図1 Aの心電図は，正常洞調律でありST-T変化を認めず正常といえる．図1 Bの24時間心電図は明け方に約20分持続したST上昇発作であり（図3），房室ブロックを認めている．患者は同時刻に胸部不快感を自覚している．以上より冠攣縮性狭心症と診断した．

2. 診断の根拠は？

冠攣縮性狭心症の診断は，これらの特徴を有する狭心症様症状とその症状に関連する心筋虚血を

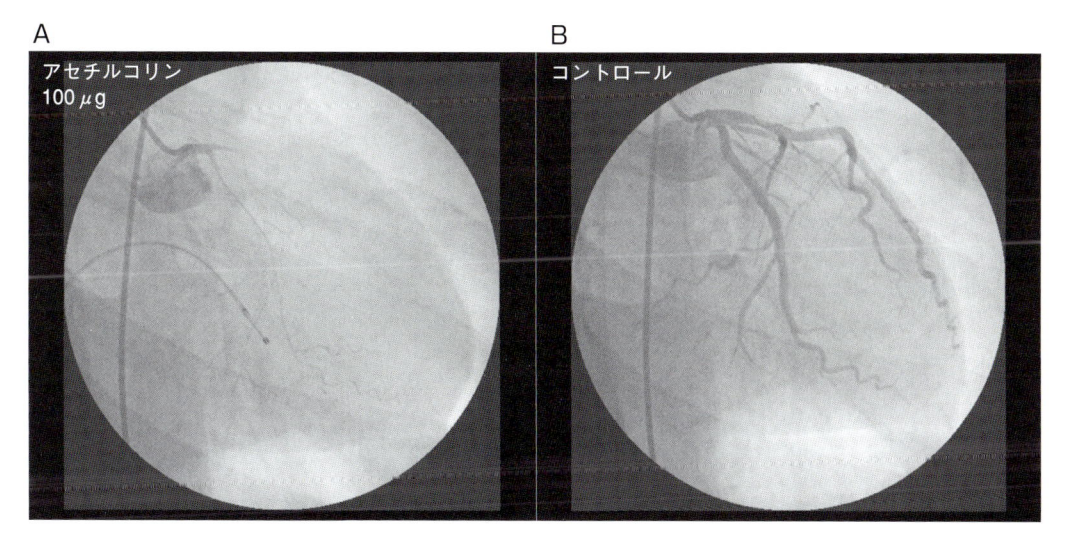

図2　緊急の冠動脈造影検査
　A：左冠動脈にアセチルコリンを100μg冠注後5分後の造影．LAD（左冠動脈前下行枝）が完全閉塞となりLCX（左冠動脈回旋枝）もびまん性に狭窄をきたしている．B：コントロール造影では狭窄を認めていない

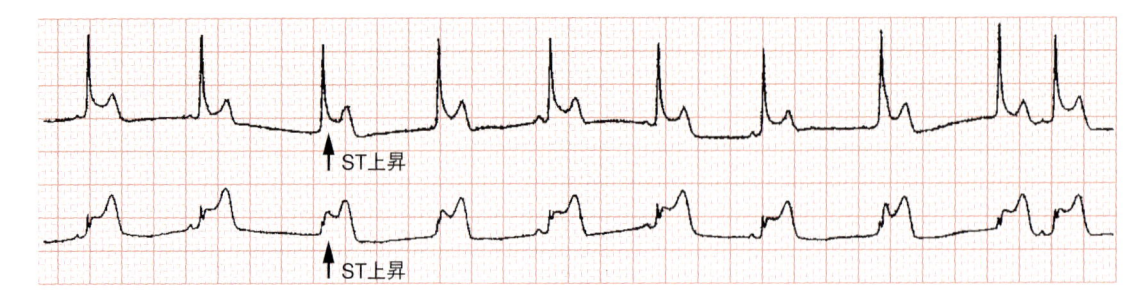

図3　24時間心電図で着目すべき波形
症状の出現と一致してCM5，NASAの両誘導でともにSTが上昇している．さらに房室解離を呈している

明らかにすることにより可能となる．最も重要で簡便な方法はとしては，発作時の心電図により一過性の心筋虚血を証明することである．しかし発作が深夜に出現するなどの発作時の心電図を記録することが難しいことから，24時間心電図（ホルター心電図）や過換気負荷試験，また心臓カテーテル検査におけるアセチルコリンをはじめとした薬物負荷冠攣縮誘発試験が行われる．本症例は，来院時の心電図では異常を認めなかったものの，24時間心電図でST上昇発作を見つけ，診断に至っている．

3. 疾患の解説

　冠動脈が攣縮により，完全またはほぼ完全に閉塞されると，その灌流領域に完璧性虚血を生じ，その結果心電図上ST上昇を伴った狭心症，すなわち異形狭心症が起こる．冠動脈が攣縮により不完全に閉塞されるか，またはびまん性に狭小化される場合，あるいは攣縮により完全に閉塞されていてもその末梢に十分な側副血行路が発達している場合は，非貫壁性虚血を生じ心電図上ST下降を伴った狭心症が起こる．これらの病態をすべてまとめて冠攣縮により生じる狭心症という意味で冠攣縮性狭心症という．特にST上昇タイプを異形狭心症といい冠攣縮性狭心症の中に含まれる．
　冠攣縮は，特に夜間から早朝にかけての安静時に出現し，通常は日中の運動によって誘発されない．
　心筋梗塞や狭心症といった虚血性心疾患の発症率には地域差，民族差が明らかに存在する．一般に虚血性心疾患の発症頻度は欧米人で高く，日本人を含むアジア人では比較的少ないとされている．しかしながら，虚血性心疾患の中でも冠動脈が攣縮する，いわゆる冠攣縮性狭心症となると，欧米人に比べて日本人の発症率が高い．冠攣縮の発症に関わる重要な環境因子は喫煙であることが既に報告されているが，こうした生活習慣に加えて遺伝的な背景が関与することにより発症の地域差，民族差が生じたと考えられる．冠攣縮性狭心症の生命予後は一般によいとされているが，冠動脈の器質的狭窄に冠攣縮を合併した場合や冠攣縮が不安定化した場合には急性心筋梗塞や突然死を起こすことも知られている[1]．

4. 心電図診断として鑑別すべきものは？

　冠攣縮は，狭心症のみならず，心筋梗塞の誘因になることが，知られている．今日でも急性心筋梗塞発症後の冠動脈造影で器質的狭窄が極めて軽微である症例，あるいは完全閉塞した冠動脈が硝酸薬のみで再開通する症例を経験することがある．近年では不安定狭心症，急性心筋梗塞，虚血性の心臓突然死は統括され，急性冠症候群（acute coronary syndrome：ACS）と定義されるようになった．その背景には，これらの疾患が冠動脈病変の急激な進展，すなわち冠動脈粥腫（プラーク）の破綻と，その結果生ずる血栓形成という共通の病理所見を有するという事実がある[2]．では，こ

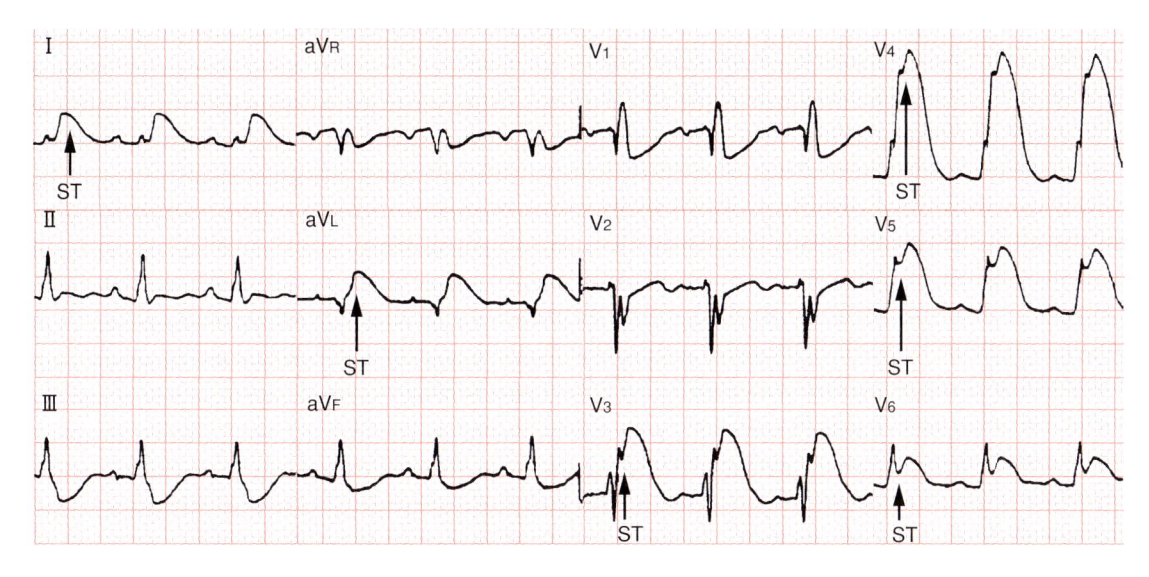

図4 アセチルコリン誘発時の心電図
左冠動脈にアセチルコリンを100μg冠注後の心電図．胸痛とⅠ，aVL，V3～V6でSTの上昇を認めている．
この患者は右冠動脈にも冠攣縮が証明され多枝スパスムと診断された

のプラークの破綻は何を契機として破裂に至るのか？－ここに多くの因子の一つとして冠攣縮が関与することが示唆される．したがって，①異型狭心症，②発作時にST低下を呈する安静狭心症，③労作狭心症，④急性心筋梗塞，⑤突然死といった病態が冠攣縮の関与により生じている可能性があり，多彩な心電図変化を呈することとなり心筋梗塞・狭心症が鑑別となる．

5. 対応・治療の方針は？

　冠攣縮性狭心症の診断にはその発見の経緯からも分かるように，症状の性状より診断を進めていくのが常套手段といえる．図5に診断のフローチャートを示す．しかしながら心電図で発作時の変化が捉えられるのは20％以下といわれており，症状から冠攣縮性狭心症を疑ったのであれば，入院させて冠動脈造影検査（冠攣縮誘発試験）を行うのが実際的である．
　治療は，禁煙や過度の精神的また身体的ストレス生活習慣の是正を基本とし，薬剤としてCa拮抗薬や硝酸薬が第一選択となる．冠攣縮は冠動脈平滑筋が一過性に異常に過収縮する現象とみなしうるが，冠動脈を含めた血管平滑筋の収縮は，骨格筋や心筋のそれと同様に細胞内Caの増加によって惹起されることが知られている．したがって冠攣縮性狭心症においてはCa拮抗薬が第一選択となり，ニフェジピンがよく使用される[3]．ニフェジピンは1日1回投与の徐放剤があり，夕食後に投与すれば冠攣縮性狭心症の出現頻度が高い朝方の発作を抑制できる確率が高まる．しかし，血管拡張作用が強いので過度の降圧や顔面紅潮や動悸や頭痛などの副作用にも注意が必要である．そのためベニジピンなどの持続型Ca拮抗薬なども使用される．他には硝酸薬なども有効であるが，これらの治療を十分に行っても発作を抑制できない難治例がある．

●処方例
処方1　アダラート®CR（20g）*　　1回1錠　1日2回　朝夕
処方2　アダラート®CR（20g）　　 1回1錠　1日1回　夕
処方3　コニール®（8mg）*　　　 1回1錠　1日1回　朝あるいは夕
＊：アダラート，コニールともに血圧・症状出現時間にあわせて，量と内服時間帯を調整する．

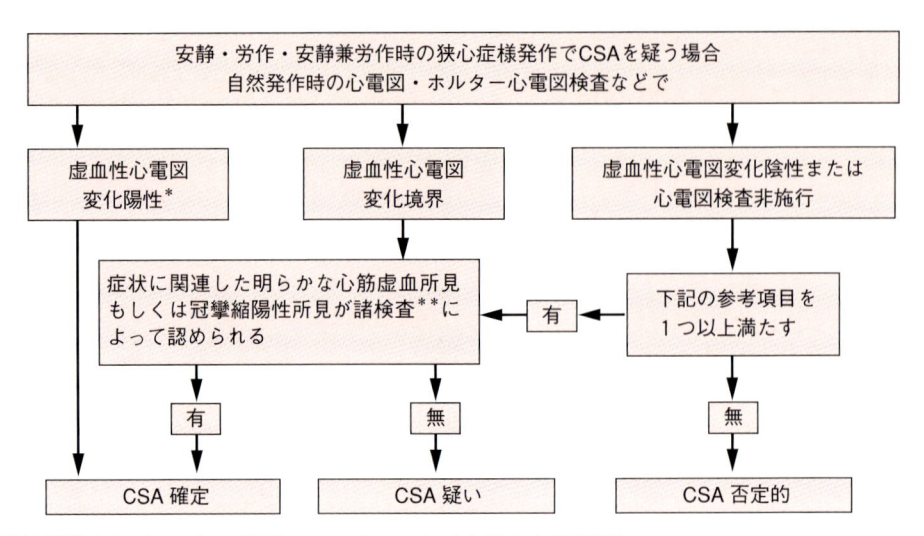

```
┌─────────────────────────────────────────────────────────┐
│ 安静・労作・安静兼労作時の狭心症様発作でCSAを疑う場合    │
│ 自然発作時の心電図・ホルター心電図検査などで            │
└─────────────────────────────────────────────────────────┘
         │                    │                    │
         ▼                    ▼                    ▼
  ┌───────────┐        ┌───────────┐      ┌──────────────┐
  │ 虚血性心電図 │        │ 虚血性心電図 │      │虚血性心電図変化陰性または│
  │ 変化陽性＊  │        │ 変化境界    │      │ 心電図検査非施行 │
  └───────────┘        └───────────┘      └──────────────┘
         │                    │                    │
         ▼                    ▼                    ▼
              ┌────────────────────────┐    ┌──────────────┐
              │症状に関連した明らかな心筋虚血所見│◄──有──│下記の参考項目を │
              │もしくは冠攣縮陽性所見が諸検査＊＊に│       │1つ以上満たす   │
              │よって認められる          │       └──────────────┘
              └────────────────────────┘              │
         │         │          │                      │
        有        無          無                     無
         ▼         ▼          ▼                      ▼
    ┌────────┐ ┌────────┐ ┌────────┐          ┌────────┐
    │ CSA確定 │ │ CSA疑い │ │        │          │ CSA否定的│
    └────────┘ └────────┘ └────────┘          └────────┘
```

図5 冠攣縮性狭心症（CSA）の診断フローチャート（文献1より引用）
硝酸薬により速やかに消失する狭心症様発作で，以下の4つの項目のどれか1つが満たされれば冠攣縮疑いとする．①（特に夜間から早朝にかけて）安静時に出現する，②運動耐容能の著明な日内変動が認められる（早朝の運動能の低下），③過換気（呼吸）により誘発される，④ Ca 拮抗薬により発作が抑制されるがβ遮断薬では抑制されない．
＊：明らかな虚血性変化とは，12誘導心電図にて，関連するⅡ誘導以上における一過性の0.1mV以上のST上昇または0.1mV以上のST下降か陰性U波の新規出現が記録された場合とする．虚血性心電図変化が遷延する場合は急性冠症候群のガイドラインに準じ対処する
＊＊：心臓カテーテル検査における冠攣縮薬物誘発試験，過換気負荷試験などを指す．なお，アセチルコリンやエルゴノビンを用いた冠攣縮薬物誘発試験における冠動脈造影上の冠攣縮陽性所見を「心筋虚血の徴候（狭心痛および虚血性心電図変化）を伴う冠動脈の一過性の完全または亜完全閉塞（＞90％狭窄）」と定義する

6. コンサルトすべきタイミング

前述のように，器質的狭窄を有する冠攣縮性狭心症もあり，ST上昇発作が捉えられなくとも症状から疑ったのであれば早急に相談すべきである．

文献

1）小川久雄：冠攣縮性狭心症の診断と治療に関するガイドライン，Circ. J., 72, Suppl. IV : 1195-1238, 2008
2）Falk, E. : Plaque rupture with severe pre-existing stenosis precipitating coronary thrombosis. Characteristics of coronary atherosclerotic plaques underlying fatal occlusive thrombi. BrHeart J., 50 : 127-134, 1983
3）Yasue, H. et al. : Long-term prognosis for patients with variant angina and influential factors. Circulation. 78 : 1-9. 1988

プロフィール

原　久男（Hisao Hara）
東邦大学医療センター　大橋病院　循環器内科　講師．
詳細は第2章Ⅱ-1）を参照．

4. 非特異的な ST-T 異常 → 拡張型心筋症
― 増強する労作時の呼吸苦で来院した若年男性

原　久男

症例

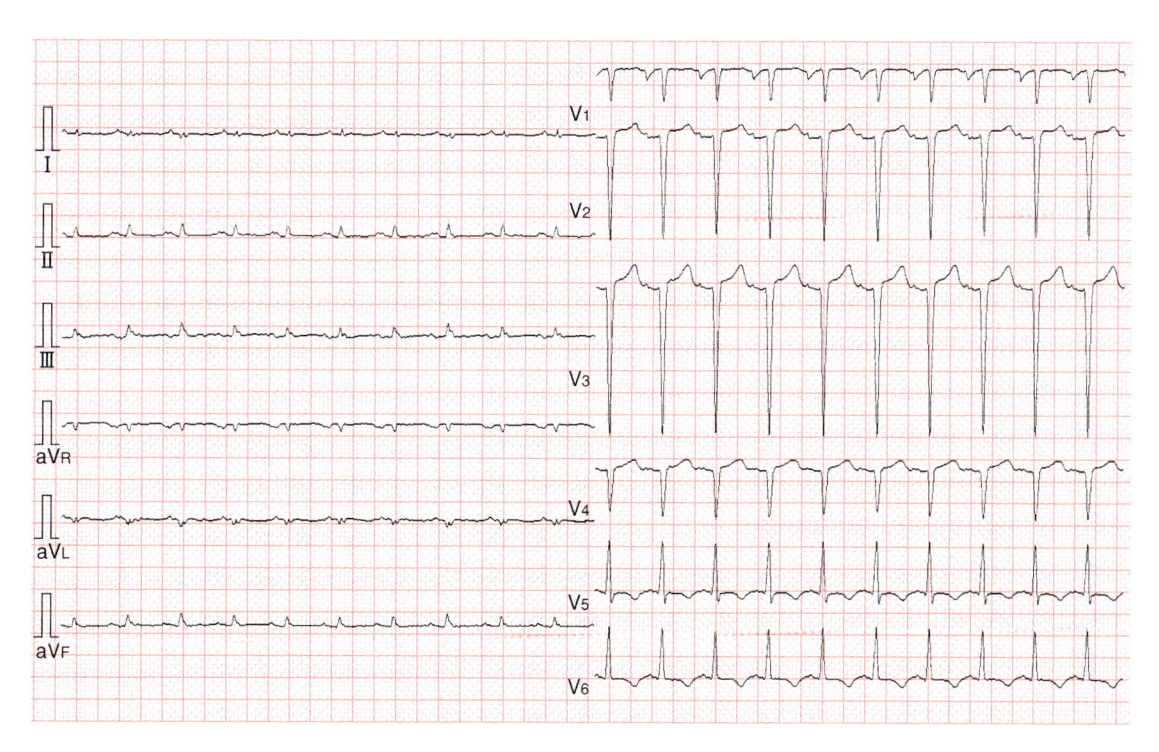

図1　入院時の12誘導心電図

症　例：29歳，男性．
主　訴：呼吸苦．
既往歴：特記すべきことなし．
家族歴：特記すべきことなし．
現病歴：初診の1カ月前から，次第に増強する労作時の呼吸苦が出現した．また下肢の浮腫を認めた．そのため近医受診．胸部X線写真上心不全を認め精査加療目的で紹介入院となった．安静と酸素化・利尿剤の使用により自覚症状は軽快した．心電図（図1）所見より虚血性心疾患も否定できず，心臓カテーテルを施行したところ，冠動脈は正常で，左心室の拡張と駆出率の著しい低下が認められ，拡張型心筋症と診断された．

胸部X線写真：CTR65％，肺うっ血像（＋），両側胸水（＋）
UCG：EF 20％，LVDd 73 mm，LVDs 65 mm（図2）．

この症例で何を考えるか？

1. 心電図診断は？

洞性頻脈，低電位（肢誘導），肢誘導でのST-T異常，$V_5 \sim V_6$のST異常，$V_1 \sim V_4$のR波の減高，左房負荷の所見が認められる（図3）．以上より，心筋障害を有する状態と考えられる．

2. 診断の根拠は？

拡張型心筋症の自覚症状，検査所見の多くは心筋収縮不全に伴うものであり拡張型心筋症に特異的なものではない．さらに冠動脈疾患や弁膜症を原因として本疾患と類似の心形態・病態を呈する症例もみられる．したがって診断アプローチは基本病態である心筋収縮不全と左室あるいは両心室の内腔拡大を指示する検査所見や自覚症状を確認し，二次的に心筋障害をきたす他の心疾患を除外することである．

本症例も心エコーで著明な心機能の低下と左室内腔拡大が確認され，虚血を否定するべく行った冠動脈造影検査では異常を認めず拡張型心筋症の診断となった．

拡張型心筋症ではさまざまな心電図異常が存在するが，特徴的な変化はなく，きわめて多彩な異常が認められる（表）．最も頻度の高い異常はST-T異常で，ほとんどの症例で観察される．左室側高電位を呈する症例も多いが，これは左室拡大と残存心筋の肥大によるものと考えられる．病状の進行とともに左室心筋細胞の壊死と線維化が進行するとQRS幅の延長や軸偏位，脚ブロック，異

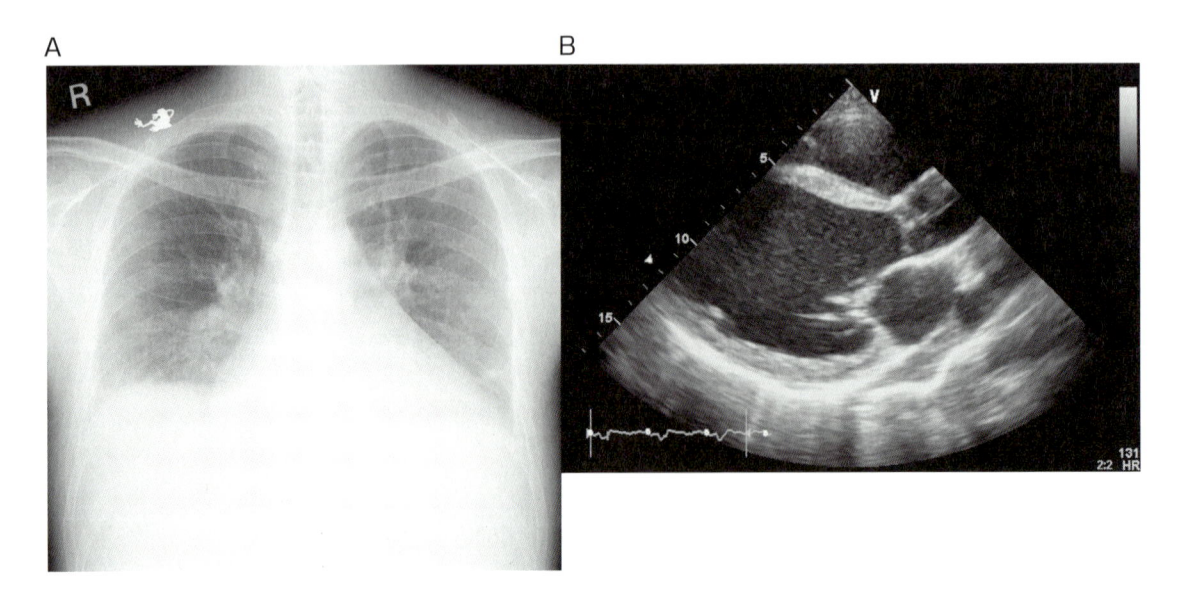

図2 入院時胸部X線（A）と心エコー（B）
胸部X線上，胸水と心拡大さらにうっ血の所見を認める．心エコーでは，左室拡張期径が73 mmと著明に拡大していた

R波の減高

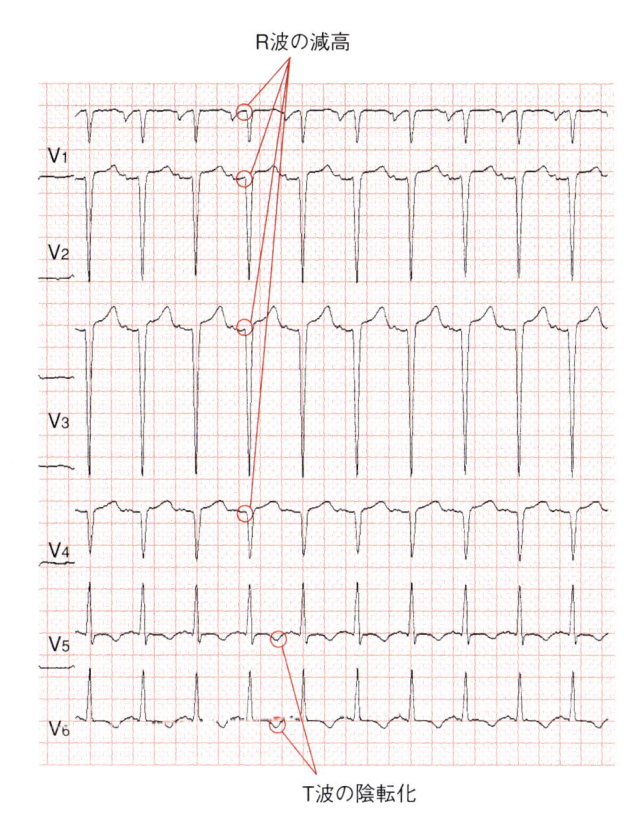

図3 図1で着目すべき波形

T波の陰転化

表 拡張型心筋症における心電図所見の割合

ST-T変化	83.2%	右軸偏位（＋110°以上）	8.6%
左室側高電位	42.4%	異常Q波	36.0%
異常P波	16.9%	中隔Q波の消失	17.3%
Ⅰ度房室ブロック	16.9%	心房性期外収縮	14.3%
Ⅱ度房室ブロック	3.1%	心房細動	22.2%
Ⅲ度房室ブロック	7.0%	心房粗動	6.1%
左脚ブロック	9.1%	WPW症候群	0.5%
左軸偏位（－30°以上）	23.9%	低電位	13.9%
右脚ブロック	13.9%	QRS幅の延長	50.0%

文献1より引用

常Q波の出現，房室ブロック，低電位などが認められるようになる．また，中隔の電気的ベクトルの低下によりV5～V6の中隔Q波の消失をみることもある．さらに心房負荷による異常P波は約半数の症例で認められる．心不全により洞性頻脈を呈する症例も多い．上室性期外収縮の頻度も多く，心房細動も22％の症例でみられる[2]．また心室性期外収縮が90％に認められる[3]．24時間心電図では半分以上にLown Ⅳ度以上の重症心室性期外収縮が確認され，心室頻拍も約30％の症例で認められる．本症例患者の死因の約40％はこれらの重症不整脈に基づく突然死とされており，その評価は病状および治療効果の判定を行う上できわめて重要である[4]．図4の症例は健診で異常を指

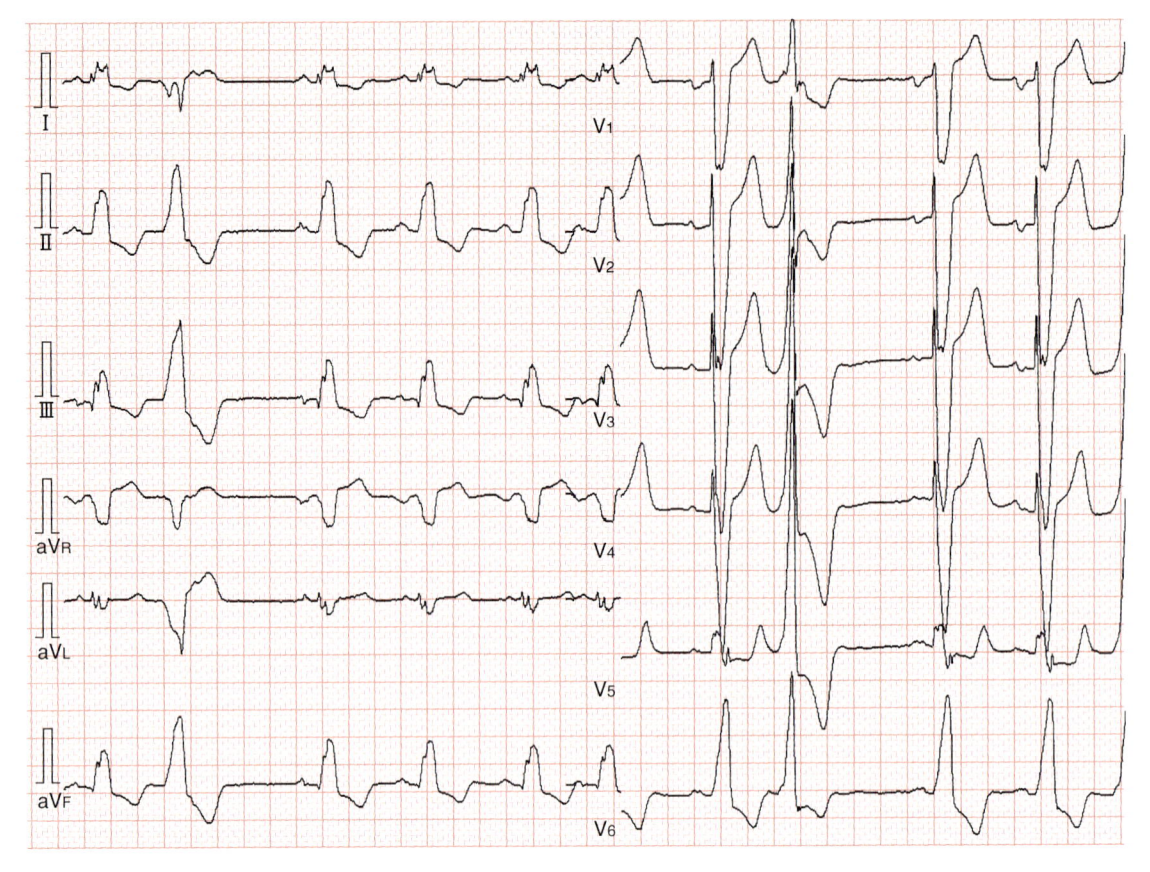

図4　心電図異常から紹介となった拡張型心筋症の症例
左脚ブロックと心室性期外収縮

摘された30歳の男性であり，左脚ブロックと心室性期外収縮をみとめている．心エコーではEFは17％と低下していた．このような状態であったが自覚症状はほとんど認めていない．

3. 疾患の解説

　拡張型心筋症は，心筋収縮不全と左室内腔拡大を特徴とする心筋疾患群と定義され，虚血性心疾患，高血圧性心疾患，弁膜症，先天精神疾患および特定心筋疾患などを除外することにより診断されている．わが国において，心臓移植の対象となる重症心不全の大部分が拡張型心筋症である．多くが依然として原因不明であるが病因としてウイルス感染との関連が注目されている．いずれにしろ病因による分類ではなく臨床病型による分類であり，その経過・予後も急激に悪化する症例がある一方で長期間無症状のまま経過する例など多彩である[5]．

4. 心電図診断として鑑別すべきものは？

　拡張型心筋症の診断には，虚血性心筋症，弁膜症，アルコール性・産褥性心筋症，サルコイドーシスなどとの2次性心筋疾患との鑑別が必要となる．

5. 対応・治療の方針は？

　拡張型心筋症は，心筋の器質的変化とともに，左室機能障害が進行し，その過程において心不全が発症する．したがって，初期治療の目的は，心不全の発症予防である．すでに十分な薬物療法の介入にもかかわらず難治性となった心不全に対しては心室再同期療法（CRT）や突然死抑制のための植込み型心臓除細動器（ICD），さらには補助循環（人工心臓）の装置や左室容積縮小術など外科的治療も考慮される．さらに適応があれば心臓移植治療も選択としてあげられる．

6. コンサルトすべきタイミング

　特異的異常所見が少なく，多様性に富む点が拡張型心筋症の特徴である．心電図上は異常Q波，左室側高電位差あるいは低電位差，ST-T変化，心室内伝導障害はさまざまな程度と組み合わせで認められる．拡張型心筋症診断における12誘導心電図検査の感度・特異度は低い．少なくとも何らかの愁訴をもって受診した患者に対しては，心電図判定に際してBNPや心エコーなどの画像診断を並行して行い次のステップへ進む配慮が必要である．

文献

1) 河合忠一，他：特発性心筋症の診断基準について　厚生省特定疾患特発性心筋症調査研究班 50 年度研究報告集，88-99，1976
2) 大西祥男：拡張型心筋症の不整脈の特徴．心電図 19：243-249，1999
3) 木村勝智：特発性心筋症，症候論と心電図所見．日本臨床 58：23-28，2000
4) Elliot P：Cardiomyopathy：Diagnosis and management of dilated cardiomyopathy. Heart, 84：106-112, 2008
5) 厚生労働省　難治性疾患克服研究事業　特発性心筋症調査研究班，心筋症，診断の手引きとその解説．カリン舎，2005

おすすめ書籍

・「新　目でみる循環器病シリーズ　心筋症」（松森 昭 編），メジカルビュー社，2007
　↑心筋症を包括的に解説している

プロフィール

原　久男（Hisao Hara）
東邦大学医療センター　大橋病院　循環器内科　講師．
詳細は第2章Ⅱ-1）を参照．

第2章II 症例からみた心電図の読み方【基本編】
―心電図変化からみた臨床診断

5. 巨大陰性T波を示す心肥大 → 心尖部肥大型心筋症

―特に自覚症状はなく, 健康診断にて近医で心電図異常を指摘された59歳女性

笠巻祐二

症例

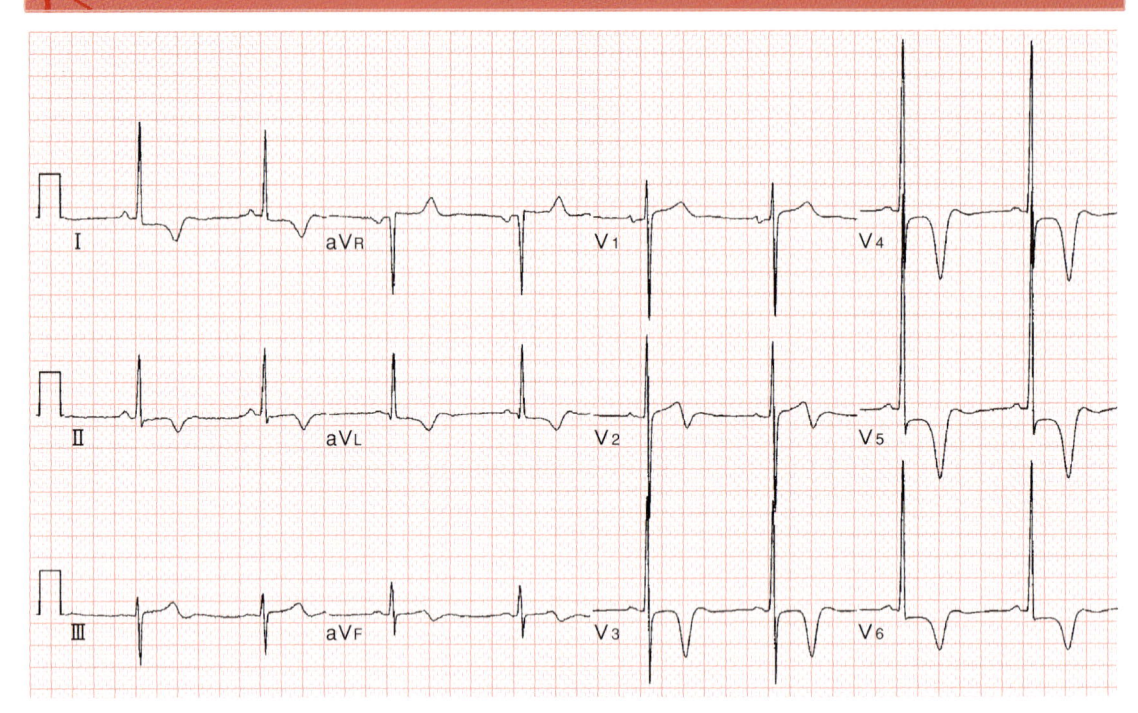

図1 健康診断時の心電図

症　例：59歳, 女性.
主　訴：特になし.
既往歴：以前, 高血圧を指摘されたことあり.
家族歴：特になし.
現病歴：生来健康であったが, 健診目的にて近医を受診. 心電図にてI, II, aVL, V2～V6で陰性T波を認めたため, 精査目的にて循環器内科を紹介受診となった.
身体所見：身長156 cm, 体重58 kg, 血圧130/76 mmHg, 心拍数58/分, 整. 心音正常, 明らかな心雑音なし, 呼吸音正常, 腹部異常なし.
検査所見：胸部X線写真に異常なし, 心エコー上, 心尖部に著明な肥厚を認める. 左室の局所壁運動異常はなく, 収縮機能は正常（左室駆出率64％）.

この症例で何を考えるか？

1. 心電図診断は？

V₄誘導において巨大陰性T波を認める．心エコー所見と合わせ心尖部肥大型心筋症（APH：apical hypertrophy）が最も考えられる．

2. 診断の根拠は？

特に自覚症状がなく，健診で記録した心電図にてⅠ，Ⅱ，aV_L，V₂～V₆で陰性T波を指摘されたことから，高血圧性心疾患，無症候性心筋虚血，肥大型心筋症などが想定される．本症例の12誘導心電図（図1）では，Ⅰ，Ⅱ，aV_L，V₂～V₆で陰性T波を認めるが，とくにV₄，V₅誘導での陰性T波は深く，10 mm以上であり巨大陰性T波といってよい（図2）．**巨大陰性T波は一般に急性心筋梗塞，急性心筋虚血，APHのほか中枢神経障害やカテコールアミン性心筋症などでみられることがある．**本症例の心エコーでは，心尖部に限局した著明な肥厚を認め，左室の局所壁運

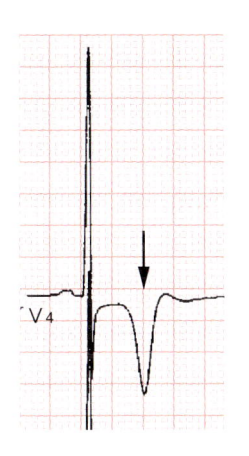

図2 健康診断時の心電図で注目すべき波形
矢印は陰性T波を示す

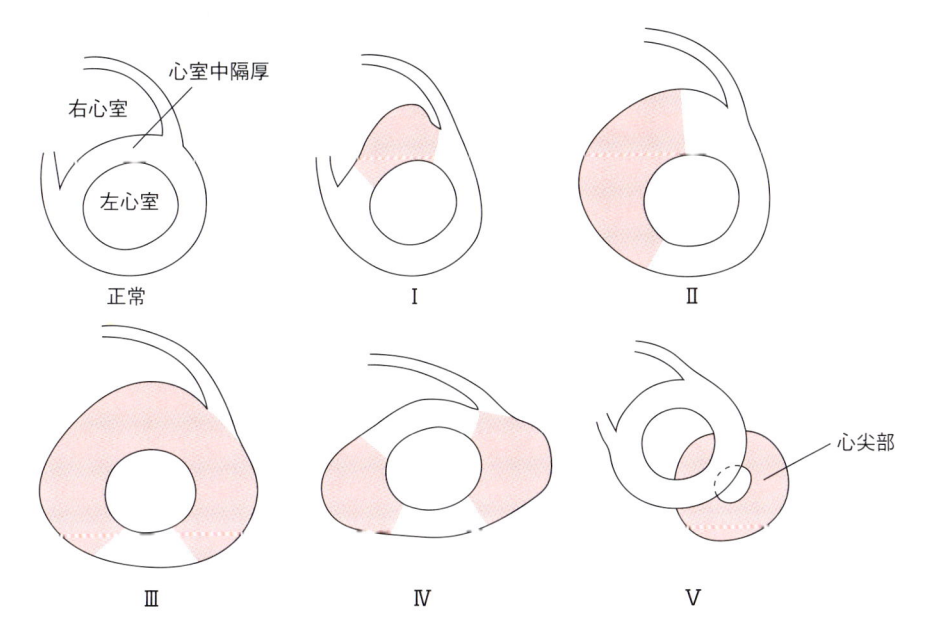

図2 肥大型心筋症の肥大様式の分類（Maron分類）
色のついた領域が肥大していることを示す．Ⅰ型：心室中隔の肥大，Ⅱ型：心室中隔から下壁の肥大，Ⅲ型：後壁を除く全周性に肥大，Ⅳ型：下壁中隔と側壁のみ肥大，Ⅴ型：心尖部肥大

動異常は認めないことから APH が疑われる．なお，本症例は既往に高血圧を指摘されたことがあるので高血圧性左室肥大が心電図所見に影響している可能性も完全には否定できない．

3. 疾患の解説

APH は，40 歳以上の男性に多く，小児にはみられない．家族内発症は例外的であり，遺伝歴はない．高血圧はないかあっても軽度であり，治療を受けている者は少ないとされている．APH の予後は他の肥大型心筋症に比べてはるかによく，一般健康者の予後と差がないとされている．本疾患は Maron の分類では V 型に属する（図 2）．ただし，心室瘤をみる例で致死性不整脈を認めれば予後は悪くなる．一般に APH は長期に渡り収縮機能は保たれるのが特徴である．

4. 心電図診断として鑑別すべきものは？

陰性 T 波を呈するものすべてが鑑別対象になりうる．急性の変化か慢性の経過をとるのかの判断が必要である．本症例のように特に自覚症状がなく偶然見つかった場合には，高血圧性心疾患，無症候性心筋虚血，APH 以外の肥大型心筋症などを考慮すべきである．巨大陰性 T 波は，急性心筋梗塞，急性心筋虚血，脳血管障害やカテコールアミン性心筋症，急性肺性心でもみられることがある．

5. 対応・治療の方針は？

APH の予後は他の肥大型心筋症に比べてはるかによく，一般健康者の予後と差がないため，基本的には経過観察のみとなる．不整脈との関連性もなく，出現しても疾患とは本質的な関係はない．心房細動も少ないとされている[1]．おそらく拡張障害による左房負荷が少ないことと関係しているのだろう．経過観察には心エコーだけでは不十分であり，肥厚の分布と程度の評価を客観的に行うべく MRI や超高速 CT を併用すべきである．

6. コンサルトすべきタイミング

APH から非対称性心室中隔肥厚（ASH）への移行とともに巨大陰性 T 波が減少する例や心尖部瘤を形成する例など，例外的報告があるので定期的な経過観察の中で，心電図あるいは心エコー所見に変化がみられた場合には循環器専門医へコンサルトすべきである．

文献

1) Sakamoto, T. : Apical hypertrophic cardiomyopathy（apical cardiomyopathy）: An Overview. J. Cardiol., 37（suppl.）: 161-178, 2001

おすすめ書籍

- 「臨床心エコー図学」（吉川純一 編），文光堂，2008
  ↑臨床心エコー図のバイブルとして基本から最新知見まで心エコー図学を完全網羅している書である．
- 「心電図診断基準 110」（小沢友紀雄，斎藤穎 編著），中外医学社，1998
  ↑日常遭遇する心電図の診断基準と鑑別すべき疾患をわかりやすく簡潔に解説した書である．

プロフィール

笠巻祐二（Yuji Kasamaki）
日本大学医学部　内科学系循環器内科学分野　講師．日本大学板橋病院　循環機能検査室　室長．
詳細は第 1 章－ 7) を参照．

第2章Ⅱ 症例からみた心電図の読み方【基本編】
―心電図変化からみた臨床診断

6. 全誘導でのST上昇→急性心膜炎
―感冒症状後しばらくして胸痛が出現した20歳男性

岡山英樹

症例

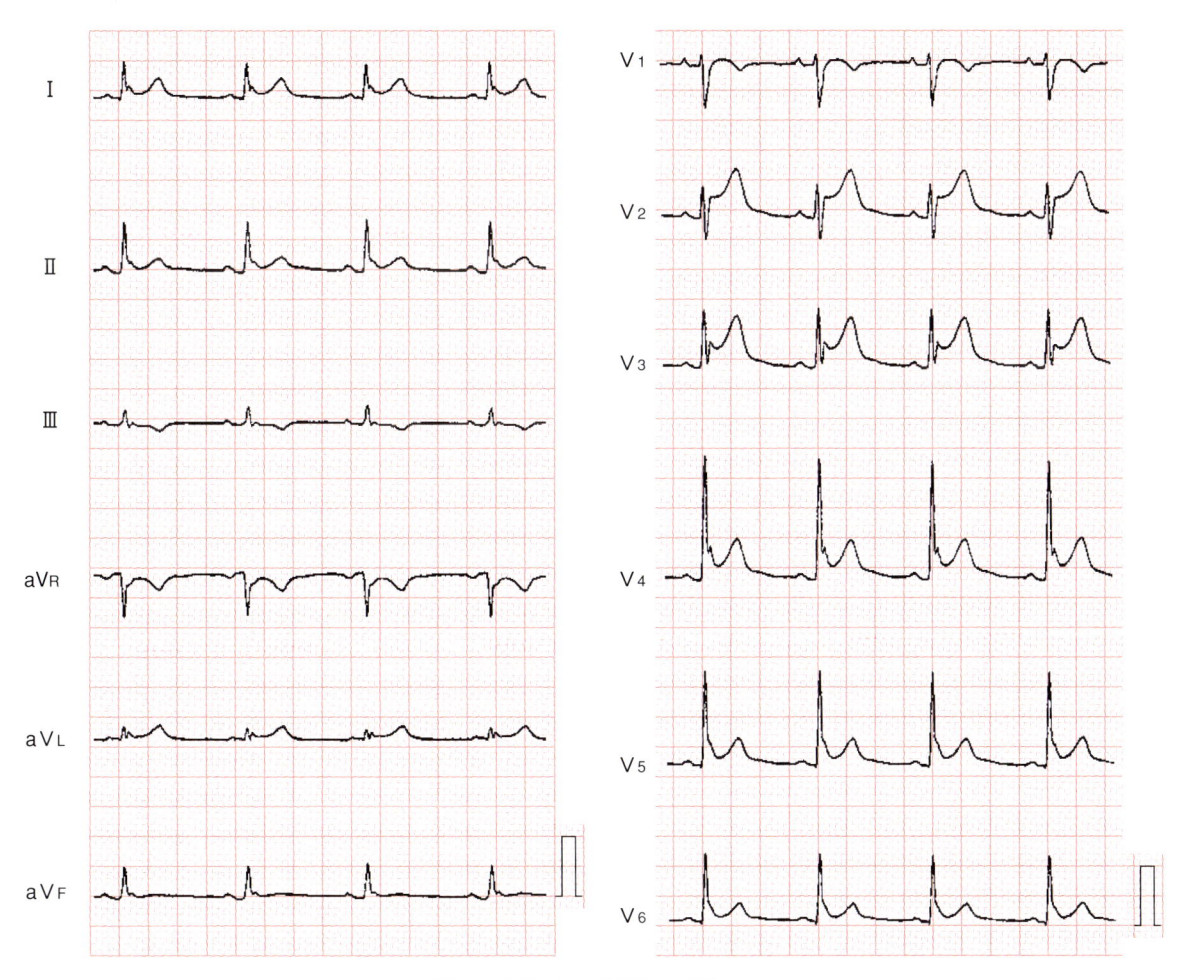

図1　来院時12誘導心電図

症　例：20歳，男性．
主　訴：胸痛．
現病歴：発症前日より熱発と左前胸部痛が出現し軽快せず受診した．胸痛は吸気により増悪する．
身体所見：身長 175 cm，体重 68 kg，血圧 124/66 mmHg，脈拍 80/分 整，心音 I音，II音減弱，心雑音なし，呼吸音正常，血液生化学検査：WBC 11,000/μL↑，CPK 156 IU/L，CKMB 12 IU/L，CRP 0.5，心エコーで左室壁運動は異常なし，中等度の心嚢液貯留を認める（図2）．

この症例で何を考えるか？

1. 心電図診断は？

急性心膜炎．

2. 診断の根拠は？

比較的軽度の胸痛を訴える患者で，冠動脈支配領域で説明できない広範囲にわたる ST 上昇をきたしている場合には急性心膜炎を念頭におく（図1）．症状は吸気や臥位で増強することがある．虚血性心疾患に伴う ST 上昇とは異なり，冠動脈支配領域で考えうるより広範囲で ST 上昇を認めることが多く，さらに対側にあたる誘導での ST 低下（鏡面像）はない．教科書的には PR 部分が基線より低下するとされるが，実際ははっきりしないことも多い．

3. 疾患の解説

心外膜に障害電流が発生するため広範囲に ST 上昇をきたす．吸気により症状が増悪し，理学的所見としては心膜摩擦音が有名である．しばしば心嚢液貯留を認めるが（図2），この場合には心膜摩擦音は逆に聴取されなくなる．また心タンポナーデをきたしていれば頻脈や奇脈，頸静脈怒張がみられようになり血行動態破綻の原因となる．理学所見に加え，心エコーによる右房，右室の虚脱所見によるタンポナーデの速やかな診断は，心膜腔穿刺のため重要である．また心筋炎の合併により左室壁運動が著明に低下する場合（図3）にも血行動態が破綻することがあるため，心筋炎がある場合には経時的な心エコー検査とスワン－ガンツ・カテーテルによる心拍出量や肺動脈圧

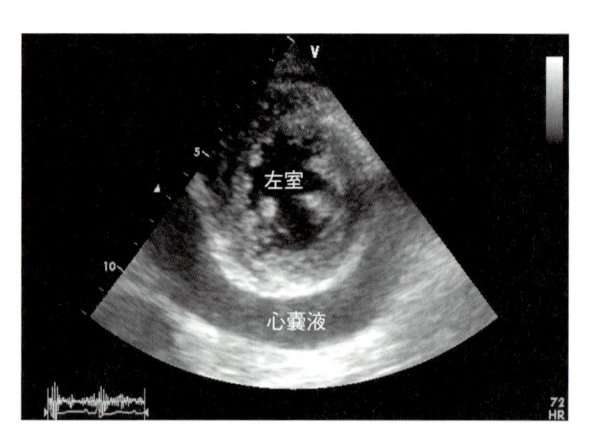

図2　来院時心エコー検査（傍胸骨短軸像）
左室後壁側を中心として心嚢液貯留を認める

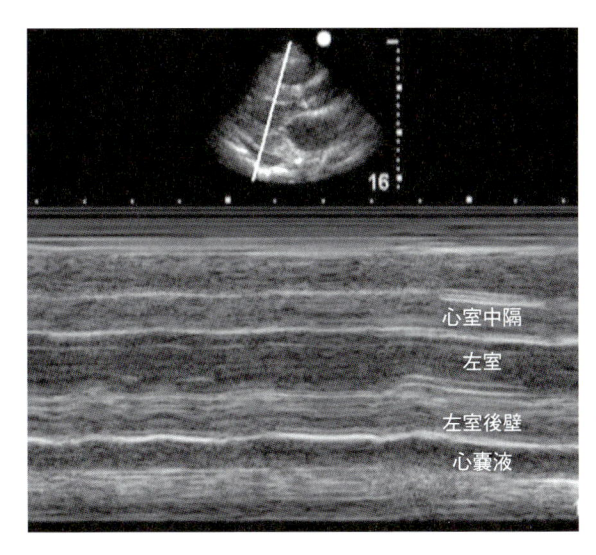

図3 重症心筋炎症例の心エコー検査（左室Mモード像）
傍胸骨長軸像で心嚢液貯留に加え，左室中隔と後壁の肥大（心筋の浮腫と考えられる）および壁運動低下を認める

の確認が必須である．本症例では心筋逸脱酵素の上昇はなく心エコー上心機能は正常であった．
　ウイルス性，膠原病や結核，悪性疾患に起因するものが原因として挙げられ，これらの除外が必要であるが，種々の精査の結果，原因を特定するには至らず特発性心膜炎と診断されることが多い．特発性心膜炎の約30％が再発するといわれている[1]．

4. 心電図診断として鑑別すべきものは？

　ST上昇を伴う胸痛であり急性心膜炎以外に急性冠症候群，急性肺血栓塞栓症，解離性大動脈瘤（冠動脈閉塞を合併した場合）等が挙げられる．

5. 対応・治療の方針は？

　予後良好な疾患である．心タンポナーデや心筋炎の合併がない場合は自然に治癒するため，治療は疼痛に対する対症療法が基本となる．アスピリン等の非ステロイド系消炎鎮痛薬（NSAIDs）が用いられる．本症例は消炎鎮痛薬（ロキソニン®）にて疼痛の軽減を図り，数週間の経過で症状，心嚢液ともに消失した（図4）．

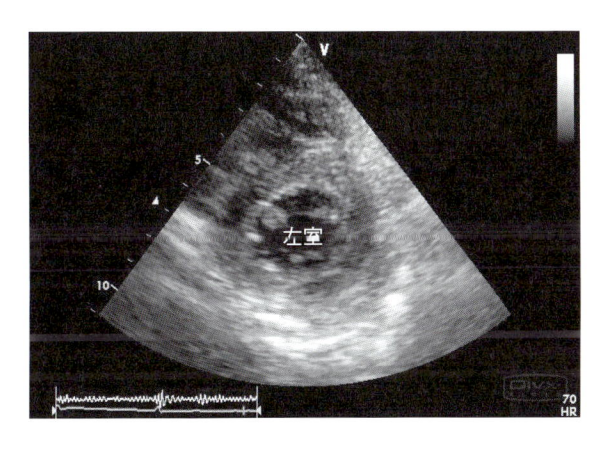

図4 心エコー検査（傍胸骨短軸像）
左室後壁側に貯留していた心嚢液は消失した

6. コンサルトすべきタイミング

　基本的には専門的な治療は不要な疾患であるが，血行動態が不安定であればただちに循環器専門医にコンサルトする．血圧低下がなくても，心嚢液が多量に貯留している場合や心エコーで全周性の心筋肥大，左室壁運動低下（図3）を認め心筋炎の合併が疑われる場合は専門医の診断を仰ぐ．

文献

1）Libby, P., et al.： Braunwald's Heart Disease, Saunders, pp1830-1842, 2007
　　↑循環器内科の先生が持っていると思いますので見せてもらってください．

おすすめ書籍

・「臨床心エコー図学　第3版」（吉川純一 編），文光堂．2008
　　↑特に将来循環器内科学を志す方におすすめです．

プロフィール

岡山　英樹（Hideki Okayama）
愛媛大学附属病院，脳卒中・循環器病センター　病院教授．
詳細は第2章Ⅱ-2）を参照．

第2章Ⅱ　症例からみた心電図の読み方【基本編】
　　　　—心電図変化からみた臨床診断

7. 前胸部誘導での凸型のST上昇→
Brugada症候群
—夜間に突然うなり声をあげ，家族に発見された40歳男性の失神

志賀　剛，鈴木　敦

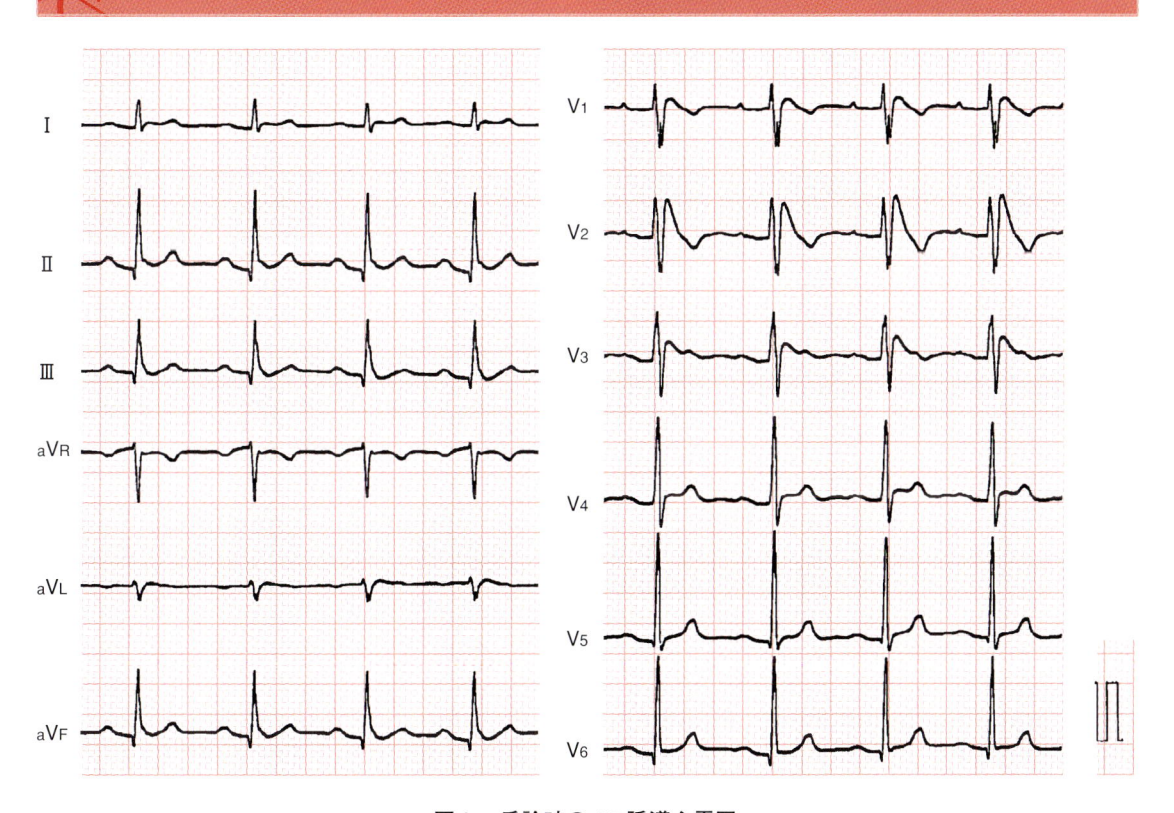

図1　受診時の12誘導心電図

症例

症　例：40歳，男性．
主　訴：失神．
既往歴：32歳，腰椎椎間板ヘルニア．
家族歴：突然死あり（叔父43歳）．
現病歴：中学生時の健診で不整脈を指摘され，他院で精査行うも異常なく経過観察．午前1時30分頃，うなり声の後に両手を握り締めるような動作，白目を剥いた状態に妻が気付き，数分で意識は回復した．その後も同夜に同様の発作を3回繰り返し，救急要請．精査加療目的にて循環器内科緊急入院となった．

身体所見：身長 166 cm，体重 49.1 kg，血圧 118/60 mmHg，心音正常，心雑音なし．胸部 X 線写真上，心胸比 46 ％，心エコーでは LVDd/Ds ＝ 4.0/2.5，FS ＝ 0.38 と左室収縮能良好であり，三尖弁逆流を軽度認めるのみ．

検査所見：AST 27 mg/dL，ALT 32 mg/dL，CK 67 mg/dL，尿素窒素 9.4 mg/dL，クレアチニン 0.93 mg/dL，血清カリウム 4.3 mEq/L．

この症例で何を考えるか？

1. 心電図診断は？

Brugada 症候群．

2. 診断の根拠は？

　器質的心疾患がなく，夜間に突然うなり声をあげ，家族に発見された失神例である．循環器疾患として，突然発症しうる失神は何らかの原因で脳血流が落ちる病態を考えなくはいけない．特に本症例のように夜間や安静時に失神が生じるとなると，徐脈性不整脈，心室頻拍や心室細動などの頻脈性不整脈，そして冠攣縮性狭心症など虚血性心疾患を疑う．その鑑別として心電図が重要な情報を与えてくれる．**本症例の 12 誘導心電図（図 1）は，洞調律，軸は正常（＋ 70°）で PQ 間隔は 0.20 秒と早期興奮や房室ブロックは認めない．QRS 幅の延長はなく，右側胸部誘導（V_1 ～ V_3）で特徴的な凸型の ST 上昇を認める．なお，QT 間隔は 0.38 秒と延長なく QT 延長症候群は否定的である．**V_1 ～ V_3 の ST 上昇を認めた場合，急性冠症候群，心外膜炎，左室瘤，右脚ブロック，Brugada 症候群として凸型を示す coved 型（タイプ 1）と凹型の saddleback 型（タイプ 2），早期再分極，不整脈性右室心筋症などを考える（図 2）．前 3 者は症状，血液生化学的マーカー，心エコー等で鑑別する．急性冠症候群では，対側性 ST 低下も確認する．右脚ブロックでは I，V_5 ～ V_6 の深い S 波を伴う．Brugada 症候群では ST 上昇が V_1 ～ V_2 で顕著に出る．早期再分極は ST 上昇が V_4 で最大になることが多く，V_4 ～ V_6 または肢誘導に J 点と ST 上昇．また，不整脈性右室心筋症では右軸偏位や特徴的な ε（イプシロン）波を認める〔第 3 章 II － 3）参照〕．本症例では V_1 ～ V_2 を中心に 2 mm 以上の凸型を示す coved 型 ST 上昇を認め，失神の既往を合わせて考えると Brugada 症候群が最も疑われる．

　本症例は入院中にモニター心電図上，夜間就寝中に心室細動をきたし，蘇生された（図 3）．なお，いわゆる虚血性心疾患を疑わせるような先行する ST 変化は認めなかった．

3. 疾患の解説

　Brugada 症候群は，器質的心疾患を伴わず，右側胸部誘導（V_1 ～ V_3）において右脚ブロック様波形と ST 上昇を有し，多形性心室頻拍・心室細動から心臓突然死をきたす疾患である．頻度は 10 万人に 1.4 人で，夜間（20 時～ 8 時）の発症が多い．Na チャネルをコードする遺伝子異常が指摘され，そのチャネル機能異常から心筋の内向き Na 電流が減少するといわれる．ただ，遺伝子異常は 3 割以下にしか認められず，これと特異的心電図変化との関係はまだ明確になっていない．現在は右室心筋細胞の貫壁性電位勾配で説明されており，心筋内外膜間のリエントリーが不整脈機序と考えられている．

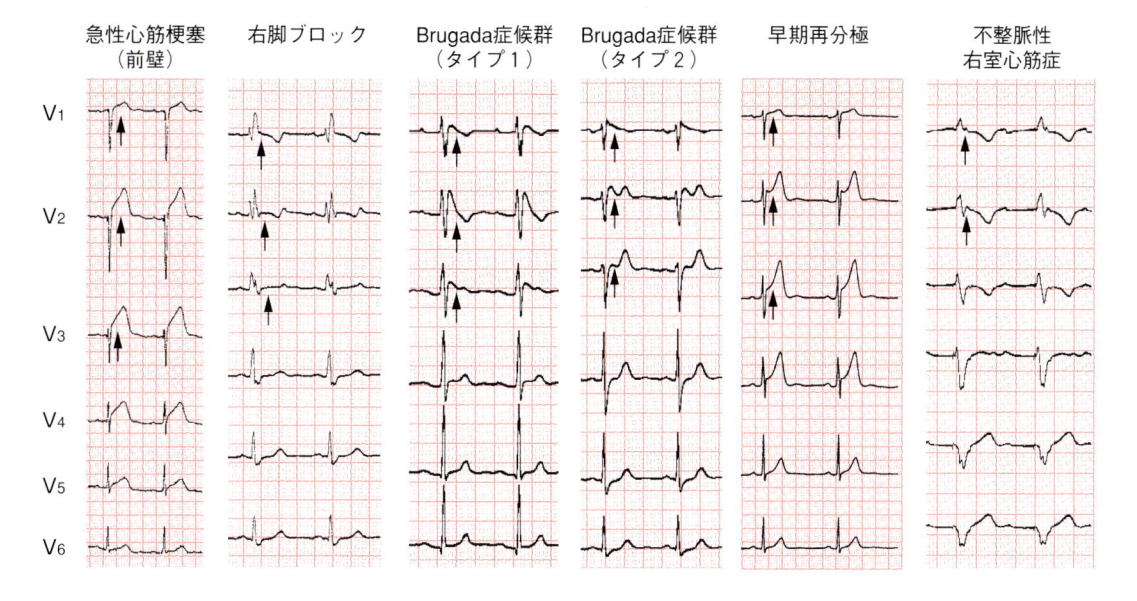

図2 V₁〜V₃のST上昇（矢印）をきたす疾患

（急性心筋梗塞（前壁）／右脚ブロック／Brugada症候群（タイプ1）／Brugada症候群（タイプ2）／早期再分極／不整脈性右室心筋症）

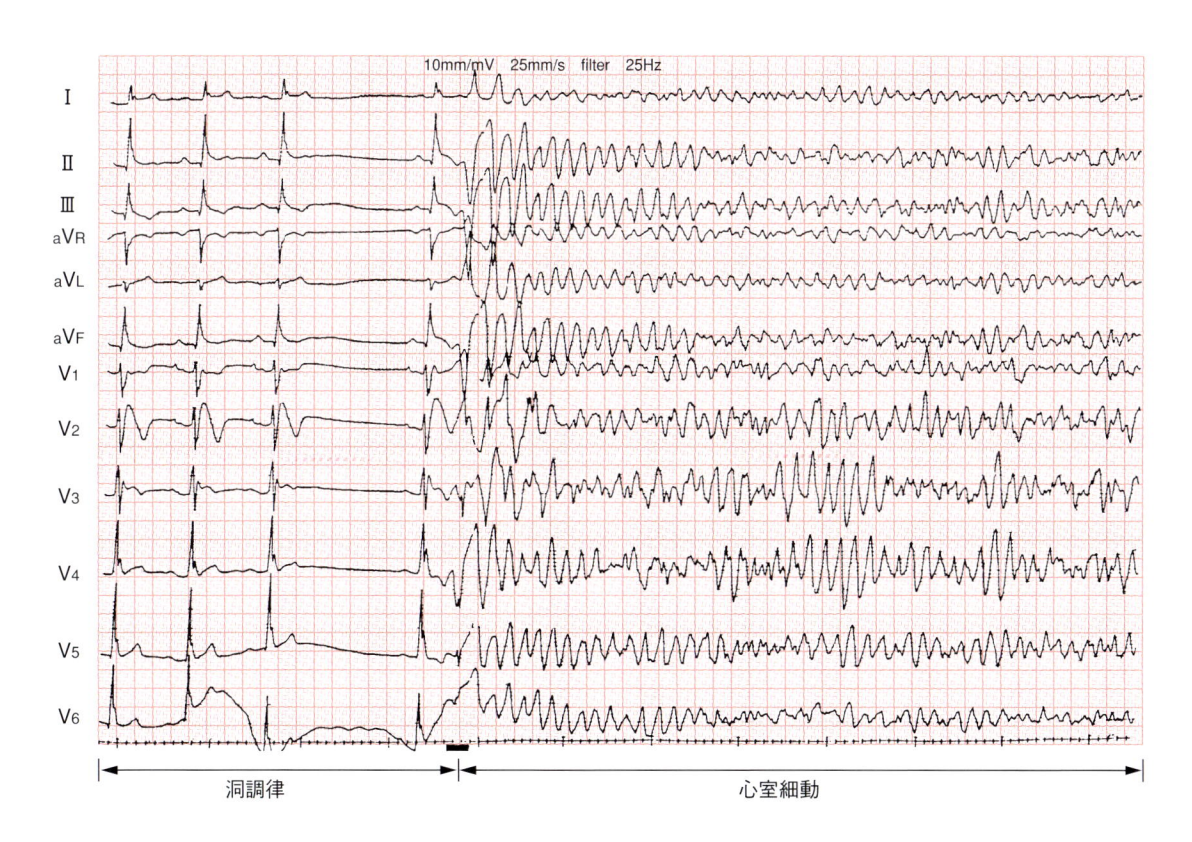

図3 夜間就寝中に認められた心室細動

（洞調律／心室細動）

4. 心電図診断として鑑別すべきものは？

急性心筋梗塞，冠攣縮性狭心症，高カリウム血症，高カルシウム血症，急性心膜炎，右脚ブロック，不整脈性右室心筋症など．

5. 対応・治療の方針は？

植込み型除細動器が第一選択となる．急性期や頻回作動に対してイソプロテレノール，β刺激薬などが有用である．また，発作予防には抗不整脈薬であるキニジン，ベプリジルに有効性があるという報告もあるが，あくまで除細動器への付加治療である．

6. コンサルトすべきタイミング

とにかくめまい（このように血の気が引くような），失神は致死性不整脈の前兆であることが多く，専門医へのコンサルトが必要である．なお，日本人では全人口の 0.1 ～ 0.2 ％に Brugada 様心電図を示す人がいるとされているがすべてが突然死をする Brugada 症候群とはいえない．症状のない Brugada 心電図を示す患者で，45 歳以下の突然死の家族歴がある例[1]，病気への不安感が強い例などは専門医にコンサルトする．ただし，定期的な心電図検査，失神の有無，3 親等以内の新たな突然死の出現について経過観察は必要である．

文献

1) Kamakura, S. et al. : Brugada Syndrome Investigators in Japan. Long-term prognosis of probands with Brugada-pattern ST-elevation in leads V1-V3. Circ. Arrhythm, Electrophysiol., 2 (5) : 495-503, 2009

おすすめ書籍

・「新・心臓病診療プラクティス 7．心電図で診る・治す」（清水昭彦，笠貫 宏 編集），文光堂，2006
　↑臨床における心電図の考え方を幅広く知ることができる．
・「循環器の診断と治療に関するガイドライン（2005-2006 年度合同研究班報告）QT 延長症候群（先天性・二次性）と Brugada 症候群の診療に関するガイドライン」，Circ. J., 71（Supple Ⅵ）: 1205-1253, 2007
　↑日本循環器学会のホームページからもダウンロード可．病態の基礎から治療指針まで現在の考え方を示している．

プロフィール

志賀　剛（Tsuyoshi Shiga）
東京女子医科大学循環器内科　准教授．
日本内科学会認定医・総合内科専門医，日本循環器学会専門医，日本心電学会評議員．
病歴と心電図は循環器診療の基本です．最近，若い先生を見ていて不安に思うのは，心電図をほとんど読んでいない，見てもいないといったひとがいることです．不整脈，虚血，心筋傷害，心不全／心負荷など心電図からはいろいろな情報を得ることができます．心電図からどれだけ多くの情報をつかむか，その醍醐味をぜひ味わってみませんか．

鈴木　敦（Atsushi Suzuki）
東京女子医科大学循環器内科．
日本内科学会認定医，日本循環器学会専門医．
日々の臨床を通して，複雑な循環器疾患の病態の理解に励んでいます．自分の治療が個々の症例に本当に適切であるかを常に考えるようにすると疑問点が浮かび上がり，研究にも結びつくことがあります．様々な病態に結びつく不整脈に魅せられて，今後も研究を進めていきたいと思います．

8. 抗不整脈薬服用後のQT時間延長→二次性QT延長症候群

―抗不整脈薬服用中に動悸と一瞬のめまいを呈した55歳女性

志賀 剛

症例

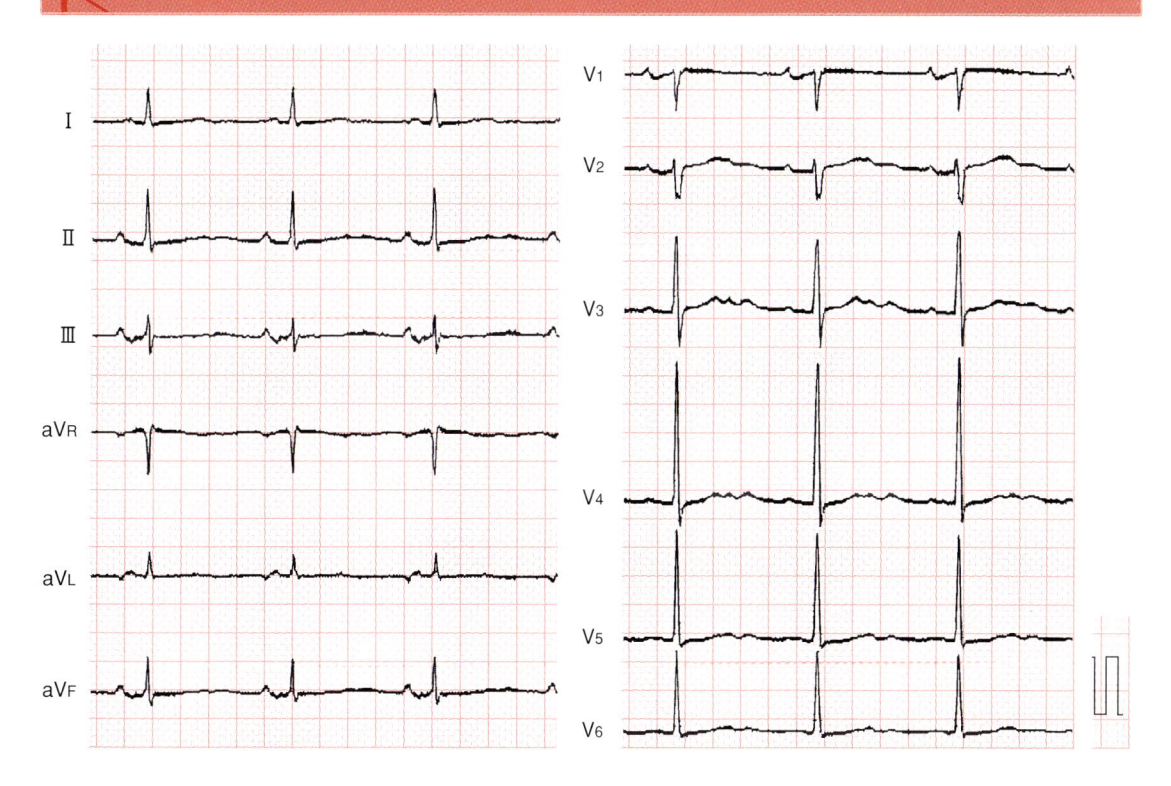

図1 受診時の12誘導心電図

症　例：55歳，女性．
主　訴：一瞬のめまい．
既往歴：緑内障．
家族歴：突然死なし．
現病歴：3年前に動悸を自覚し，近医を受診したところ，心房細動を指摘された．動悸は数時間〜半日持続する．徐々に動悸発作頻度が増加し，週2〜3回自覚するようになったため，当院紹介となる．Naチャネル遮断薬であるピルジカイニド，ジソピラミド）を使用するも動悸の自覚が強いため，ベプリジル200 mg 分2を開始した．開始後17日目に「歯がガクガクして，一瞬ふらっとする」という訴えがあり，当院再診．

身体所見：身長 156cm，体重 49kg，血圧 132/76mmHg，心音正常，心雑音なし．胸部 X 線写真上，心胸比 49％，心エコーでは軽度左房拡大（LAD 4.4cm）を認めるのみで器質的心疾患を示唆する所見なし．

検査所見：ヘモグロビン 14.2g/dL，尿素窒素 14.2 mg/dL，クレアチニン 0.71 mg/dL，血清カリウム 4.4 mEq/L．

この症例で何を考えるか？

1. 心電図診断は？

抗不整脈薬ベプリジル服用後の QT 延長症候群．

2. 診断の根拠は？

器質的心疾患を有さない例で一瞬のめまい（faintness）あるいは失神を訴えた場合，循環器系疾患として考えなくてはいけないのは，洞不全症候群や房室ブロックなどの徐脈性不整脈，心室頻拍や心室細動などの頻脈性不整脈（レートの速い特発性心室頻拍，カテコールアミン感受性多形性心室頻拍，Brugada 症候群などの特発性心室細動，QT 延長症候群，WPW 症候群など），そして神経調節性失神である．その鑑別として病歴（失神など），家族歴と心電図（男性：QT 間隔 >0.44 秒，女性：QT 間隔 >0.46 秒）が重要である．本症例の 12 誘導心電図（図1）は，洞調律でありながらやや徐脈傾向，軸は正常（45°），PQ 間隔は 0.20 秒で早期興奮や房室ブロックはない．QRS 幅の延長はなく，右側胸部誘導（V_1〜V_3）の ST 上昇や QRS 波終末部にノッチや J 波も認めない．しかし，ST-T 部分をみると T 波が小さなギザギザを有した低い電位（low-amlitude, notched T 波）で，だらだらと延長し，T 波と U 波が融合した形に気付くであろう．T 波の終末が比較的明確である V_2 での QT 時間は 0.52 秒と延長し（QU 間隔は 0.68 秒），女性であることを考慮しても延長している．さらに病歴から心房細動予防に抗不整脈薬が開始となり，その後にめまい症状が出現している点から抗不整脈薬による何らかの影響が疑われる．

抗不整脈薬であるベプリジルは，Ca 拮抗薬に分類されるが Na チャネル遮断作用は K チャネル遮断作用も有している．K チャネル遮断作用は心筋細胞の外向き K 電流を抑制することから活動電位持続時間を延長し，心筋の不応期延長をもたらすことで抗不整脈効果を示す．しかし，過度に活動電位持続時間を延長すると，かえって心筋の不応期のばらつき（dispersion）を増大させランダムリエントリーを機序とした多形性心室頻拍を惹起する．心電図上，活動電位持続時間の延長は QT 延長として捉えることができる．本症例では，K チャネル遮断作用を有する抗不整脈薬服用後に QT 延長をきたし（図2），めまいを伴う多形性心室頻拍（torsade de pointes）が出現したものと判断される（図3）．

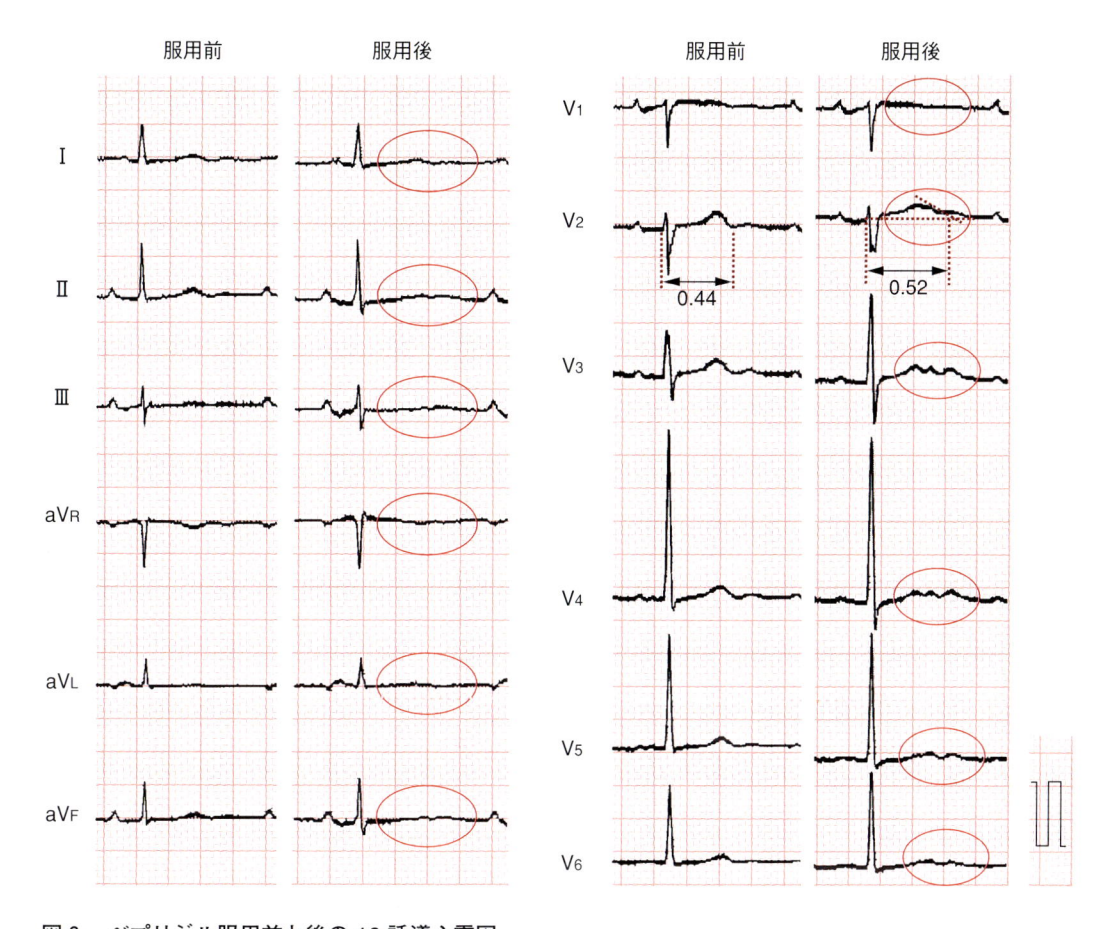

図2 ベプリジル服用前と後の12誘導心電図
服用後にはT波が小さなギザギザを有した低い電位となり，だらだらと延長し，T波とU波が融合している（◯部分）．QT時間は服用前0.44秒から服用後0.52秒と延長している

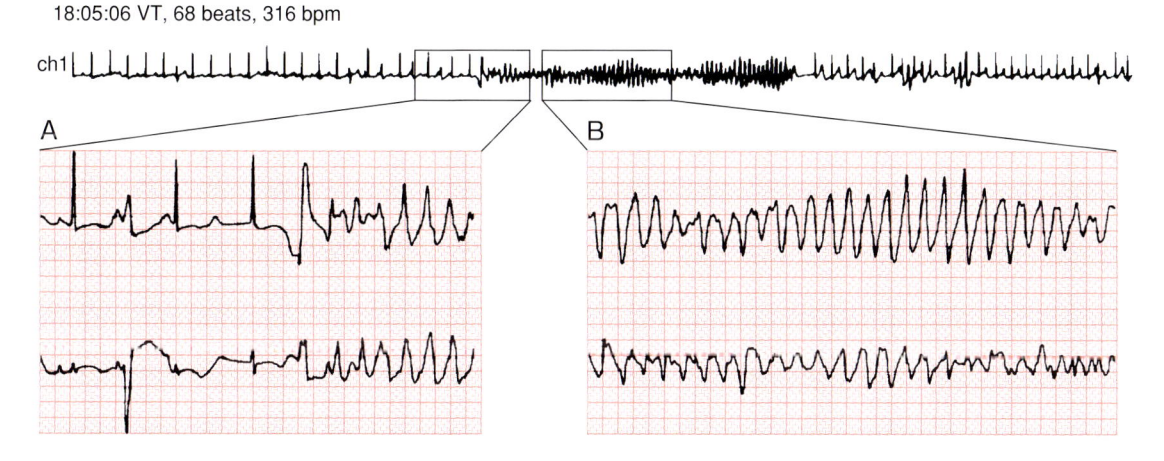

18:05:06 VT, 68 beats, 316 bpm

図3 ベプリジル服用中に生じたQT間隔延長 Ron T（A）と torsade de pointes（B）

3. 疾患の解説

　QT延長症候群には先天性と二次性があり，先天性は家族内発生が多く，主にKチャネルやNaチャネルをコードする遺伝子の異常が原因とされている．一方，二次性は徐脈，薬物，電解質異常（低カリウム血症や低マグネシウム血症），心筋梗塞などによる心筋傷害，中枢神経疾患などが誘因となる．抗不整脈薬のみならず抗精神病薬，抗菌薬・抗生物質，抗ヒスタミン薬などでも知られており，その機序は上記イオンチャネルの抑制である．女性，高齢者，低カリウム血症などの電解質異常，多剤併用例はリスクが高くなる．

4. 心電図診断として鑑別すべきものは？

　虚血性心疾患，心筋症などの器質的心疾患．低カリウム血症，低マグネシウム血症，低カルシウム血症，神経性食欲不振症，甲状腺機能低下症，クモ膜下出血，脳梗塞など二次性QT延長を来たす原因疾患．

5. 対応・治療の方針は？

　被疑薬を即中止することである．めまいや失神を有する例は緊急入院させ，心電図モニター下の管理を行う．徐脈例では一時的ペーシング，カリウム値が低下している場合は補正を行う．マグネシウムの静注も有効である．水溶性，腎排泄型，タンパク結合率の低い薬であれば血液浄化法による除去が有効な場合もある．

6. コンサルトすべきタイミング

　とにかくめまい（このように血の気が引くような），失神は致死性不整脈の前兆であることが多く，専門医へのコンサルトが必要である．二次性QT延長症候群は，原因が除去されない限りいつ心室頻拍→心室細動→突然死になるかわからないので心電図モニター下，電気的除細動器など心肺蘇生ができる状態で至急専門医へ送る．

おすすめ書籍

- 「新・心臓病診療プラクティス　7．心電図で診る・治す」（清水昭彦，笠貫　宏　編集），文光堂，2006
  ↑臨床における心電図の考え方を幅広く知ることができる．
- 「QT間隔の診かた・考え方」（有田　眞　監，犀川哲典，小野克重　編），医学書院，2007
  ↑QT間隔を基礎から臨床まで多角的に解説．

プロフィール

志賀　剛（Tsuyoshi Shiga）
東京女子医科大学循環器内科　准教授．
詳細は第2章Ⅱ-7）を参照．

第3章 I 症例からみた心電図の読み方【アドバンス編】
— 心電図波形からみた不整脈診断

1. 2枝ブロック患者で生じた失神発作
→ 発作性房室ブロック
— 原因不明の失神発作を繰り返していた2枝ブロックの84歳女性

芦原貴司

症例

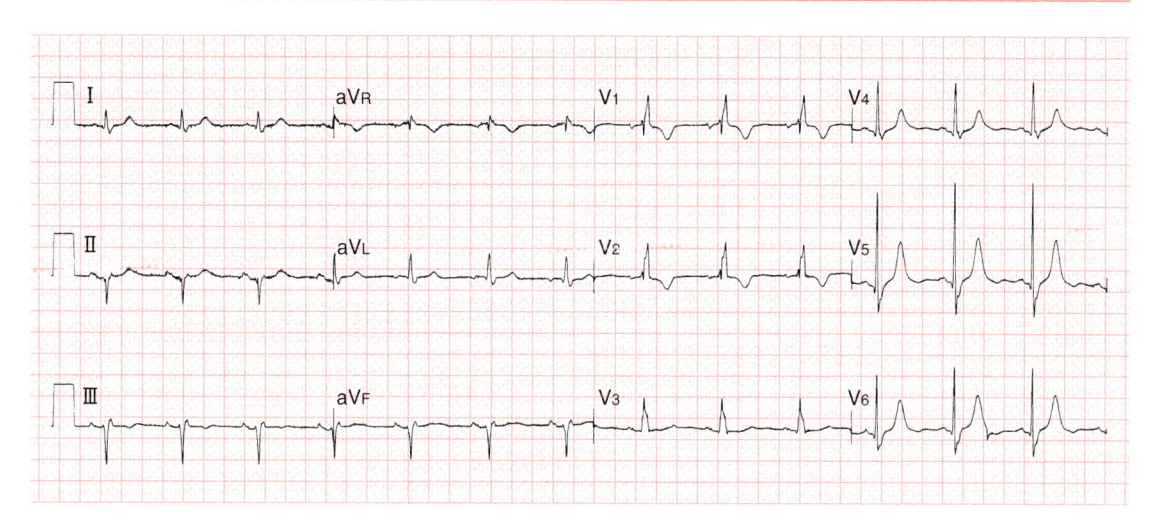

図1　来院時の心電図

症例：84歳，女性．
主　訴：失神発作，動悸．
既往歴：特になし．
家族歴：特になし．
現病歴：生来健康で，健診も受けてこなかった．1カ月ほど前から自宅で数秒ほどの失神発作を繰り返しており，救急要請したこともあったが，救急車到着時には意識清明で脈も安定していたため，病院には搬送されなかった．今回，動悸の訴えののち，同様の失神発作があり，循環器病院に救急搬送された．病院到着時には意識清明であった．
身体所見：身長163 cm，体重48 kg，血圧136/64 mmHg，心音正常，明らかな心雑音なし，呼吸音正常，下腿浮腫なし，排便時に下血あり，胸部X線写真に異常なし，心エコーでやや過収縮なものの，左室機能は正常（左室駆出率79％），頭部単純CTで脳梗塞や脳出血の所見なく加齢変化のみ．

血液検査：RBC 254万/μL，Hb 8.3 g/dL，Ht 25.6％，WBC 5,600/μL，Plts 9.2万/μL，肝腎機能異常なし，Na 139 mEq/L，K 4.3 mEq/L，脂質異常なし，CRP 0.42 mg/dL，BNP 42.3 pg/mL．

この症例で何を考えるか？

1. 心電図診断は？

消化管出血による貧血が関連した発作性房室ブロックと考えられる．

2. 診断の根拠は？

普通は排便時の下血と血液検査所見から，消化管出血に伴う高度貧血ないし脱水による起立性低血圧が想定されるところだが，本症例では，2枝ブロックを背景に発作性（高度）房室ブロックが出現し，Adams-Stokes症候群による失神発作をきたした可能性も想定されなければならない．各種検査から明らかな器質性心疾患（虚血性心疾患，心筋症，心筋炎）や脳疾患の可能性は否定され，12誘導心電図（図1）では正常洞調律（心拍数80/分）で，PQ時間も正常であったが，一方で右脚ブロック（V₁誘導のrsR'とV₆誘導のwide S波）と左脚前枝ブロック（左軸偏位）による2枝ブロックが認められた（図2）．

実際，本症例では入院中のモニター心電図でもしばらく異常を認めなかったが，たまたま12誘導心電図を記録中に突然，**誘因なく高度房室ブロックが出現した**（図3）．高度房室ブロックにおけるQRS平均電気軸は2枝ブロックのそれとは異なり，QRS幅も延長していることから，さらに左脚後枝ブロックが加わったと思われる．排便や嚥下による迷走神経亢進も反復性失神発作の一因となりうるが，本症例では，消化管出血による高度貧血と脱水のため，高心拍出状態と低酸素状態が続き，発作性房室ブロックを発症したと推察される．

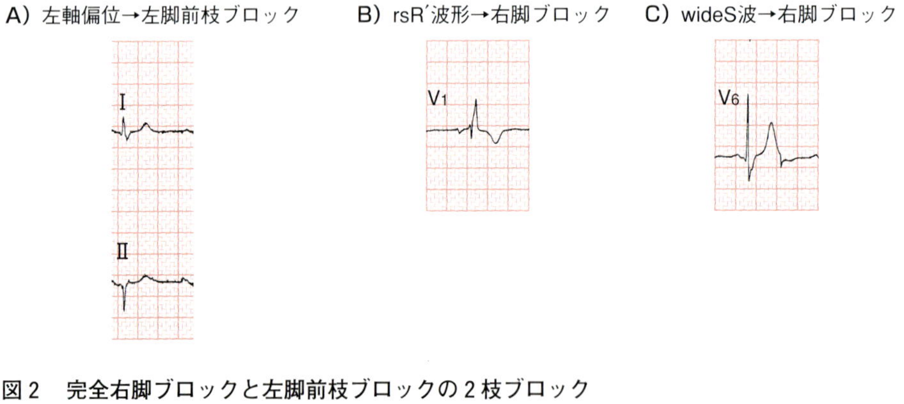

A) 左軸偏位→左脚前枝ブロック　　B) rsR'波形→右脚ブロック　　C) wideS波→右脚ブロック

図2　完全右脚ブロックと左脚前枝ブロックの2枝ブロック
図1で特に着目すべき波形を抜粋する

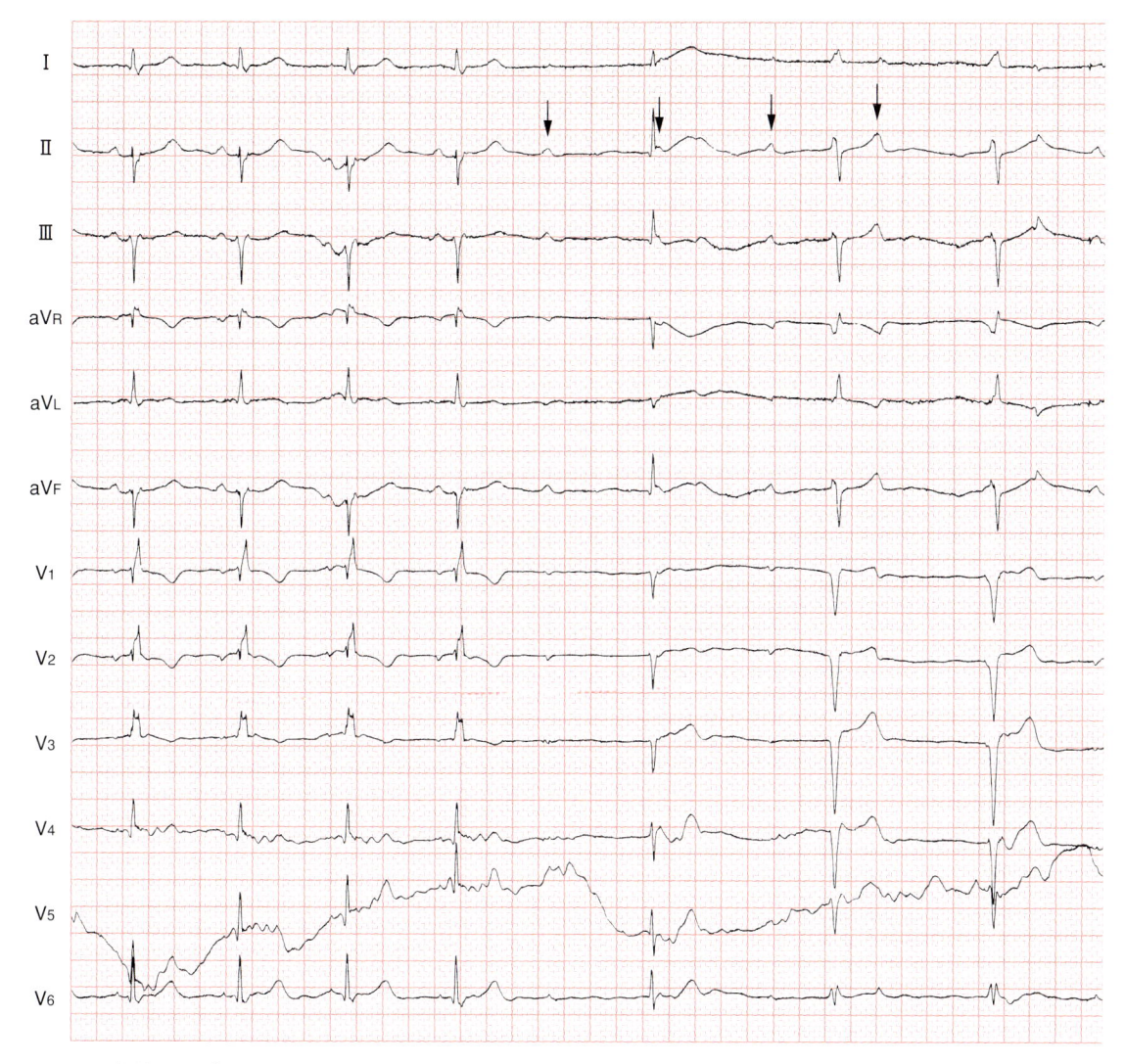

図3 発作性房室ブロック
P波（矢印）に続くQRSが突然抜け落ちている

3. 疾患の解説

　　突然の高度房室ブロックから失神発作を伴うような高度徐脈を繰り返すものを，発作性房室ブロックとよぶ[1〜3]．12誘導心電図やホルター心電図では検出されず，原因不明のまま失神発作を繰り返すことも少なくない[4]．刺激伝導系の脚の1枝または2枝がすでに非可逆性のブロックとなり，残る1枝が不安定な状態で房室伝導を維持しているような状態が想定され，心室補充収縮が遅れやすいのも本疾患の特徴とされる．一般に高度房室ブロックは，刺激伝導系を含む心筋の虚血，変性，炎症，外傷，加齢に伴う線維化などによるHis束以下の異常が原因と説明されるが，発作性房室ブロックの場合，その出現様式はさまざまで，必ずしもHis束以下の異常とは限らないとの報告もある[5]．

4. 心電図診断として鑑別すべきものは？

　失神発作の原因としては，上述のように高度貧血や脱水による起立性低血圧のほか，脳疾患（脳血管障害，てんかん），房室ブロック以外の徐脈性不整脈（洞不全症候群，洞停止，徐脈頻脈症候群など）が挙げられるが，いずれも非発作時の心電図だけでは診断できない．そのようなときには，心臓電気生理学的検査が有用となることが多い[6]．

5. 対応・治療の方針は？

　すぐに一時ペーシング（体外式ペースメーカ）を挿入する．長期予後としては，完全房室ブロックに移行しない例のあることも知られているが[5]，発作性房室ブロックによる高度徐脈と失神・前失神との因果関係が明らかになれば，原則，ペースメーカ植込みの適応と考えてよい[7]．本症例では胃潰瘍による上部消化管出血があり，内視鏡的な止血処置により貧血が改善したことで，房室ブロックも起こらなくなったが，将来的に貧血が再発しうることも想定し，安全のため，患者の了解も得たうえでペースメーカ植込みを行うこととなった．

6. コンサルトすべきタイミング

　原因不明の反復性失神・前失神患者が，入院中のモニター心電図において，予期せぬ高度房室ブロックを示したときには，たとえそのときの自覚症状が軽度であっても，専門医にコンサルトすべきである．

文献

1) Rosenbaum, M. B., et al.: Paroxysmal atrio ventricular block related to hypopolarization and spontaneous diastolic depolarization. Chest, 63: 678, 1973
2) 田口敦史，他：頻脈および徐脈依存型発作性房室ブロック．循環器症候群 I，別冊日本臨牀，日本臨牀社：455-457, 1996
3) 山下裕久：発作性房室ブロック．循環器症候群 I，別冊日本臨牀，日本臨牀社：526-528, 1996
4) Mathias, C. J., et al.: Observations on recurrent syncope and presyncope in 641 patients. Lancet, 357 (9253): 348-353, 2001
5) 藤木 明，他：発作性高度房室ブロック患者の臨床像と長期予後．Jpn. Circ. J., 56 (Suppl): 58, 1992
6) Brignole, M., et al.: The Task Force on Syncope, European Society of Cardiology. Guidelines on management (Diagnosis and treatment) of syncope: Update 2004. Europace, 6: 467-537, 2004
7) 笠置宏，他：不整脈の非薬物治療ガイドライン．オンライン版（http://www.j-circ.or.jp/guideline/pdf/JCS2006_kasanuki_h.pdf），2006

プロフィール

芦原貴司（Takashi Ashihara）
滋賀医科大学呼吸循環器内科・不整脈センター　助教．
詳細は第 1 章 - 4) を参照．

第3章 I　症例からみた心電図の読み方【アドバンス編】
―心電図波形からみた不整脈診断

2. RR間隔が等しい細動波を認める高度徐脈 → 完全房室ブロックを伴う心房細動
―以前に心房細動を指摘され，起立時のふらつきと息切れをきたした75歳女性

芦原貴司

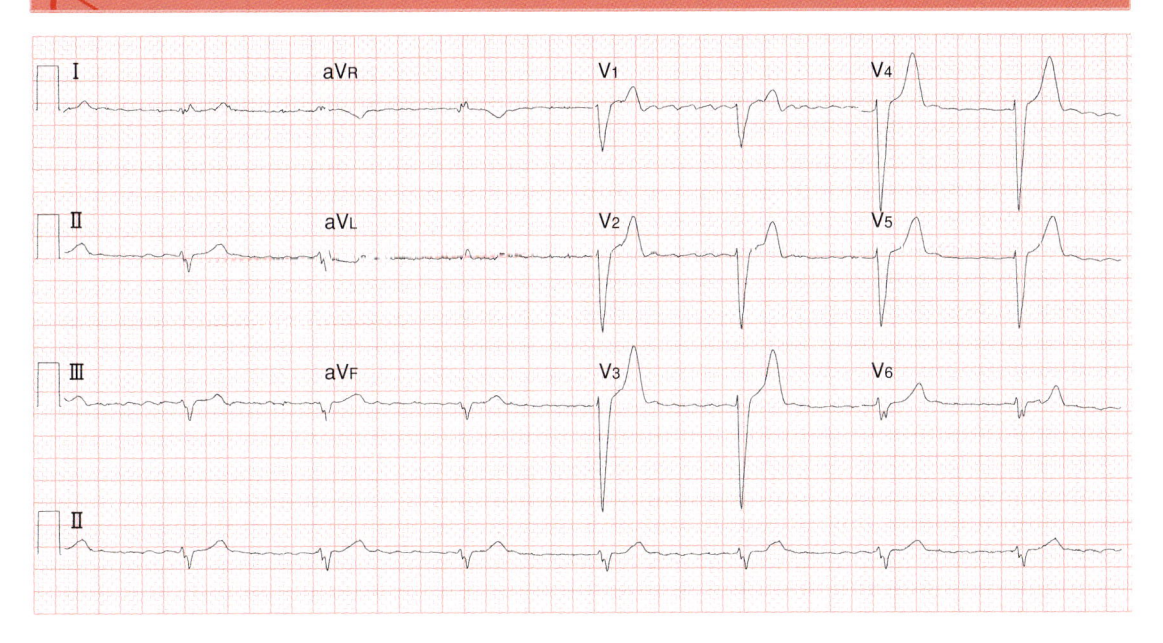

症例

図1　来院時の12誘導心電図

症　例：75歳，女性．
主　訴：起立時のふらつき，息切れ．
既往歴：70歳，高血圧，糖尿病．
家族歴：特になし．
現病歴：5年前から高血圧と糖尿病に対し，近医にて投薬治療を受けていたが，3カ月前から急に，起立時のふらつきと息切れを自覚したため他院に入院した．そこで記録した心電図より，徐脈性心房細動を指摘されたが，入院中のモニタ心電図にて，ふらつきと徐脈に明らかな因果関係を認めず，経過観察となっていた．今回，再び同様の自覚症状が出現したため，当院に紹介受診となった．

> 身体所見：身長 146 cm，体重 61 kg，血圧 131/69 mmHg，心音は整で 44/分，胸骨左縁第 3 肋間に Levine Ⅱ度の収縮期雑音あり，呼吸音正常，下腿浮腫なし，胸部 X 線写真で軽度心拡大（CTR 57 %）も肺野異常なし，心エコーでは左室機能は比較的に保たれているが（左室駆出率 52 %），右心系負荷所見あり．

この症例で何を考えるか？

1. 心電図診断は？

完全房室ブロックを伴う心房細動のため，心室補充収縮（調律）が出現したものと考えられる．

2. 診断の根拠は？

起立時のふらつきと息切れの訴えから徐脈性不整脈ないし低血圧が想定される．本症例の 12 誘導心電図（図1）では，本来 P 波がみえやすいはずのⅡ誘導と V1 誘導で P 波を認めず，その代わりに基線が不規則に揺れる f 波がみられることから，心房細動と判読される（図2）．徐脈性心房細動なら普通は RR 間隔が不整となるところだが，本症例では RR 間隔が整で徐脈（心拍数 44/分）を呈しており，左軸偏位と QRS 幅の延長を認めることから，心房から心室に興奮が全く伝播しておらず，心室補充収縮による調律となっている．したがって，この心電図は心房細動に完全房室ブロックを合併したものとわかる．

3. 疾患の解説

心房細動ではしばしば完全房室ブロックを伴う[1〜3]．前者は心房筋の異常で，後者は刺激伝導系の異常であることから，両者を繋ぐ組織学的変化として，結節間路，房室結節，His 束上部などを含む心房筋の線維化が指摘されている[4)5]．そのため，AH ブロックを呈し，房室接合部性（narrow QRS）の補充収縮を認めることが多いが[6]，本症例のように HV ブロックによる心室性（wide QRS）の補充収縮を示す例も存在する．長期的に > 30/分の補充収縮は，HV ブロック例よりも AH ブロック例で維持されやすいことが知られている[1]．

4. 心電図診断として鑑別すべきものは？

RR 間隔が整で徐脈を示すもの，すなわち洞徐脈（P 波あり），完全房室ブロック（P 波あり），房室解離（PP 間隔 > RR 間隔），心房停止（P 波も f 波もなし），徐脈性心房粗動（鋸歯状波あり），ジギタリス中毒などが鑑別の対象となる．

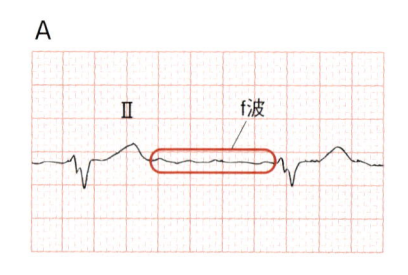

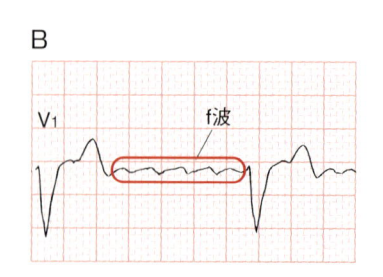

図2　来院時の 12 誘導心電図で着目すべき波形（図1の拡大）

5. 対応・治療の方針は？

まず冠動脈造影，心エコーなどにより，基礎心疾患（虚血性心疾患，心筋症，心筋炎など）の除外を行う．心房細動に対してはワルファリンによる抗凝固療法を行う．ジギタリス中毒による完全房室ブロックが疑われるときは，投与中止により回復が期待できるが，無投薬下に生じた完全房室ブロックは不可逆性のことが多く，長期的にはペースメーカ植込みが必要となりやすい（図3）．特に徐脈と関連した心不全，Adam-Stokes症候群，QT延長による多形性心室頻拍などを認める場合には，まず一時的ペーシングにて状態を改善してから，ペースメーカ植込みを行う．なお，ペーシング療法を行うまでの繋ぎとして，AHブロック例にはアトロピン，HVブロック例にはイソプロテレノールを用いることもある．

6. コンサルトすべきタイミング

徐脈性心房細動の患者において，それまで不整であった脈が突然に整となり，ふらつきを伴う徐脈傾向となったときには，完全房室ブロックを呈していることがあるので，洞調律に復帰したと決めつけずに12誘導心電図を確認のうえ，専門医にコンサルトすること．

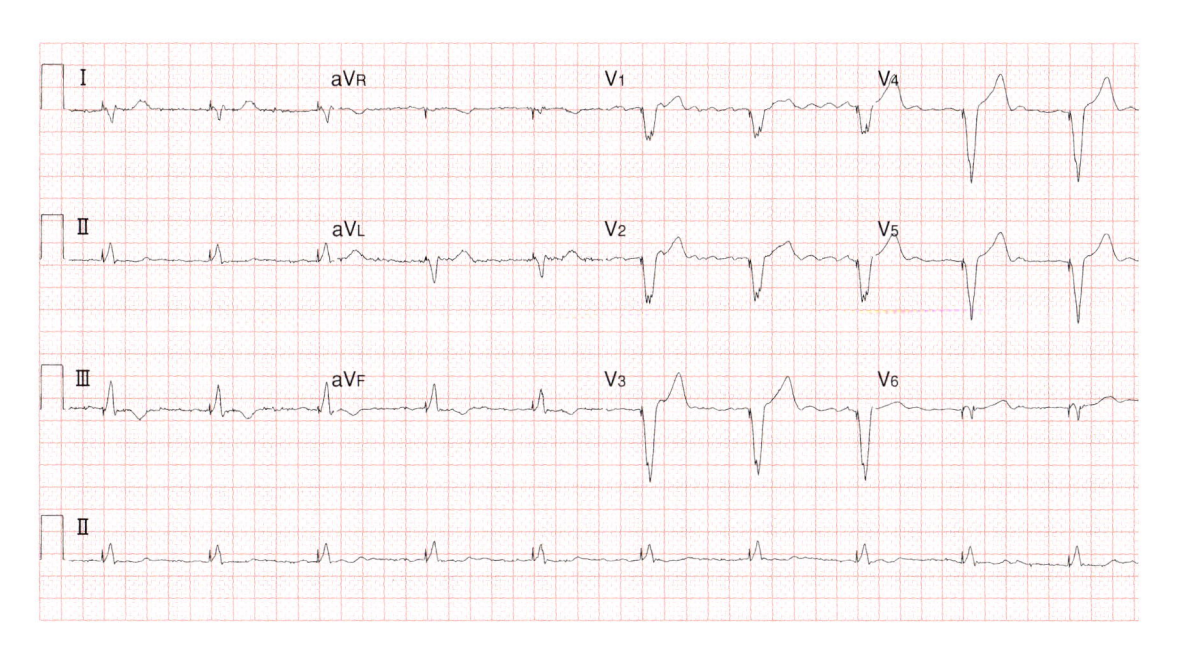

図3　ペースメーカ植込み術後

文献

1) Yamashita, T., et al. : Incidence of induced atrial fibrillation/flutter in complete atrioventricular block. A concept of 'atrial-malfunctioning' atrio-hisian block. Circulation, 95 (3) : 650-654, 1997
2) Amat-y-Leon, F., et al. : Familial atrial dysrhythmia with A-V block. Circulation, 50 : 1097-1104, 1974
3) Kumar, R. K., et al. : Lone atrial fibrillation with complete heart block in a child. Int J Cardiol, 30 : 349-351, 1992
4) Ohkawa, S., et al. : Electrophysiologic and histologic correlations in chronic complete atrioventricular block. Circulation, 64 : 215-231, 1981
5) Bharati, S., et al. : Pathology of atrioventricular block. Cardiol Clin, 2 : 741-751, 1984
6) Narula, O. S., et al. : Atrioventricular block: localization and classification by His bundle recordings. Am J Med, 50 : 146-165, 1971
7) 笠置宏,他:不整脈の非薬物治療ガイドライン.オンライン版(http://www.j-circ.or.jp/guideline/pdf/JCS2006_kasanuki_h.pdf), 2006

プロフィール

芦原貴司(Takashi Ashihara)
滋賀医科大学呼吸循環器内科・不整脈センター 助教.
詳細は第1章-4)を参照.

第3章I 症例からみた心電図の読み方【アドバンス編】
―心電図波形からみた不整脈診断

3. 不規則なwide QRS頻拍 → 心房細動を合併したWPW症候群
―突然出現した不規則な動悸発作とめまいを主訴に救急受診した53歳男性

志賀 剛, 鈴木 敦

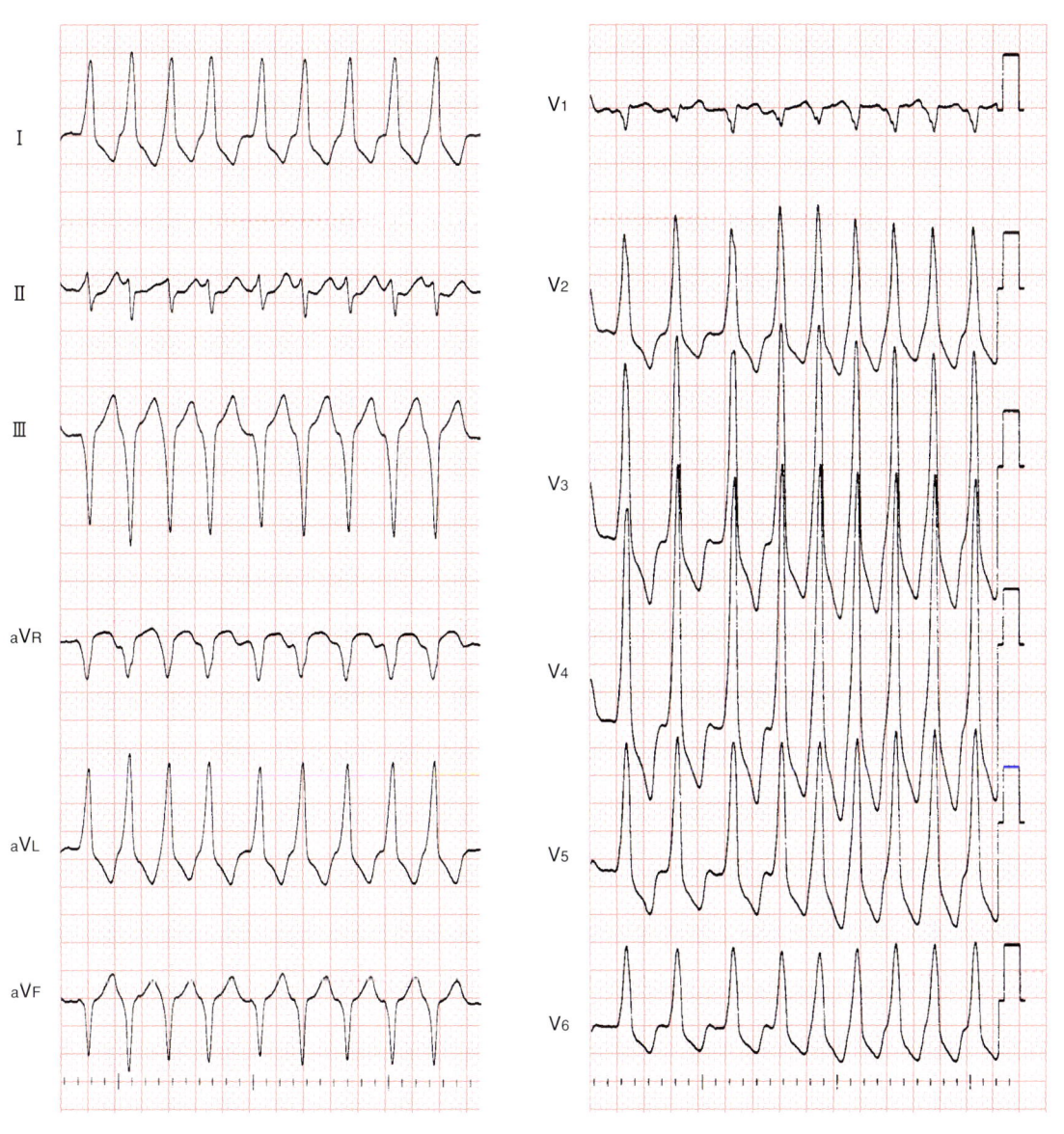

症例

図1 救急外来での心電図

症　例：53歳，男性．
主　訴：動悸とめまい（血の気が引くような）．
既往歴：特記すべきことなし．
家族歴：突然死なし．
現病歴：35歳時の健診で心電図にてWPW症候群を指摘された．他院でのホルター心電図では明らかな頻脈性不整脈は認められていなかった．以後も特に動悸等の自覚症状はなく経過していた．発症当日午後11時に初めてめまい症状伴う動悸を自覚し，当院救急外来を受診した．
身体所見：身長178 cm，体重73 kg，血圧120/92 mmHg，心音正常，心雑音なし．胸部X線写真上，心胸比50％，心エコーでは軽度左房拡大（3.8 cm）を認めるのみで，左室機能障害はなし（LVDd/LVDs ＝ 3.9 cm/2.2 cm）．
検査所見：尿素窒素15.5 mg/dL，クレアチニン1.05 mg/dL，血清カリウム3.7 mEq/L．

この症例で何を考えるか？

1. 心電図診断は？

（偽性心室頻拍）WPW症候群に伴う心房細動．

2. 診断の根拠は

　wide QRS頻拍をみたときに鑑別するのは，心室頻拍・細動，脚ブロックあるいは変行伝導を伴った上室性頻拍，脚肢間リエントリー頻拍そして副伝導路（順行性）を伴った上室性頻拍である．まず，規則的なリズムを持つwide QRS頻拍は，不規則なwide QRS頻拍と分ける．後者の場合，上室性頻拍は心房細動（粗動）となる．

　本症例の心電図をみるとQRS幅が0.12〜0.14秒と幅広く，RR間隔は不規則であるが，QRS軸がほとんど変化しない．リズムが不規則な心室性頻脈性不整脈として心室細動，torsade de pointesに代表されるような多形性心室頻拍との鑑別が必要であるが，大きなポイントは軸が大きくねじれるように変化するか否かである．脚ブロックや心室内変行伝導は先行するRR間隔に依存することもあり，narrow QRSとwide QRSが混在することがある．

　一方，副伝導路を介した心室応答は刺激伝導系を介した正常興奮と融合波形を形成するが，RR間隔が短い場合は副伝導路を介する興奮が主となり（あるいは副伝導路のみ），QRS幅がよりwideになることはあるが極性が大きく変わることはない．また，本症例のQRSレートは170〜210bpmと速い．QRSレートという面からの鑑別だと，200bpmを超えるような心室応答は刺激伝導系を介する正常房室伝導では通常は考えにくい．脚ブロックや変行伝導を伴った心房細動にしては心室レートが速すぎる．

　以上から，本症例の心電図から順行性副伝導路を介する心房細動（偽性心室頻拍）と診断する．

　非発作時の心電図は，PR間隔が0.10秒と短縮しδ（デルタ）波を有していることから早期興奮症候群であり，デルタ波の極性はI誘導＋，II誘導＋，V_1±，aV_F誘導−であることから後中隔側に副伝導路が位置するWPW症候群と診断される（図2）．

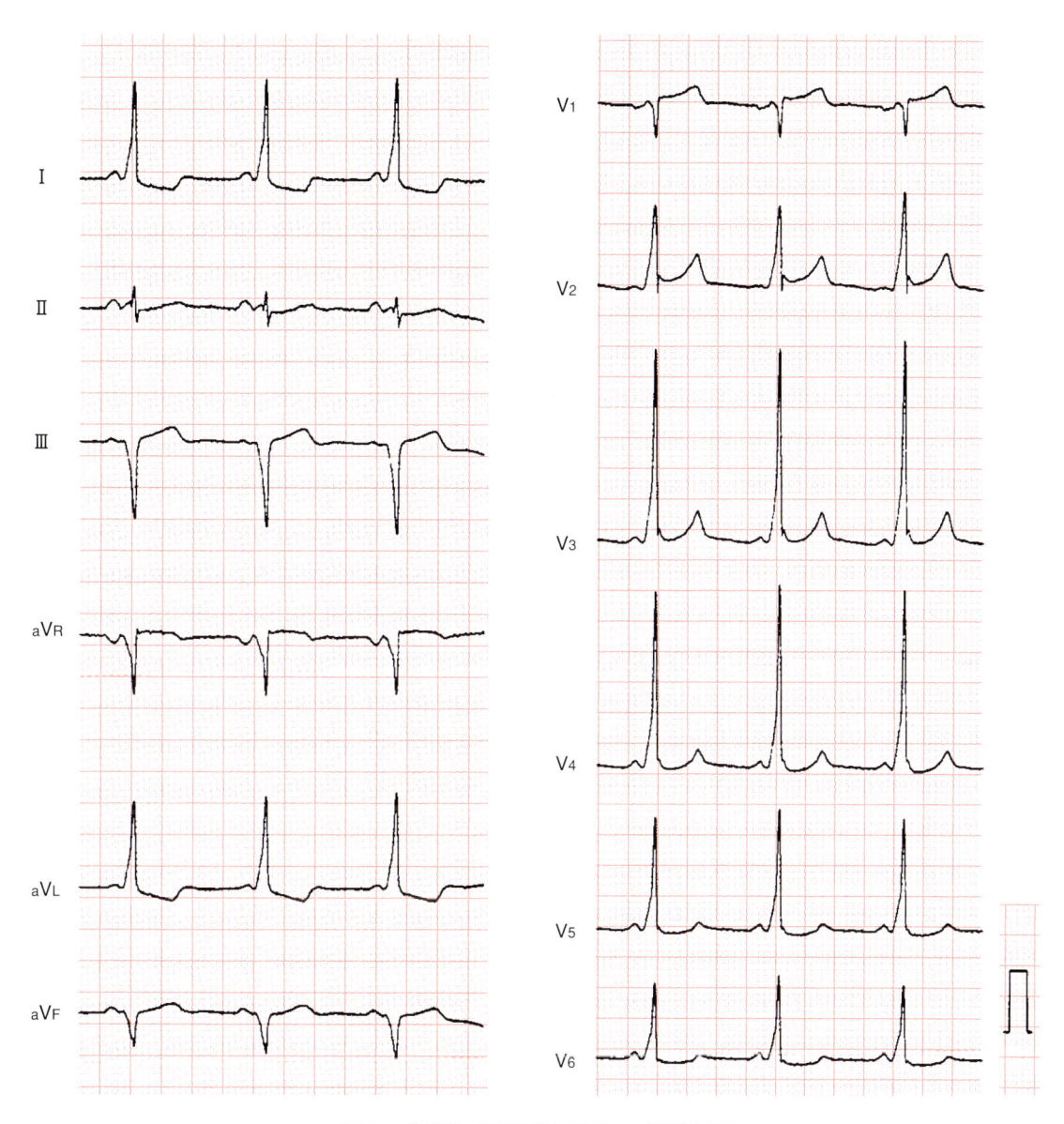

図2 非発作（洞調律）時の12誘導心電図

3. 疾患の解説

　心房からの刺激が正常な刺激伝導系を介するよりも，副伝導路を介することで心室を早期に興奮させる病態を早期興奮症候群という．WPW症候群はそのひとつで心房－心室を結ぶ伝導速度の速い副伝導路（Kent束）が房室弁輪部周辺に付着している．1,000人に0.3～3人の頻度で認められる．WPW症候群に合併する頻拍性不整脈のうち，最も多いのが刺激伝導系－副伝導路間（図3A，B），まれに複数の副伝導路間を回る発作性上室性頻拍（房室回帰性頻拍）である（図3C）．心房細動はWPW症候群患者では比較的頻度が多く，不整脈合併患者の20％に認められるともいわれる（図3D）．

4. 心電図診断として鑑別すべきものは？

　心室頻拍・細動，脚ブロックあるいは変行伝導を伴った上室性頻拍，脚肢間リエントリー頻拍．

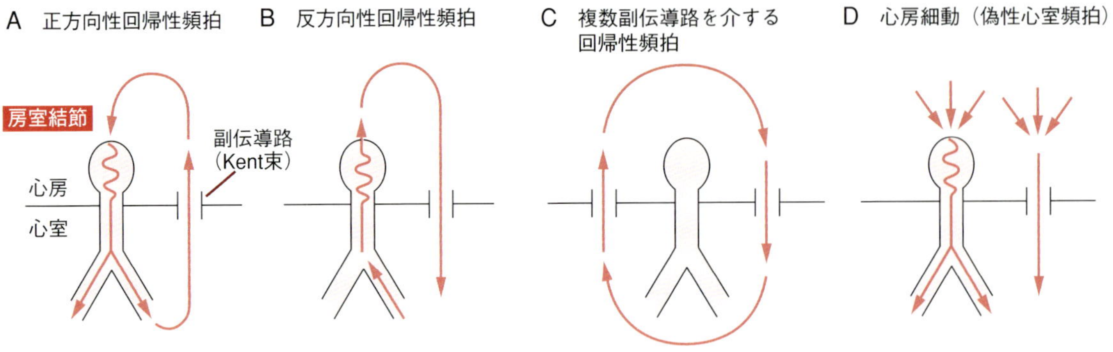

A　正方向性回帰性頻拍　　B　反方向性回帰性頻拍　　C　複数副伝導路を介する　　D　心房細動（偽性心室頻拍）
　　　　　　　　　　　　　　　　　　　　　　　　　　　　回帰性頻拍

房室結節

心房　　　　　副伝導路
心室　　　　　（Kent束）

図3　WPW症候群に伴う主な頻拍の機序

5. 対応・治療の方針は？

　QRSレートの速い心房細動は，心室細動に移行し，心臓突然死に至ることがある．とにかく，心房細動を停止することである．薬物としては，I群抗不整脈薬（ジソピラミド，プロカインアミド，フレカイニドなど）あるいはアミオダロン*の静注を行う．副伝導路の伝導性を抑制し，まず心室応答が減少する．通常の房室伝導を抑えるATPやジゴキシン，Ca拮抗薬（ベラパミル，ジルチアゼム）を静注はかえって副伝導路を介する心室応答を増加し，心室細動移行の危険性があるので禁忌である．心房細動が停止しない場合や血行動態が不安定である場合は電気的除細動を行う．このような突然死のリスクがあるようなWPW症候群には副伝導路に対してカテーテルアブレーションによる根治術が望ましい．

　＊注：日本では適応外

6. コンサルトすべきタイミング

　血行動態が不安定，あるいはwide QRS頻拍の鑑別に自身がないときは電気的除細動の準備をして専門医にすぐコンサルトする．停止後あるいはこのような不整脈の既往があるWPW症候群例に遭遇したらカテーテルアブレーションの適応があり，専門医へ紹介する．

おすすめ書籍

- 「新・心臓病診療プラクティス　7．心電図で診る・治す」（清水昭彦，笠貫　宏 編集），文光堂，2006
  ↑臨床における心電図の考え方を幅広く知ることができる．
- 「新・心臓病診療プラクティス　13．不整脈を診る・治す－非薬物療法のすべて」（青沼和隆，松崎益徳 編集），文光堂，2009
  ↑頻脈性不整脈の機序と非薬物療法を理解することができる．

プロフィール

志賀　剛（Tsuyoshi Shiga）
東京女子医科大学循環器内科　准教授．
詳細は第2章II-7）を参照．

鈴木　敦（Atsushi Suzuki）
東京女子医科大学循環器内科．
詳細は第2章II-7）を参照．

第3章 I　症例からみた心電図の読み方【アドバンス編】
　　　　―心電図波形からみた不整脈診断

4. 長い R-P' を示す上室性頻拍症
→心房頻拍症

―マニアックな発作性上室性頻拍症．これが見抜ければ心電図上級 !?

山科順裕，八木哲夫

症　例

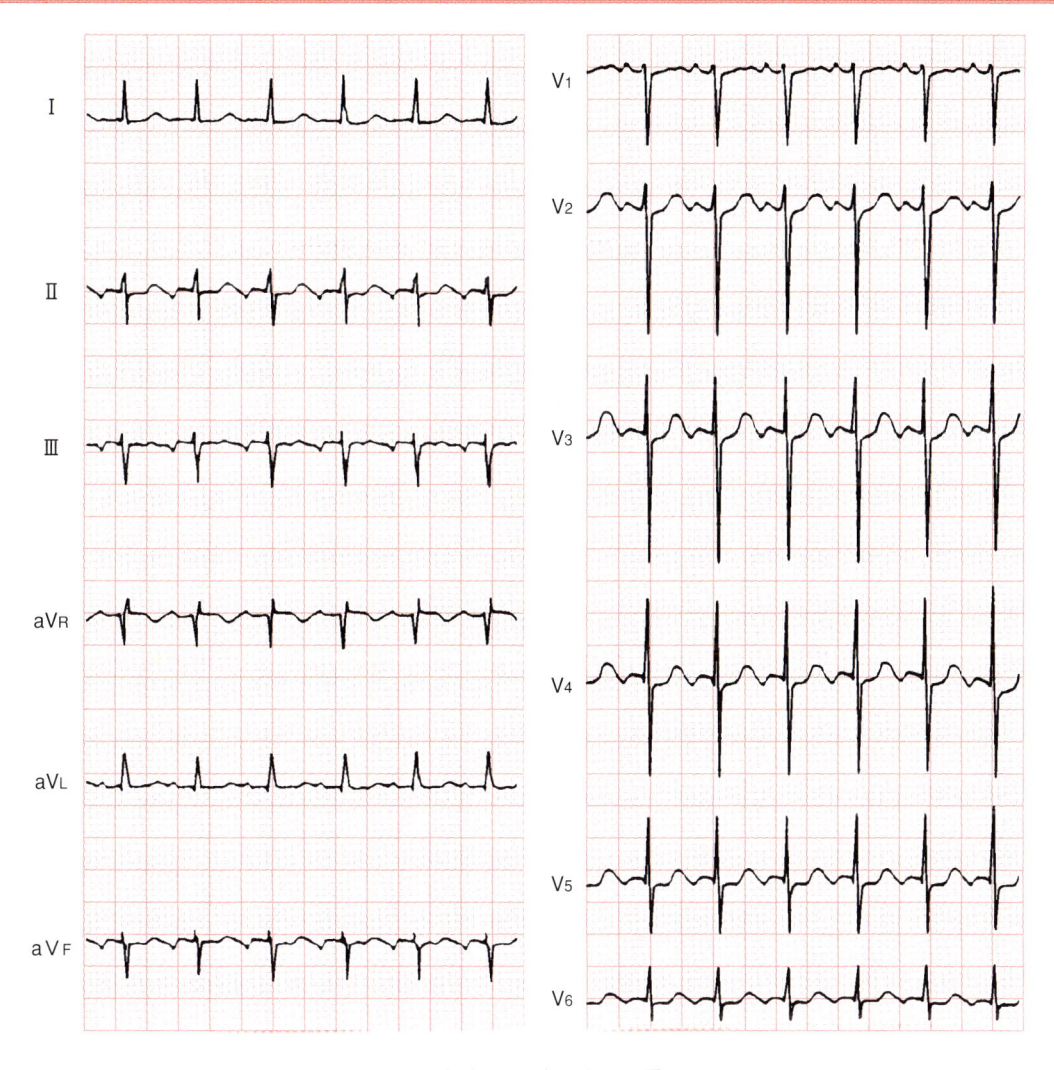

図1　救急外来受診時の心電図

症　例：45歳，女性．
主　訴：動悸．
現病歴：生来健康であったが，半年ほど前から家事などの軽労作時に動悸を自覚するようになった．体調がすぐれない時には軽いめまい感も伴うようになった．何度か病院を受診したが心電図では異常を認めないといわれていた．今回，動悸発作が普段より長く続くため救急外来を受診した．心電図をとると心拍数 125/分の頻拍（図1）となっていた．応対した研修医は「なんだ，sinus tachy（洞性頻脈）か！」と思ったが，念のため平常時の心電図（図2）をカルテ室から取り寄せて2枚の心電図を見比べることにした．
既往歴，家族歴：特記事項なし．
理学所見：意識清明．血圧 112/72mmHg，心拍数 130/分．心肺雑音聴取せず．他に明らかな身体的異常所見は認めない．
検査所見：胸部X線写真，心エコー，血液生化学検査で明らかな異常所見を認めない．

　この症例で何を考えるか？
　本頻拍症の診断（鑑別診断）として何を考えるか？ 救急外来での治療はどうすればよいか？

1. 心電図診断は？

長い R-P' を示す上室性頻拍症（long R-P' tachycardia）．

2. 診断の根拠は？

　心電図を判読する際は，QRS波やST-T変化に目が奪われがちになるが，まずP波にも着目するようにする．頻拍発作時の心電図（図1）と平常時（洞調律時）の心電図（図2）ではP波の形が異なっており（特に肢誘導に注目！），洞結節からの心房興奮ではないことがわかる．また，QRS波形は幅が狭く，洞調律時と同一であることから，心室頻拍は否定的である．一般的な発作性上室性頻拍（房室リエントリー性頻拍や房室結節リエントリー性頻拍）ではP'波は不明瞭，もしくはQRS波にごく近接して認められる〔詳細は第1章-6）参照〕．本症例ではQRS波の前に明瞭なP'波を認めRP'/P'R時間比は1よりも大きくなっており，このような上室性頻拍症を「長いR-P'を示す上室性頻拍症〔long R-P' tachycardia（頻拍）〕」とよぶ．

3. 疾患の解説

　"long R-P' 頻拍" は心電図診断名称であり比較的まれな頻拍である．この中に心房頻拍症，稀有型房室結節リエントリー性頻拍症，パーマネント型接合部頻拍症（PJRT：WPW症候群の一種）が鑑別としてあげられる．個々の診断は12誘導心電図だけでは難しいことがあり，臨床心臓電気生理学的検査が必要となる場合がある．
　"上室性頻拍症" 一般にいえることだが，基礎心疾患のない症例においては，頻拍発作を起こして持続してもすぐに命の危険が及ぶことは少ない．しかし，動悸やめまいなどの不快な症状を訴えて病院を受診する場合や，頻脈依存性心筋症とよばれる病態を招いて心機能低下が進行する例もある．

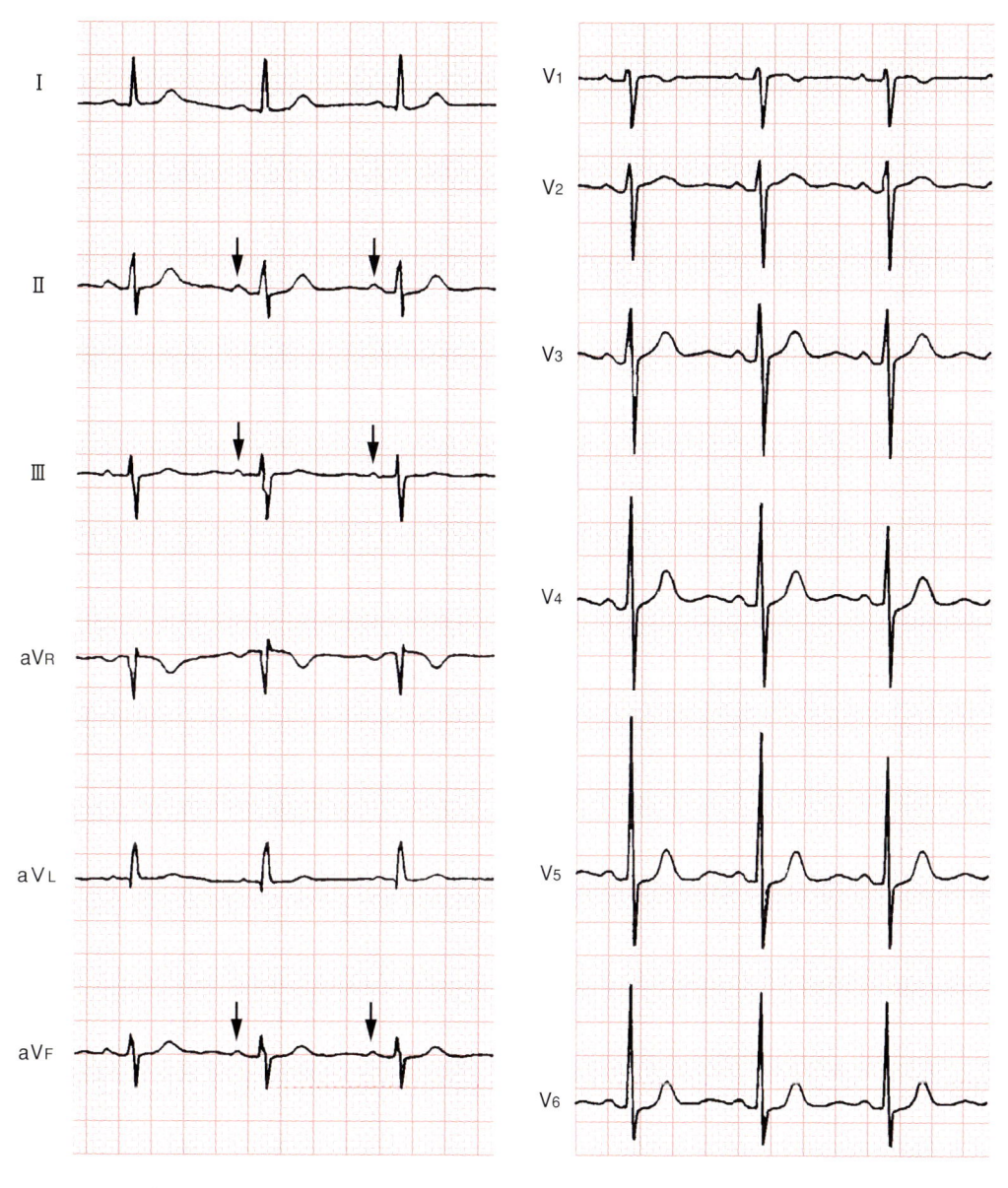

図2　洞調律時の心電図
図1の頻拍中のP波と比較する

4. 心電図診断として鑑別すべきものは？

鑑別診断としては，前述したように洞性頻脈や他の発作性上室性頻拍症が挙げられる．

5. 対応・治療の方針は？

通常の発作性上室性頻拍症，心房性不整脈に対する治療と同様に，Valsalva法や，ベラパミル（ワソラン®），ATP（アデホスLコーワ®）の投与を行って頻拍の停止，徐拍化を試みる．稀有型房室結節リエントリー性頻拍症やPJRTに起因するlong R-P'頻拍なのであればこれらの対応で頻拍の停止，抑制が得られる可能性が高い．

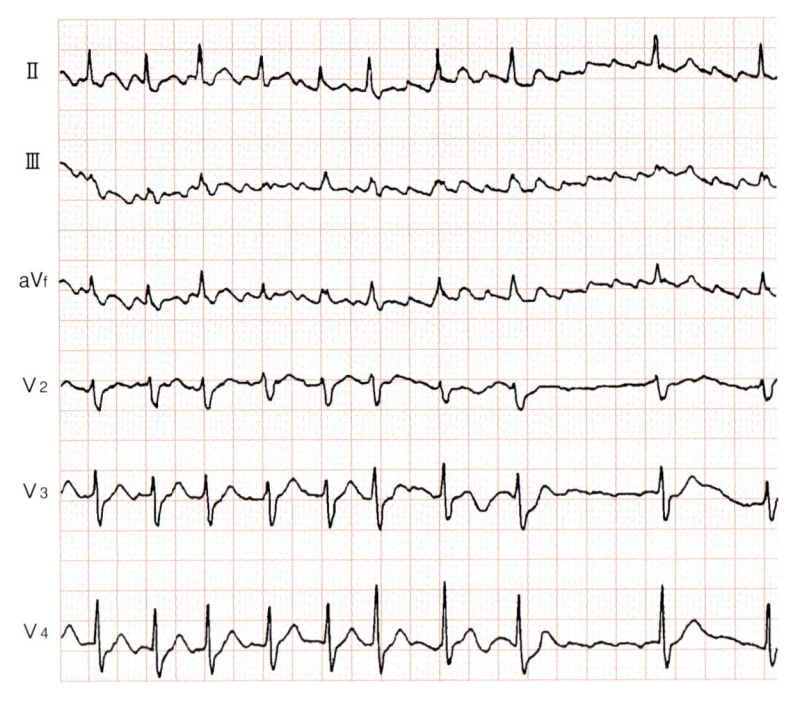

図3 別の long R-P' 頻拍症例におけるベラパミル（ワソラン®）投与後の心電図
この症例では房室伝導比は低下したものの，心房頻拍は停止せず持続している

　心房頻拍による long R-P' 頻拍の場合は，頻拍機序により薬剤に対する反応が異なり，Valsalva 法やベラパミル（ワソラン®）の静注では，房室伝導比が落ちても頻拍は停止しないことがある（図3）．症状が強い場合などには DC ショックも考慮されるが，房室伝導比が落ち着いているのであればとりあえず入院させ専門医の判断を仰いでもよい．また，Ⅰ群の抗不整脈薬（リスモダン® やサンリズム® など）によって心房頻拍の停止，抑制が得られる場合もあるが効果は一定ではない．これらの薬剤を使用する場合は心機能や血圧に十分注意が必要である．
　ATP（アデホスＬコーワ®）を急速静注する方法もあり，これは治療になると同時に，後日，専門医が頻拍機序を推定する場合に有益な情報をもたらしてくれる．ATP（アデホスＬコーワ®）投与時には数秒程度，胸部不快感が出現することを患者さんに説明を行う必要がある．また，喘息など，投与を控えるべき既往症がないことを確認する必要がある．本症例は ATP（アデホスＬコーワ®）を少量（5 mg）投与したところ頻拍が停止した（図4）．後日の臨床心臓電気生理学的検査でアデノシン感受性 His 束近傍起原心房頻拍と診断されカテーテルアブレーションによって根治された．

6. コンサルトすべきタイミング

　上室性頻拍症一般にいえることだが，バイタルサインが安定していて，心不全などの合併を招いていなければ慌てる必要はない．むしろ頻拍以外になにか重篤な疾患が隠れていないかに注意をする．頻拍停止に成功し症状が消失していれば，後日，循環器（不整脈）専門医を受診するよう指示する．その際には頻拍時（特に頻拍停止時）の心電図を持たせるとよい．
　症状が強く，頻拍が続く場合には専門医にコンサルトする．同一施設に専門医がいれば，とりあえず入院させてモニター心電図監視とし，専門医の判断を待ってもよい．しかし，心不全の合併や

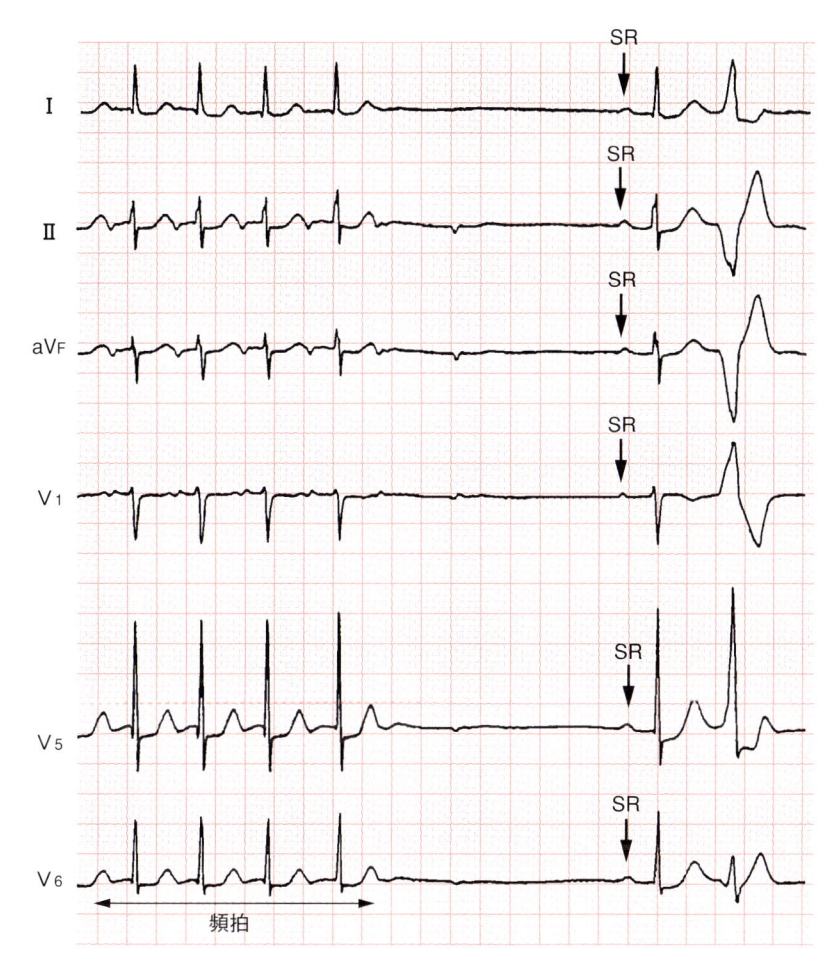

図4 本症例に対するアデノシン急速静脈内投与時の心電図
頻拍発作が停止し，数秒のポーズの後に洞調律が出現している（矢印）

血行動態不安定例などの場合は応急処置を必要とする場合があるので迷わずコンサルテーションをしてよいだろう．

おすすめ書籍

・「実例による不整脈診断 Q&A」，（伊藤明一 著），南江堂，1995
　↑当院の名誉顧問の先生が書かれた不整脈入門教科書です．不整脈に興味のあるかたはご一読ください．

プロフィール

山科順裕（Yoshihiro Yamashina）
仙台市立病院　循環器内科　医員．
日本内科学会総合内科専門医，日本循環器学会循環器専門医．
不整脈診療や循環器救急に興味のあるかたはぜひ当院においで下さい．

八木哲夫（Tetsuo Yagi）
仙台市立病院　循環器内科　科部長．
詳細は第2章I−7）を参照．

第3章 I 症例からみた心電図の読み方【アドバンス編】
―心電図波形からみた不整脈診断

5. 規則的な wide QRS 頻拍 → 変行伝導を伴った発作性上室性頻拍
―動悸を主訴として来院した40歳女性,生来健康,既往歴なし

丹野 郁

症例

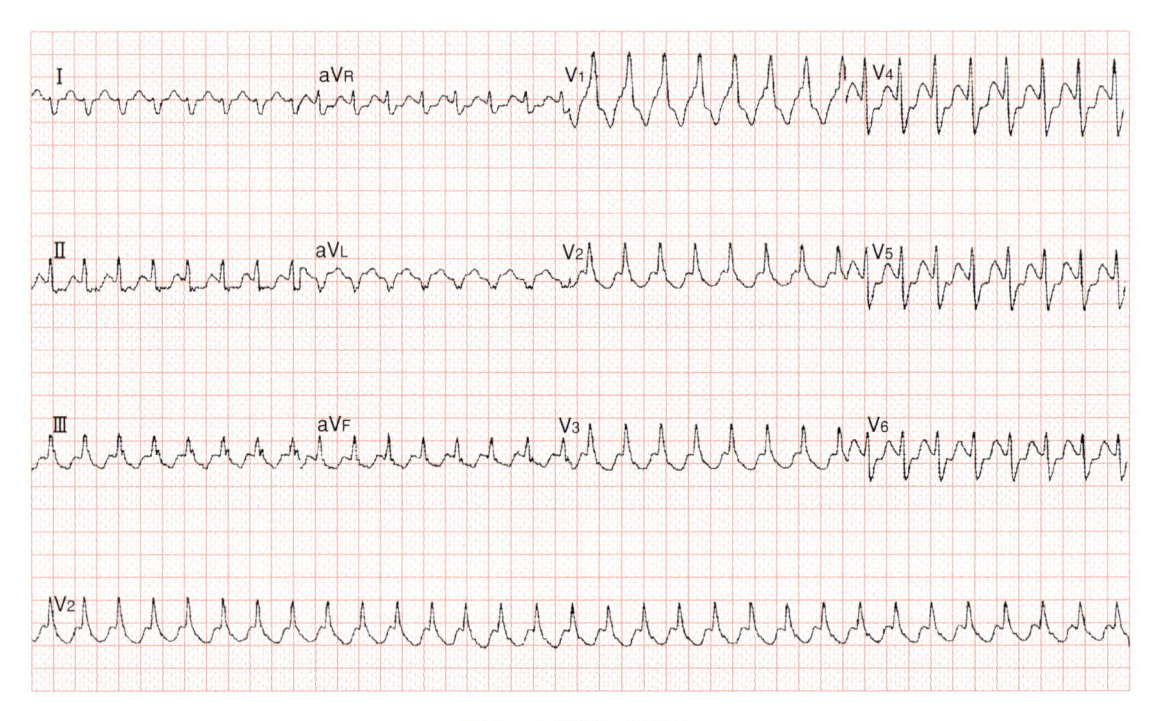

図1 本症例の心電図

症　例：40歳,女性.
主　訴：動悸.
現病歴・既往歴：特記すべきことはない.毎年健診を受けているが心電図で異常を指摘されたことはない.
身体所見：身長156cm,体重56kg,血圧84/72,脈拍176/分.
検査所見：特記すべき所見はない.

➡ この症例で何を考えるか？

1. 心電図診断は？

wide QRS 頻拍；変行伝導を伴った上室性頻拍の疑い．

2. 診断の根拠は？

本症例のように QRS 幅が 0.10 秒を超える規則的な頻拍は，診断が確定するまで wide QRS 頻拍とよばれる．RR 間隔は 0.32 秒，QRS 幅 0.12 秒，QRS 軸は＋120°，V_1 誘導は rR または rsR パターン，V_6 誘導は RS パターンで R/S 比が 1 より大きい．このタイプの頻拍をみた場合，**考えるべき頻拍は 3 種類であり，①心室頻拍，②副伝導路を伴った上室性頻拍，③変行伝導を伴った上室性頻拍である．**

まずすべきは安静時，無症状時の心電図と比較することであり，図 2 に本患者が以前にとっていた安静時の心電図を示す．PQ 間隔は正常で，デルタ波を認めず，QRS 波も幅が狭く正常で，特異的な ST 変化は認めない．従って右脚ブロック波形は頻拍時のみ出現していることが確認できた．この時点で，副伝導路の順伝導を伴った上室性頻拍の可能性は否定できる．また器質的心疾患を持つ可能性は低いと判断できる．となると，可能性としては，特発性心室頻拍か，変行伝導を伴った上室性頻拍である．**右脚ブロックの特発性心室頻拍はベラパミル感受性心室頻拍がよく知られている．**この頻拍は左室中隔中部の後下壁心内膜側が起源であることが多い．従って頻拍の QRS 軸は，北西軸から左軸となり（180°から－30°の間），V_5，V_6 誘導では深い S 波を有する．そこでもう一度この頻拍をみると，QRS 軸は＋120°と正常軸に近く，V_5，V_6 誘導では S 波は浅く，R/S は 1 以上である．典型的なベラパミル感受性心室頻拍とは異なる．また心室頻拍の場合には房室解離や心室補足がみられるが，本頻拍ではそのような心電図所見はない．この時点では変行伝導を伴った上室性頻拍の可能性が高いと考えられる．

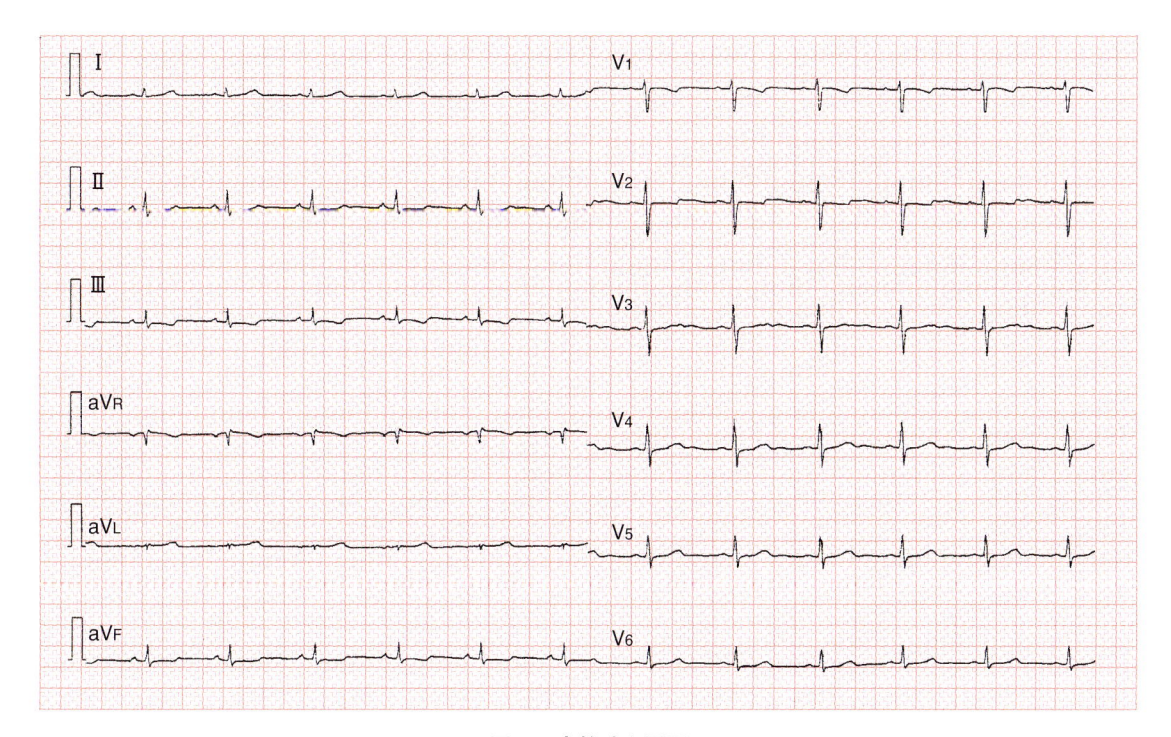

図 2　安静時心電図

さらに鑑別を進めるのであれば，ATP（adenosine triphosphate）の急速静注による頻拍の停止効果を調べる．上室性頻拍であれば停止するが，ベラパミル感受性特発性心室頻拍では止まらない．最終的な確認は電気生理学的検査による．本患者は房室結節リエントリー性頻拍であり，イソプロテレノール投与下で，上記心電図と同じ上室性頻拍が誘発された．

3. 疾患の解説

右脚ブロックを伴った発作性上室性頻拍．

4. 心電図診断として鑑別すべきものは？

前述したようにベラパミル感受性特発性心室頻拍が心電図上の鑑別診断となる．この心室頻拍は頻拍起源の一部に刺激伝導系の束枝またはPurkinje線維が関与していると考えられており，QRS幅は比較的狭い．心電図だけでは上室性頻拍との鑑別は困難なこともあるが，房室解離や心室補足がみられれば診断の重要な所見である．この心室頻拍の停止にベラパミルが著効するが，ベラパミルは上室性頻拍の停止にも著効する．一方ATPではこの心室頻拍は停止せず，房室解離がより分かりやすくなるが，上室性頻拍であればATPで停止する．ただしATPで止まる心室頻拍もあるので，薬剤に対する反応だけでは診断はできない．

鑑別疾患を考えるときには，原因疾患・基礎疾患も重要な因子である．心筋梗塞の既往があれば心室頻拍の可能性を優先的に考え，WPW症候群と診断されていれば上室性頻拍を考える．

一般的に右脚ブロック型心室頻拍と右脚ブロック型の変行伝導を伴った上室性頻拍とのの鑑別点を**表**に記す[1]．①右脚ブロック型の頻拍でQRS幅が140msecを超えるときには，心室頻拍の可能性が高い．②QRSの軸が，＋180°から－90°に入る場合（北西軸）は心室頻拍の可能性が高い．上室性頻拍でQRS軸がこの領域に入ることはない．逆に右脚ブロックでQRSの軸が0°から＋90°のときは上室性頻拍の可能性が高い．③右脚ブロック型の心室頻拍で，V_1誘導に幅の広いR波（30msec）があるときは心室頻拍の可能性が高い．逆にrsRパターンを示すときは上室性頻拍の可能性が高い．④右脚ブロック型の心室頻拍で，V_6誘導に深いS波があるときは心室頻拍の可能性が高い．一方qRs，Rs，またはRSパターンでR/S比が1以上のときは上室性頻拍の可能性が高い．⑤前胸部誘導がすべて陽性パターンを示す場合（positive concordant）は心室頻拍の可能性が高い．

5. 対応・治療の方針は？

頻拍の停止のためには，ATP 0.1〜0.2 mg/kgを急速静注する．房室結節が頻拍回路に含まれていればほぼ100％頻拍は停止する．ただしATP投与時，患者の灼熱感は必発である，この副作用は数十秒で消失する．したがってATP投与前には「一瞬，体がカーッとしますよ」などと必ず患者に声をかけることが重要である．

表　右脚ブロック型心室頻拍と右脚ブロック型の変行伝導

鑑別のポイント	右脚ブロック型心室頻拍	右脚ブロック型の変行伝導を伴った上室性頻拍
QRS幅	140msec＜	140msec＜
QRSの軸	＋180°〜－90°（北西軸）	0°〜＋90°
V_1誘導	幅の広いR波（30msec）	rsRパターン
V_6誘導	深いS波	qRs，Rs，RSパターンでR/S比が1以上
前胸部誘導	すべて陽性	

後日行った臨床電気生理学的検査により，頻拍の機序は房室結節リエントリー性頻拍と診断した．同時に房室結節遅伝導路焼灼術を行い，頻拍は誘発不能となり，上室性頻拍は根治した．

6. コンサルトすべきタイミング

上室性頻拍症は，カテーテルアブレーションにより根治する疾患である．従って発作性上室性頻拍症の患者を見た場合には専門医にコンサルトすべきである．

文献

1) Miller, J. M. & Das, K. M. : Differential Diagnosis for Wide QRS Complex Tachycardia. : Cardiac Electrophysiology : From Cell to Bedside, 5th ed.（Zipes, D., & Jalife, J., eds.）: pp. 823-830, Saunders, 2009

おすすめ書籍

・「不整脈－ベットサイド診断から非薬物治療まで－」（大江 透 著），医学書院，2007

プロフィール

丹野　郁（Tanno Kaoru）
昭和大学医学部内科学講座循環器内科学部門　准教授．
詳細は第1章－3）を参照．

第3章I　症例からみた心電図の読み方【アドバンス編】
―心電図波形からみた不整脈診断

6. 右脚ブロック型・上方軸を示す wide QRS 頻拍 → 特発性心室頻拍

―朝から持続する動悸を自覚したが，3時間経っても軽快せず救急外来受診した13歳男性

吉田明弘

症例

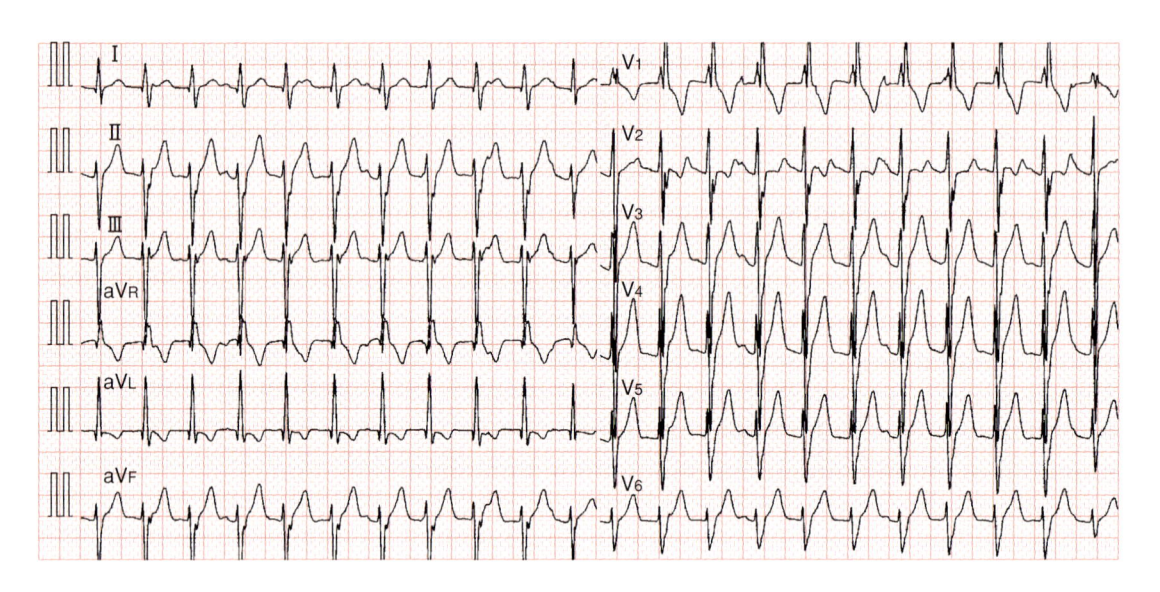

図1　来院時の12誘導心電図

症　例：13歳，男性．
主　訴：動悸．
既往例：特記すべきことなし．
家族例：特記すべきことなし．
現病歴：男性．小学校3年生時より3〜4回/週の頻度で持続する動悸を自覚するようになったが，最近頻度が多くなり，持続時間も長くなっていた．来院当日は，朝から動悸発作出現したが，軽快せず救急外来受診となった．受診時，血圧110/60 mmHg，脈拍150/分，意識は清明であった．心電図（図1）を示す．

この症例で何を考えるか？

1. 心電図診断は？

右脚ブロック型・左軸偏位を呈する特発性心室頻拍．

2. 診断の根拠は？

生来健康であった若年者に突然発症した wide QRS 頻拍であることから，まず発作性上室性頻拍症の変行伝導が考えられるが，QRS 波形が右脚ブロック型・左軸偏位または上方軸を呈していることからベラパミル感受性特発性心室頻拍を同時に考えなければならない．胸部誘導は右脚ブロック型を呈しているが，陳旧性心筋梗塞に合併した心室頻拍とは異なり QS パターンを示した誘導はなく，比較的 QRS 幅は狭い．左軸偏位を示していることから，右脚ブロック＋左脚前枝ブロックの変行伝導または脚ブロックを合併した発作性上室性頻拍との鑑別が重要である．この症例では，QRS と解離した P 波を確認することができる（図2）．これにより発作性上室性頻拍は否定され，ベラパミル感受性特発性心室頻拍と確定診断できた．

3. 疾患の解説

ヴェラパミル感受性特発性心室頻拍は，左脚後枝周辺の Purkinje ネットワークにリエントリー回路を有し，器質的心疾患を伴わない特発性心室頻拍で，リドカインやプロカインアミド等のⅠ群抗不整脈剤よりも圧倒的にベラパミルによる停止効果が高い特徴を有する．変行伝導を有する発作性上室性頻拍との鑑別が困難な場合も多く，ベラパミルの内服治療により比較的良好なコントロールが得られるため，発作性上室性頻拍として治療されていることも少なくない．

4. 心電図として鑑別すべきものは？

器質的心疾患に合併した心室頻拍との鑑別には，安静時12誘導心電図が参考となる．本症例のベラパミル投与後の洞調律時心電図（図3）では，異常 Q 波や ST-T 異常を認めず正常心電図であった．器質的心疾患を有さない特発性心室頻拍として，右室流出路起源特発性心室性頻拍も知られているが，左脚ブロック型下方軸を呈止，反復性を示すことから本症例との鑑別は容易である．

発作性上室性頻拍との鑑別は，解離した P 波を認識することであるが，房室結節の逆伝導を有する場合には QRS 波に逆行性 P 波が 1：1 対応していることもあり，鑑別が難しい．ベラパミル感受性特発性心室頻拍に比し，発作性上室性頻拍の右脚ブロック型変行伝導の場合には，左軸偏位を呈することは比較的少ない．ただしベラパミル感受性特発性心室頻拍にも，右軸偏位または下方軸

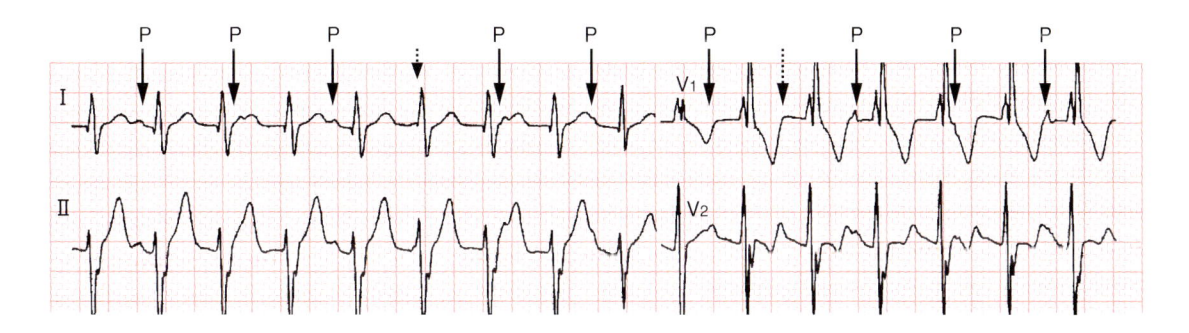

図2　図1の心電図の診断ポイント
QRS と解離した P 波を認める．P 波は ST 部分や T 波と重なって存在するため，1拍ごとの波形変化に注目し，ノッチが P 波でないかと考えることが重要．また，Ⅰ，Ⅱ，V1，V2 誘導で解離した P 波を同定できることが多い

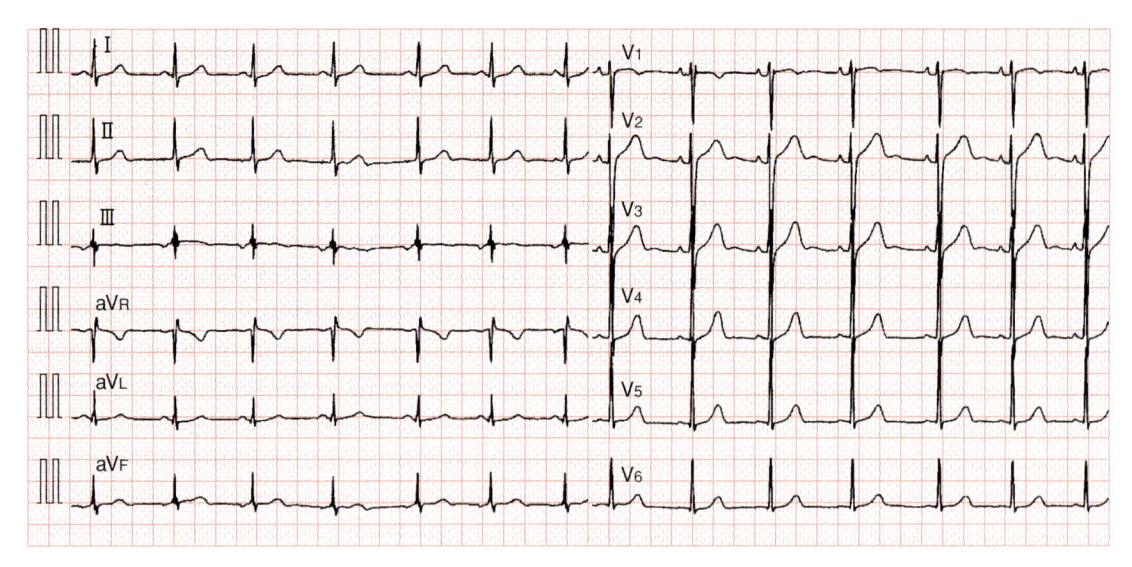

図3　ベラパミル投与後の洞調律心電図

を呈する亜型が存在し，左脚前枝周辺のPurkinjeネットワークをリエントリー回路としていると報告されている．

5. 対応・治療の方針は？

心室頻拍ではあるが，比較的血行動態は安定しており，心室細動や突然死へ移行することは稀である．**あわてず，静脈ルートを確保し，ベラパミルを投与する．**

6. コンサルトすべきタイミング

ベラパミルの静注によって洞調律へ復帰すれば，予防治療としてベラパミルの投薬治療を行う．また根治術としてのカテーテルアブレーションは，成功率が高いことから，本人，家族の希望があれば専門医へコンサルトする．

おすすめ書籍・参考文献

- 「新・心臓病診療プラクティス13 不整脈を診る・治す」（青沼和隆，松崎益徳 編），文光堂，2009
- 「心電図の読み方パーフェクトマニアル」（渡辺重行，山口 巖 編），羊土社，2006
- 「EPカンファレンス－症例から学ぶ不整脈・心臓電気生理」（宮崎利久 著），医学書院MYW，1999
- Nogami, A.：Idiopathic left ventricular tachycardia: assessment and treatment. Card Electrophysiol Rev. Dec；6（4）：448-457. Review, 2002
- Maruyama, M., et al.：Demonstration of the reentrant circuit of verapamil-sensitive idiopathic left ventricular tachycardia : direct evidence for macroreentry as the underlying mechanism. Cardiovasc. Electrophysiol., 12（8）：968-972, 2001
- Ohe, T., et al.：Long-term outcome of verapamil-sensitive sustained left ventricular tachycardia in patients without structural heart disease. J. Am. Coll. Cardiol., 25（1）：54-58, 1995

プロフィール

吉田明弘（Akihiro Yoshida）
神戸大学大学院医学研究科　内科学講座循環器内科学分野　不整脈先端治療学部門　准教授．
詳細は第2章Ⅰ－10）を参照．

第3章Ⅱ　症例からみた心電図の読み方【アドバンス編】
　　　　―心電図変化からみた臨床診断

1. 右側胸部誘導でST上昇を示す心筋梗塞→右室梗塞
―突然の前胸部絞扼感自覚後にショック状態となった75歳男性

岡山英樹

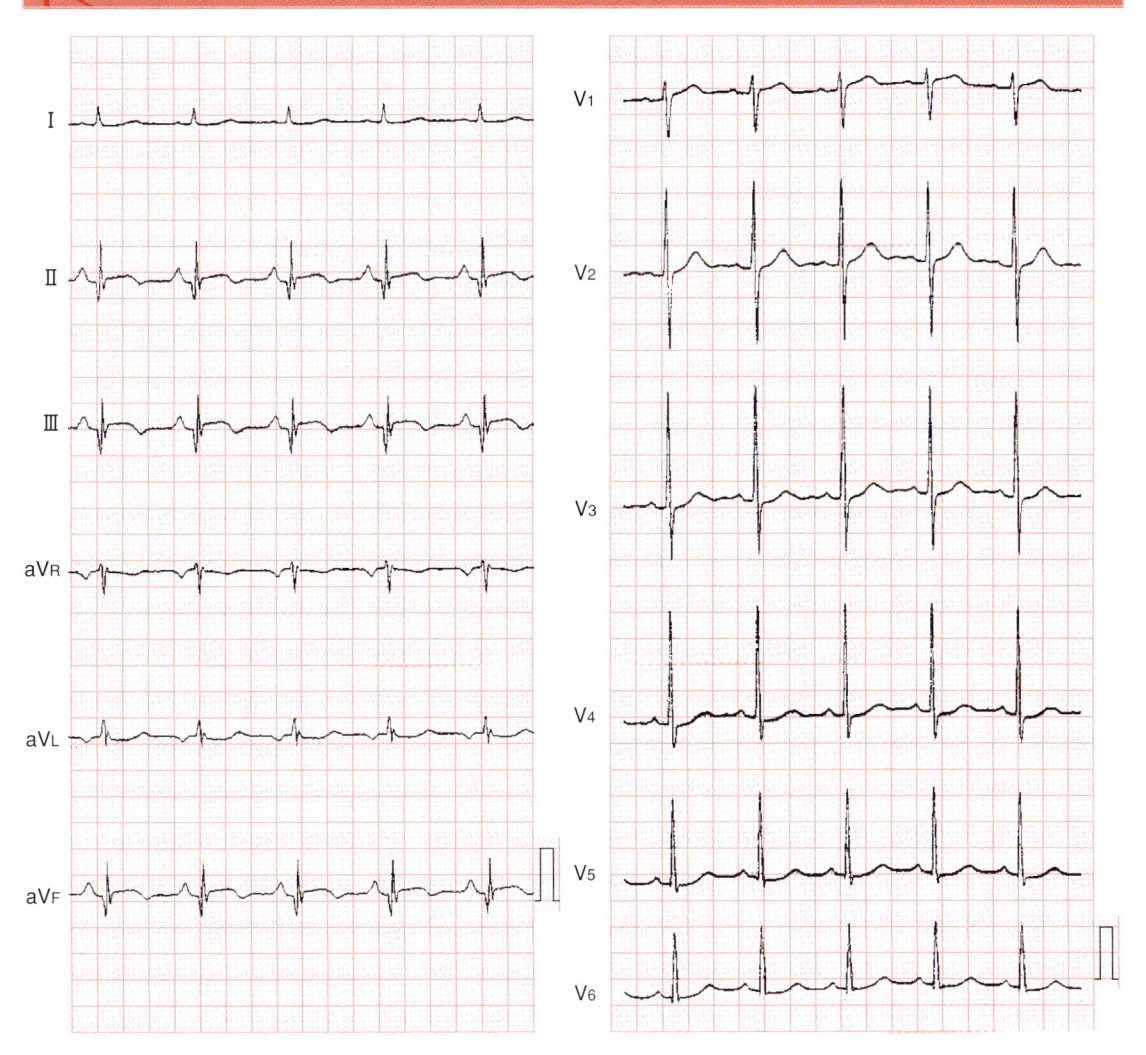

症例

図1　来院時12誘導心電図

症　例：75歳，男性．
主　訴：前胸部絞扼感．
現病歴：高血圧と糖尿病に対して近医加療中であった．朝食後より冷汗を伴う前胸部絞扼感が突然出現した．自宅で様子を見ていたが改善せず意識が朦朧としてきたため家人により救急要請され救急病院に搬送された．
身体所見：身長 173 cm，体重 80 kg，血圧 72/44 mmHg，脈拍 92/分 整，内頸静脈の怒張を認める，心音 Ⅲ音を聴取，心雑音なし，呼吸音正常，血液生化学検査：WBC 12,500/μL ↑，CPK 895 IU/L ↑，CKMB 92 IU/L ↑．

この症例で何を考えるか？

1. 心電図診断は？

右室梗塞を合併する急性下壁心筋梗塞．

2. 診断の根拠は？

突然の胸痛が先行するショック状態で搬送された患者であり，冠危険因子を複数有していることより，まず急性冠症候群を念頭に置く必要がある．本症例では発症からやや時間が経ってからの受診であったため来院時すでに心筋逸脱酵素（CPK，CKMB）の上昇を認めていた．心電図ではⅡ，Ⅲ，aV_F 誘導で ST 上昇を認め（図1），右側胸部誘導を記録したところ V_3R 〜 V_6R でも ST 上昇を認めた（図2）．心エコー検査では，胸骨左縁短軸像にて左室下壁の壁運動低下に加え，右室自由壁下部の壁運動低下を認め，右冠動脈近位部を責任病変とする急性心筋梗塞が疑われたため，緊急で冠動脈造影を施行した．右冠動脈 seg 1 に完全閉塞病変を認めたため（図3），引き続きステント留置術を施行し CCU に入室した．

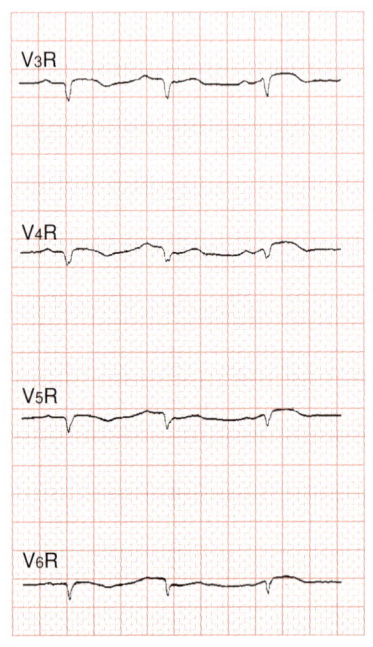

図2　右側胸部誘導（V_3R 〜 V_6R）
　　　V_3R 〜 V_6R 誘導で ST 上昇を認める

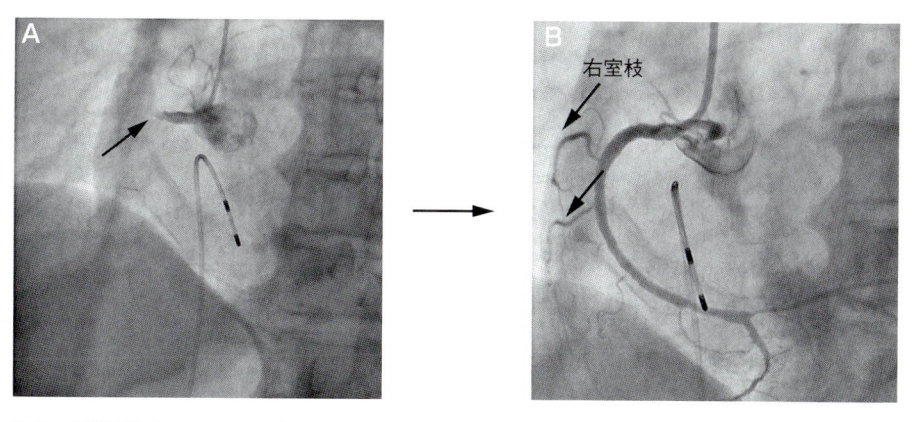

図3 冠動脈インターベンション
A：右冠動脈造影：右冠動脈seg1に完全閉塞病変を認める（矢印）．ただちに冠動脈インターベンションを行い，ステント留置後に0％まで拡張に成功した．B：冠動脈インターベンション後：右室を栄養する右室枝が認識できる（矢印）

3. 疾患の解説

　右室は右冠動脈より分枝する右室枝により栄養され灌流されているため，右室枝よりも近位部で右冠動脈が閉塞すると右室梗塞をきたすことがある．**右室梗塞診断の最初の手がかりは，右側胸部誘導でのST上昇である**．右側胸部誘導は，通常のV$_3$～V$_6$誘導を左右対称に右側に装着する（V$_3$R～V$_6$R）ことで記録でき，V$_4$Rにおける0.1mV以上のST上昇は右室梗塞診断において感度・特異度ともに高い[1]．右側前胸部誘導（V$_1$～V$_3$）におけるST上昇も右室梗塞時にみられる所見であるが，これは前壁中隔心筋梗塞においてもみられる．右室梗塞により右室機能が極端に低下すると，左室の前負荷が減少することにより心拍出量の低下を招き心原性ショックとなる．左室拡張末期圧は上昇しないため肺水腫をきたすことはまれで，聴診上も肺音は正常であることが多い．

　本症例ではステント留置にて虚血解除後にスワン−ガンツ・カテーテルを挿入し，心拍出量低下と中心静脈圧，右房圧，右心室圧の上昇を証明した．右室梗塞によるショック状態から離脱するためには大量輸液が必要となるが，これは通常の左室側の心筋梗塞では行わない治療である．心筋梗塞の治療の中で右室梗塞を合併するか否かで治療の方針が大きく異なるため，**特に急性下壁心筋梗塞時には，常に右室梗塞を合併していないかどうかを念頭に置き12誘導心電図を記録する際には，ぜひ右側胸部誘導も確認して頂きたい**．加えてemergency roomにおける心エコーでは右室の拡大を認めることは少なく，むしろ右室自由壁下部の壁運動に注目すべきである．

4. 心電図診断として鑑別すべきものは？

　胸痛に伴うショック状態であり急性冠症候群以外に，急性肺血栓塞栓症，解離性大動脈瘤，心膜心筋炎等が挙げられる．

5. 対応・治療の方針は？

　確定診断および治療のため，迅速な冠動脈造影および冠動脈インターベンションが必要である．血行再建後に全身管理を適切に行えば，数日間の経過で血行動態が改善してくることが多い．右室梗塞を見落とし，他の部位の心筋梗塞同様に利尿薬を投与し続ける愚を避けよう．右室梗塞を疑えば，積極的にスワン−ガンツ・カテーテルを挿入し，輸液量の決定，肺動脈圧と心拍出量のモニタ

リングを行う．右室梗塞では安易なニトログリセリン投与は前負荷の低下により急速に血行動態が破綻を招く恐れがある．また右冠動脈の急性心筋梗塞であるので，心室頻拍/心室細動や房室ブロックの危険性があることを忘れてはならない．重症例には人工呼吸管理，IABP（大動脈内バルーンパンピング），PCPS が必要となることがある．

6. コンサルトすべきタイミング

急性冠症候群が疑われた時点でただちに循環器専門医にコンサルトする．

文献
1) Libby, P., et al.：Braunwald's Heart Disease, Saunders, pp. 1271-1272, 2007
↑循環器内科の先生がもっていると思いますので見せてもらってください．

おすすめ書籍
- 「循環器病態学ファイル」（村川裕二，他 著），メディカルサイエンスインターナショナル，2007
- 「臨床心エコー図学 第3版」（吉川純一 編），文光堂，2008
↑特に将来循環器内科学を志す方に．

プロフィール
岡山 英樹（Hideki Okayama）
愛媛大学附属病院 脳卒中・循環器病センター 病院教授．
詳細は第2章Ⅱ-2) を参照．

2. 広範囲の急性心筋梗塞に類似した心電図 → たこつぼ心筋症

―吐血により緊急内視鏡を施行した後，胸痛，動悸，呼吸困難が出現した79歳女性

笠巻祐二

症例

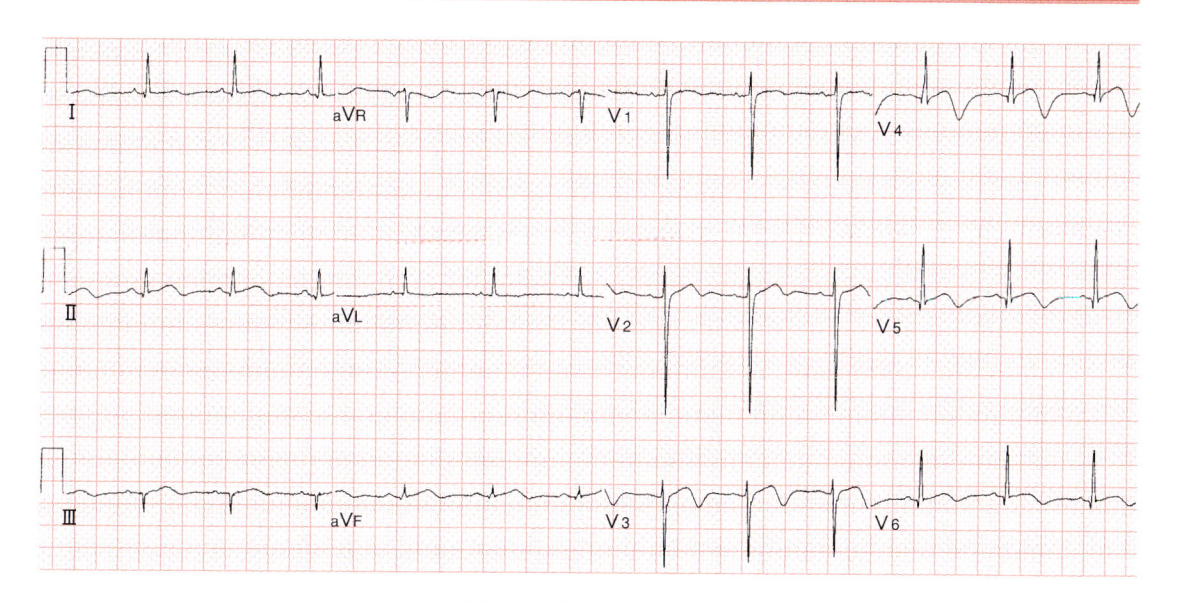

図1　入院当日の心電図

症　例：79歳，女性．
主　訴：胸痛，動悸，呼吸困難．
既往歴：子宮筋腫で手術．
家族歴：特になし．
現病歴：肝硬変で通院中であったが，胃静脈瘤破裂による吐血のため，消化器内科入院．同日，緊急内視鏡を施行し，止血処置を行った．その後，胸痛，動悸，呼吸困難が出現し，次第に増悪するため循環器内科にコンサルトとなる（図1）．
身体所見：身長 156 cm，体重 52 kg，血圧 124/74 mmHg，心拍数 82/分，整．心音正常，明らかな心雑音なし，呼吸音正常，腹部異常なし．
検査所見：胸部X線写真上，CTR 62％と心拡大および左側胸水を認めた．心エコー上，心尖部を中心に無収縮を認め，心基部の壁運動はむしろ過収縮を認めた．初診時の血液検査では，WBC 10,600/mL，AST 40 U/L ALT 21 U/L，LDH 248 U/L，CK 301 U/L，CK-MB 60 U/L，CRP 0.10 mg/dL，Trop-I 5.09 ng/mL，H-FABP（＋）であった．

この症例で何を考えるか？

1. 心電図診断は？

急性冠症候群などの広範な心筋障害が示唆される．

2. 診断の根拠は？

入院当日，胸痛，動悸，呼吸困難を認め，その際に記録した心電図（図1）にてⅡ，Ⅲ，aV_F，V_3〜V_6 にて ST 上昇を認めることから（図2）急性冠症候群が最も疑われる．冠動脈の支配領域を考慮すると広範囲の病変が示唆され，一枝病変以外の可能性も否定できない．血液検査では，白血球増加，心筋逸脱酵素の上昇を認め，急性冠症候群を支持する所見である．

しかし，**本症例の心エコーでは，心尖部を中心に無収縮を認め，心基部の壁運動はむしろ過収縮を認めたことから急性冠症候群以外に，たこつぼ心筋症も念頭に置く必要がある**．本症例は上述したような経過から急性冠症候群を疑い，緊急冠動脈造影を施行したが，冠動脈に狭窄はなく，左室造影では心尖部のバルーン状の無収縮と心基部の過収縮を認めた（図3）．入院翌日の心電図（図4）では，Ⅱ，Ⅲ，aV_F，V_3〜V_6 にて ST 上昇と V_3〜V_6 で T 波の陰転化を認め，7 日後の心電図（図5）では，V_3〜V_6 の ST 上昇は持続するものの，V_5，V_6 の陰性 T 波は陽転化している．なお，その後の心エコーでは，心尖部の収縮異常は改善しており，ほぼ正常化した．本症例は吐血により緊急内視鏡を施行した後に症状の出現と心電図変化が出現していることから，緊急内視鏡に至る一連のストレスが契機となり発症した，たこつぼ心筋症として矛盾しないと考える．

3. 疾患の解説

たこつぼ心筋症とは，左心室の心尖部を中心とする広範な壁運動の可逆性収縮低下を示す病態に

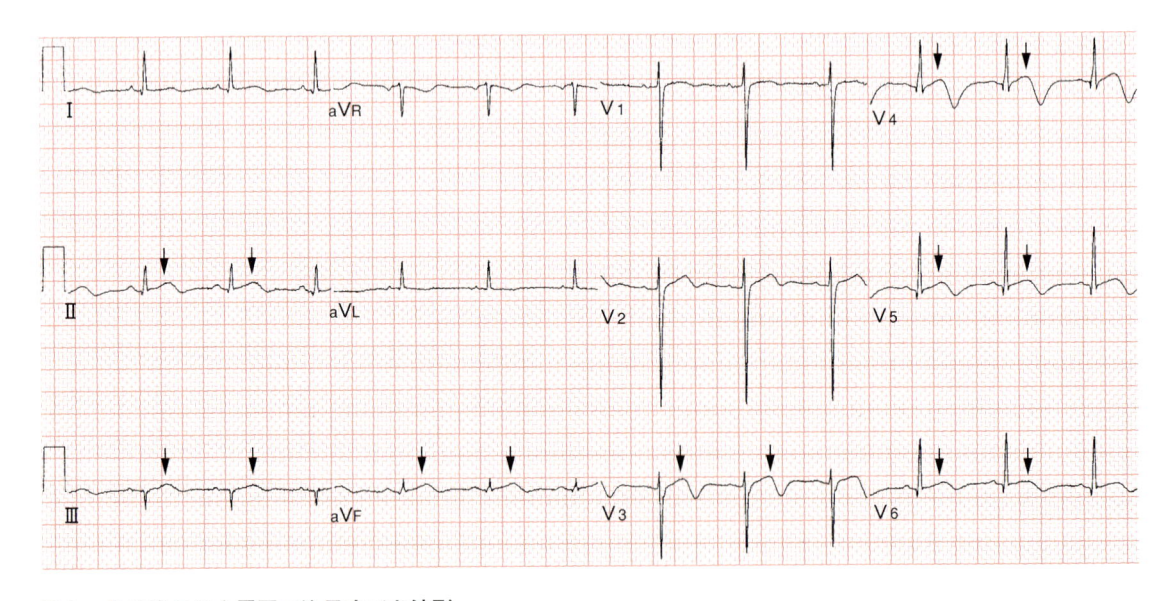

図2 入院当日の心電図で注目すべき波形
Ⅱ，Ⅲ，aV_F，V_3〜V_6 誘導における ST 上昇（矢印）

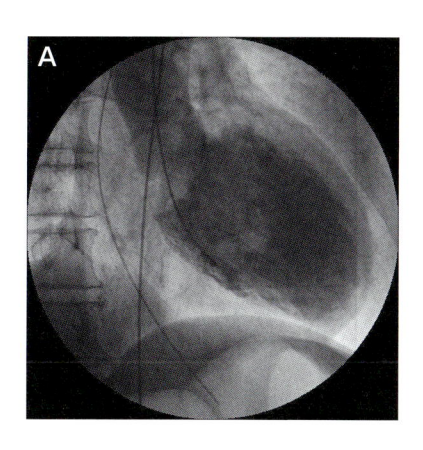

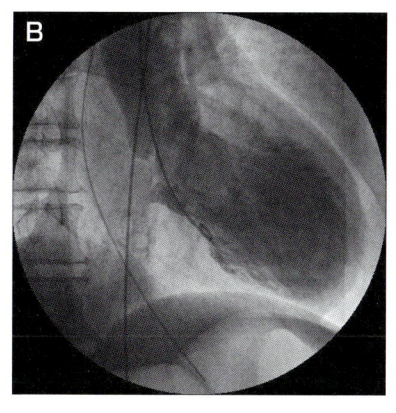

図3　左室造影像
A：拡張期，B：収縮期．急性期左室造影では，心尖部のバルーン状の無収縮と心基部の過収縮を認める

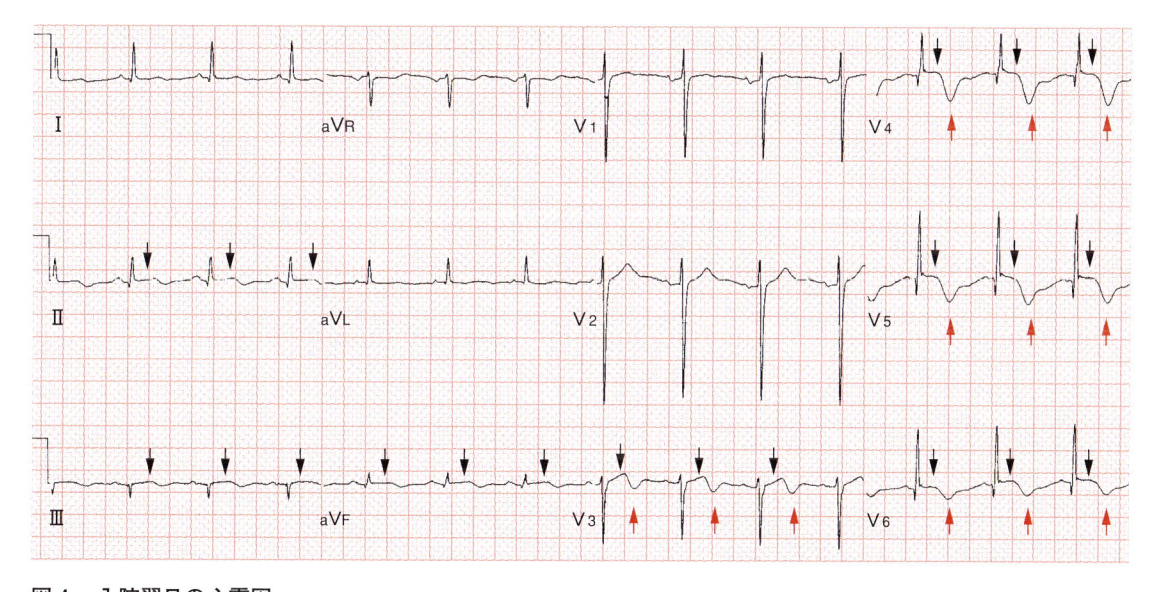

図4　入院翌日の心電図
Ⅱ，Ⅲ，aVF，V3 ~ V6誘導におけるST上昇（矢印）とV3 ~ V6誘導におけるT波陰性化（色矢印）

つけられた名称であり，心基部が対照的に過収縮を起こすことを特徴とする．たこつぼ心筋症の臨床的特徴[1]としては，①急性心筋梗塞を疑わせる症状で発症，②心尖部のバルーン状の無収縮と心基部の過収縮，③心電図でST上昇後のT波陰転化，④心筋逸脱酵素の軽度の上昇，⑤冠動脈に狭窄病変がない，⑥臨床所見の正常化，⑦高齢女性に好発，⑧情動ストレスが誘因となる例がある，などがある．本病態の発症機序は未だ明らかではないが，内因性ならびに局所神経末端からの局所カテコラミンによる受容体レベルの異常をも含む心筋障害が推測されている．

4. 心電図診断として鑑別すべきものは？

急性心筋梗塞に代表される急性冠症候群が最も重要である．その他，脳血管障害やカテコラミン性心筋症，急性心筋炎などとの鑑別を要する場合がある．

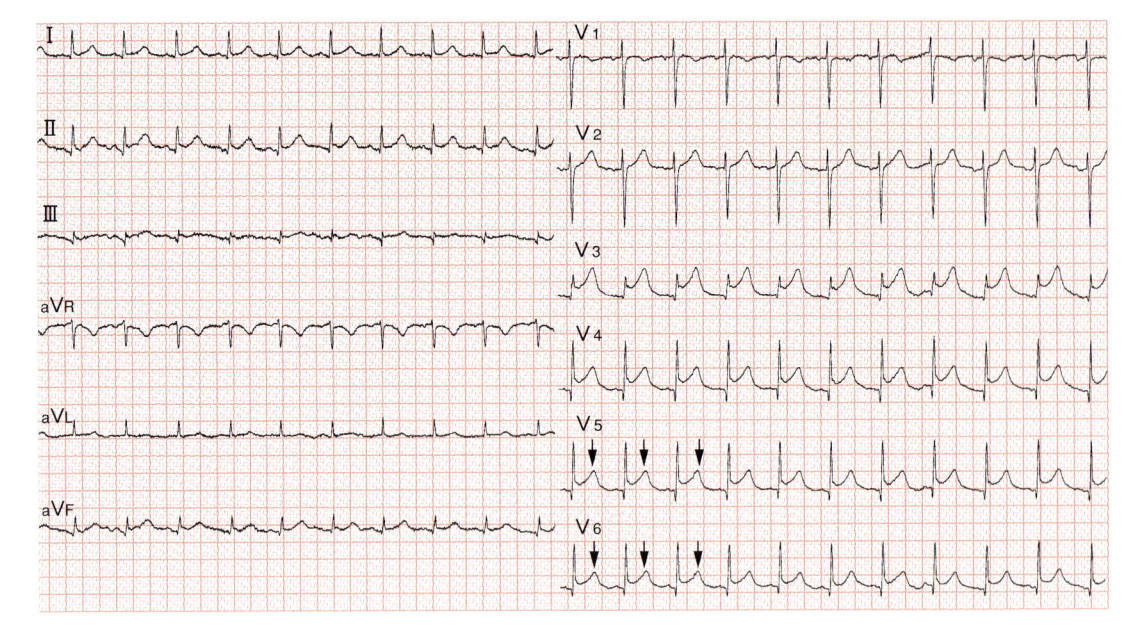

図5 第7病日の心電図
V₅，V₆誘導の陰性T波の陽転化がみられる（矢印）

5. 対応・治療の方針は？

　たこつぼ心筋症の臨床経過は一般に良好である．ただし，急性期に高度の心不全をきたす場合もあり，カテコラミンの投与や，心不全に伴う呼吸不全に対して気管内挿管を必要とする場合もある．大動脈内バルーンパンピングによる補助循環を必要とするケースも報告されている．また，長期予後も良好とされているが，再発をきたす例もあるので注意を要する．

6. コンサルトすべきタイミング

　現実的には，たこつぼ心筋症と診断する以前に，心電図で急性心筋梗塞に代表される急性冠症候群が疑われた段階でただちに循環器専門医へコンサルトすべきである．

文献

1）河合祥雄：たこつぼ心筋障害，またはたこつぼ（Ampulla or Amphora）心筋症本邦学会報告例の検討．呼吸と循環，48：1237-1248，2000

おすすめ書籍

- 「心電図の読み方パーフェクトマニュアル」（渡辺重行，山口 巌 編），羊土社，2006
  ↑多くの症例が示されており，ポイントがよく整理され解説も簡潔明瞭である．
- 「最新医学別冊　ABC58/循環器9 心筋症」，最新医学社，2008
  ↑心筋症について詳細に解説されており，最新の治療まで言及している．

プロフィール

笠巻祐二（Yuji Kasamaki）
日本大学医学部　内科学系循環器内科学分野　講師．日本大学板橋病院　循環機能検査室　室長．
詳細は第1章－7）を参照．

第3章Ⅱ 症例からみた心電図の読み方【アドバンス編】
―心電図変化からみた臨床診断

3. QRS波終末部にみられるε波と右室の拡大 → 不整脈原性右室心筋症

―心室期外収縮の指摘があり，冷汗とめまいを伴う動悸発作をきたした27歳の男性

池田隆徳

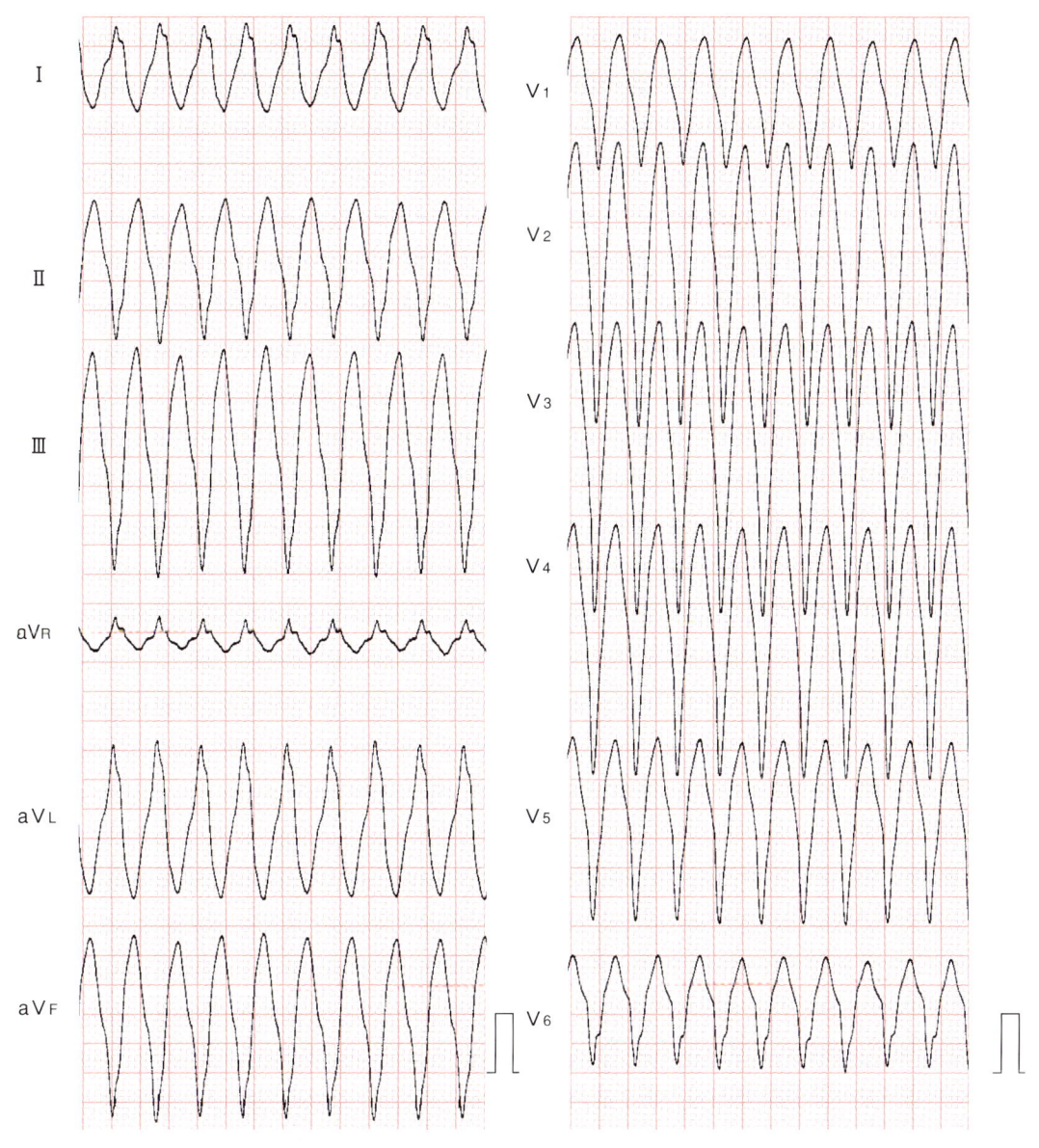

症例

図1　発作時の12誘導心電図

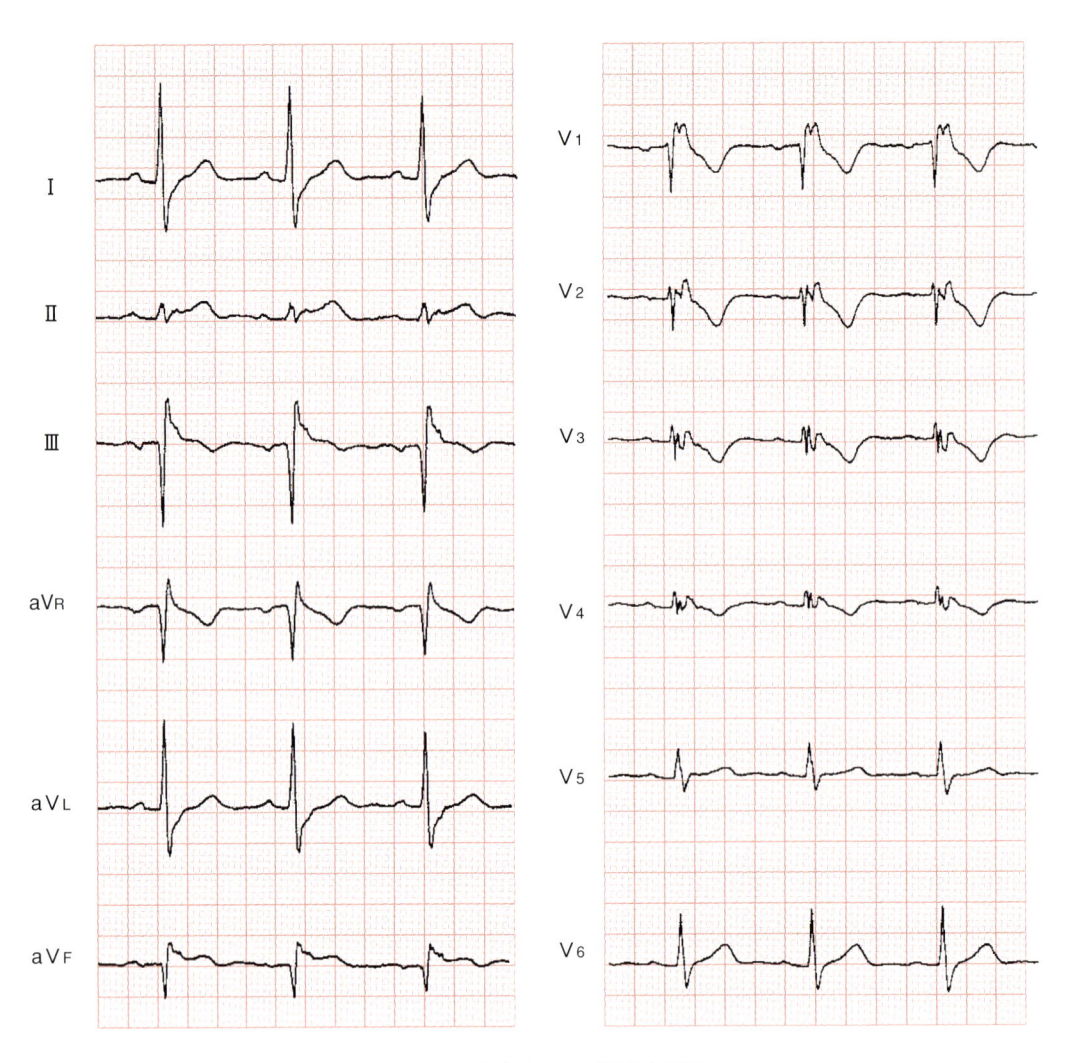

図2 安静時の12誘導心電図

患　者：27歳の男性．
主　訴：冷汗とめまいを伴う動悸．
既往歴：健診で心室期外収縮の指摘あり．
家族歴：特になし．
現病歴：生来健康であり，学生時代は柔道の選手として活躍していた．高校時代および会社の定期健診で心室期外収縮を指摘されたことがあるが，運動負荷心電図で増悪しなかったため，心配ないと言われていた．今回，出勤途中に突如としてこれまで自覚したことのない冷汗とめまいを伴う動悸発作が出現した．しばらく様子をみていたが，悪化傾向となったため，救急車を要請した．当院来院時に，心電図で血圧低下を伴うレートの速い頻拍が認められたことから，静注麻酔後に電気ショックが施行された．
身体所見：身長172 cm，体重74 kg，血圧110/58mmHg，脈拍数60/分 整，心音正常，心雑音なし，呼吸音正常，腹部平坦かつ軟，下肢浮腫なし，神経学的異常所見なし．
検査所見：血液検査，胸部X線写真に異常なし．心エコーでは左室駆出率72％と左室の機能は

正常であったが，右室の拡大が認められた．発作時と安静時の12誘導心電図を別に示す（図1，2）．

この症例で何を考えるか？

1. 心電図診断は？

不整脈原性右室心筋症に伴って出現した，持続性心室頻拍が疑われる．

2. 診断の根拠は？

発作時の12誘導心電図では，**幅広いQRS波の頻拍が持続しているため，本頻拍は（持続性）心室頻拍の可能性が高い（図1）**．心室頻拍の心電図の特徴である房室解離は明らかではないものの，症状として**冷汗とめまいを伴う動悸（血圧低下の状態）を認めていることからも，心室頻拍が強く疑われる**．上室頻拍でも，心室内変行伝導をきたせば幅広いQRS波を呈するが，冷汗やめまいなどの血圧低下を示す症状をきたすことは少ない．また，心室内変行伝導の場合は右脚ブロック型の幅広いQRS波を示すことが多いが，本頻拍は左脚ブロック型であるため（図3），この点においても矛盾する．以上より，本頻拍は持続性心室頻拍と診断され，左脚ブロック型で上方軸の頻拍であることから，心室頻拍の起源は右室心尖部領域と推察される．

左室（心）機能が正常な若年男性でみられた心室頻拍のため，Brugada症候群，（先天性）QT延長症候群，カテコラミン感受性多形性心室頻拍などの遺伝性不整脈疾患に起因して発症した可能性がある〔第1章-5〕も参照〕．しかし，本症例の安静時の12誘導心電図（図2）をみると，右側胸部誘導（V_1〜V_2）でcoved（凸）型ST上昇は認められず，QT時間も正常であることから，Brugada症候群とQT延長症候群は否定的である．また，心エコーで左室機能は正常であったものの右室拡大が認められたため，（形態学的な異常を伴わない）カテコラミン感受性多形性心室頻拍も否定的である．右室の拡大ということから考えなければならないのは，不整脈原性右室心筋症（arrhythmogenic right ventricular cardiomyopathy：ARVC）である．

図2のV_1〜V_2誘導のQRS波終末部に注目すると，小さなノッチが認められる（図4）．QRS波終末部のノッチとしては，イプシロン（ε）波とJ波が知られている．ε波はARVC，J波は特発性心室細動と関連する波形である．ε波は右側胸部誘導（V_1，V_2）で認められるのに対して，J波は下壁誘導（Ⅱ，Ⅲ，aV_F）または側壁誘導（Ⅰ，aV_L，V_5，V_6）で認められる．そのため，**本症例の心電図のノッチはε波と診断される**．

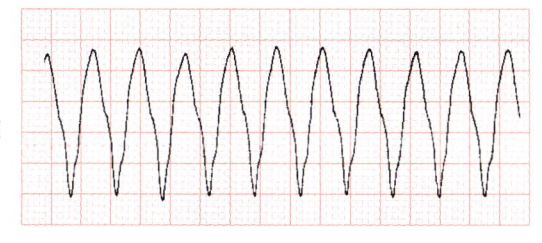

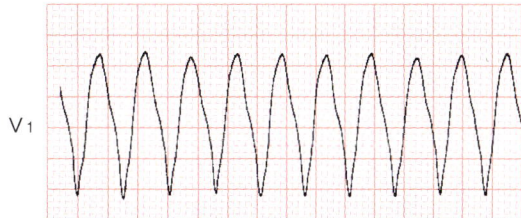

図3 心室頻拍の起源の解釈
V_1誘導をみると左脚ブロック型であり，Ⅱ誘導では下向き（下から上へと伝導：上方軸），すなわち右室心尖部起源の心室頻拍と判断される

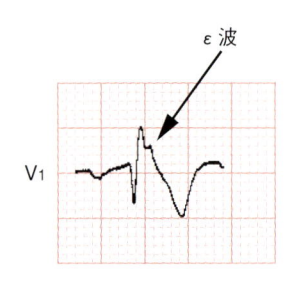

図4 V₁誘導におけるQRS波終末部のノッチ，ε波

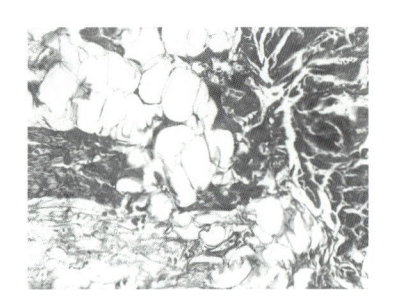

図5 不整脈原性右室心筋症患者の右室心筋生検像（アザン染色×200）
（目次最終頁のColor Atlasにカラー写真を掲載）

以上のことから本症例の診断は，**不整脈原性右室心筋症に伴って出現した持続性心室頻拍**と考えられる．

3. 疾患の解説

　ARVCは，右室の脂肪変性と線維化を主体とする疾患であり（図5），右室起源の（持続性）心室頻拍が初発症状であることが多い．診断においては，画像診断で右室の拡大と変性の確認，加算平均心電図による心室遅延電位の検出，右室心筋生検による心筋変性の組織学的診断が重要である．初発年齢は20～30歳くらいのことが多い．右室の心筋変性が主だが，重症例では左室側に及ぶこともある．予後は発現する心室頻拍の重症度によって決定される疾患である．

4. 心電図診断として鑑別すべきものは？

　発作時の心電図としては，心室内変行伝導を伴う上室頻拍，脚ブロックに伴う上室不整脈，WPW症候群に合併した上室不整脈が，鑑別において重要である．安静時の心電図では，特発性心室細動に伴うJ波を鑑別する．基礎疾患においては，本症例のように心機能が正常な若年者でみられた心室不整脈では，Brugada症候群，（先天性）QT延長症候群，カテコラミン感受性多形性心室頻拍が，鑑別すべき疾患として挙げられる．

5. 対応・治療の方針は？

　薬物療法としては，心室頻拍の抑制目的でアミオダロンやソタコールなどのIII群抗不整脈薬が用いられる．右室の変性に対してβ遮断薬が投与されることもあるが，効果については不明である．

●処方例
・アミオダロン（アンカロン®）1回100 mg　1日2回 継続投与
・ソタロール（ソタコール®）1回80 mg　1日2回 継続投与

　カテーテルアブレーションについては，ARVCでは1つの心室頻拍を治療しても，病態が進行して別の形の心室頻拍が新たに発現することが多いため，成功する確率は低い．最終的には，心室頻拍による心臓突然死の予防目的で，植込み型除細動器（ICD）が用いられることが多い．

6. コンサルトすべきタイミング

　右室の変性が進行し，左室側に及んだ場合は，持続性心室頻拍が発症すると血行動態を破綻させ，心室細動に移行することがある．不整脈による心臓突然死を回避するうえでも，心エコーあるいは心臓MRIなどの画像診断を用いて定期的にチェックし，急速に進行するようであれば，専門医に早々に紹介したほうがよい．

おすすめ書籍
- 「不整脈診療Skill Upマニュアル」（池田隆徳 編），羊土社，2008
    - ↑難解な不整脈の鑑別が，シェーマを用いてわかりやすく解説されている．
- 「これでわかる危険な不整脈の診かたと治療」（池田隆徳 編），南江堂，2008
    - ↑不整脈の理解のみならず，基礎病態の知識の整理にも役立つ．

プロフィール
池田隆徳（Takanori Ikeda）
杏林大学医学部第二内科・不整脈センター　教授．
詳細は編者プロフィール（p.230）参照．

第3章Ⅱ　症例からみた心電図の読み方【アドバンス編】
―心電図変化からみた臨床診断

4. 運動中に生じる若年者の頻拍症 → カテコラミン誘発性多形性心室頻拍
―運動中に意識消失した13歳女子，生来健康，既往歴なし

丹野　郁

症　例

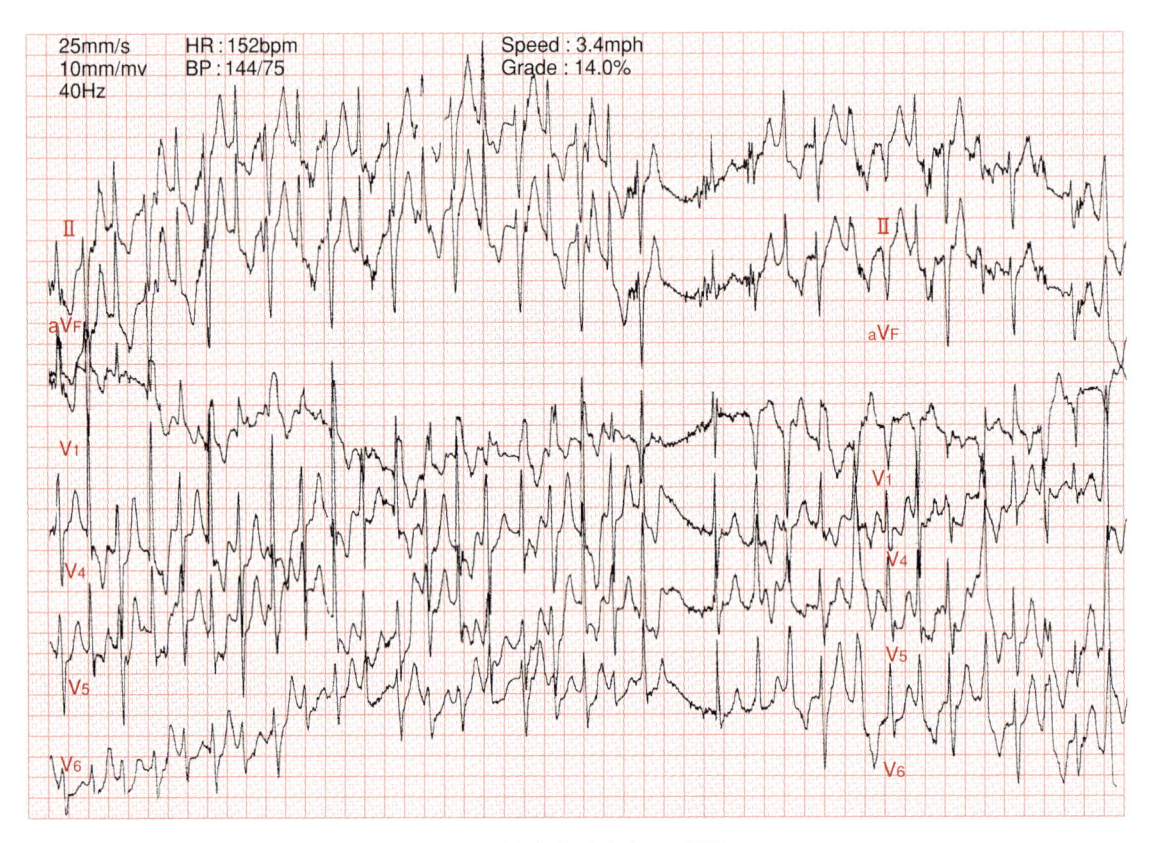

図1　運動負荷試験時の心電図

症　例：14歳，女子．
主　訴：動悸，失神．
現病歴・既往歴・家族歴に特記すべきことはない．毎年健診を受けているが心電図で異常を指摘されたことはない．13歳からジョギング中に突然意識消失し，転倒．友人が声をかけたところすぐに意識は回復した．14歳で音楽コンクール会場で出演直前に意識消失転倒，救急車で近医へ搬送された．救急車内で意識は回復し，病院到着時には異常を認めなかった．精査目的で当院を紹介された．運動やストレス中の失神であったことから，はじめに運動負荷試験を行った．

入院時身体所見：身長156cm，体重39kg，血圧110/62，脈拍50/分．
入院時検査所見：特記すべき所見はない．
運動負荷試験開始13分後の心電図（図1）を示す．

この症例で何を考えるか？

1. 心電図診断は？

カテコラミン誘発性多形性心室頻拍．

2. 診断の根拠は？

運動開始13分後にQRS波および軸が一拍ごとに変化する多形性心室頻拍が誘発された．頻拍の誘発前後では心電図のST変化は認めない（図1）．図2に運動負荷試験直前の安静時心電図を示す．心拍数47/分の洞性徐脈で，QT間隔は0.46秒である．V_2〜V_5でU波がみられるが，long QT症候群を示す所見はない．既往歴・家族歴に特記すべきことはなく，心エコー検査でも器質的心疾患を示唆する所見はない．図3に運動負荷10分後の心電図を示すが，多源性の心室性期外収縮が頻発している．その3分後に上記の多形性心室頻拍が出現した．図4は後日行った電気生理学的検査時に出現した2方向性心室頻拍（bidirectional VT）である．イソプロテレノール0.01μg/kg/分投与下で自然発生した．V_1誘導では左脚ブロック型と右脚ブロック型の波形が交互に出現し

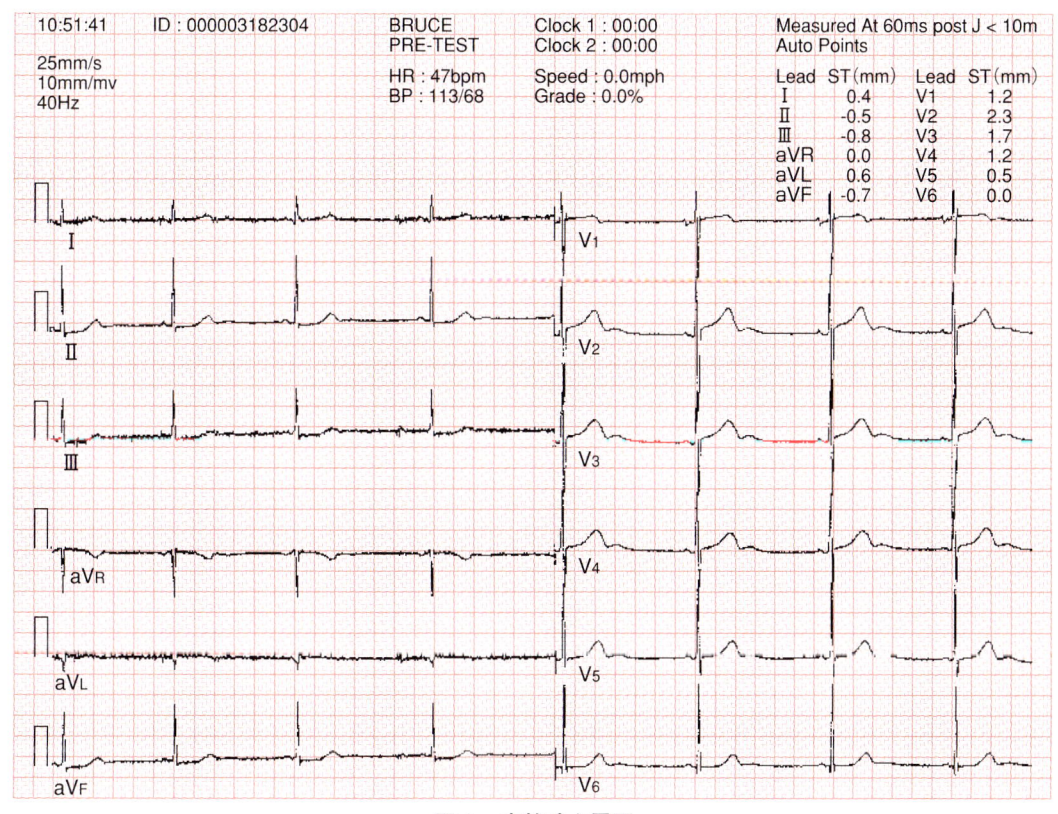

図2　安静時心電図

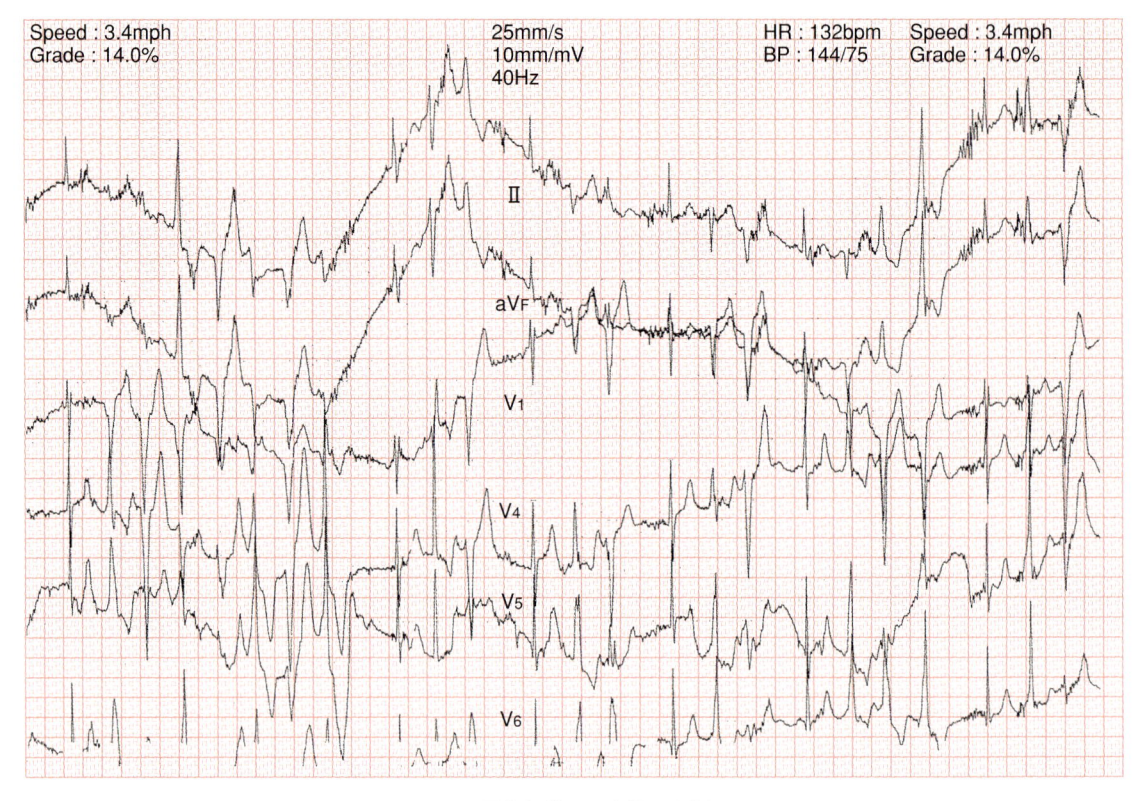

図3 運動負荷10分後の心電図

ている．左脚ブロック時には上方軸，右脚ブロック時には下方軸となっている．カテコラミン誘発性心室頻拍に特徴的な波形である．

3. 疾患の解説

Leenhardt[1]らは，器質的心疾患やQT延長を認めず，運動や興奮で多形性心室頻拍を起こす小児21人を報告し，カテコラミン誘発性多形性心室頻拍と命名した．リアノジン受容体の遺伝子変異やcalsequestrin2遺伝子のミスセンス変異が報告されている．Leenhardtらの報告によると，失神の発症年齢は平均7.8歳で，診断が確定した平均年齢は9.9歳であり，性差はなく，突然死の家族歴が30％に認められ，平均7年間の経過中に21人中2人が突然死した．日中の心拍数は徐脈の症例が多く，運動やストレスにより頻拍発作が出現し，洞調律から接合部調律，多源性心室性期外収縮の頻発から心室頻拍，2方向性心室頻拍を呈することが多い．β遮断薬はある程度の効果を示すが，突然死の予防には植込み型除細動器（ICD）が確実である[2]．

4. 心電図診断として鑑別すべきものは？

器質的心疾患を認めず，運動や感情の高まりなどで心室性不整脈が出現する疾患としてQT延長症候群が知られている．QT延長症候群の発作時の心室性不整脈はtorsades de pointesとよばれる多形性心室頻拍を示す．基線のまわりをQRS軸がねじれるような波形を呈することが特徴である．

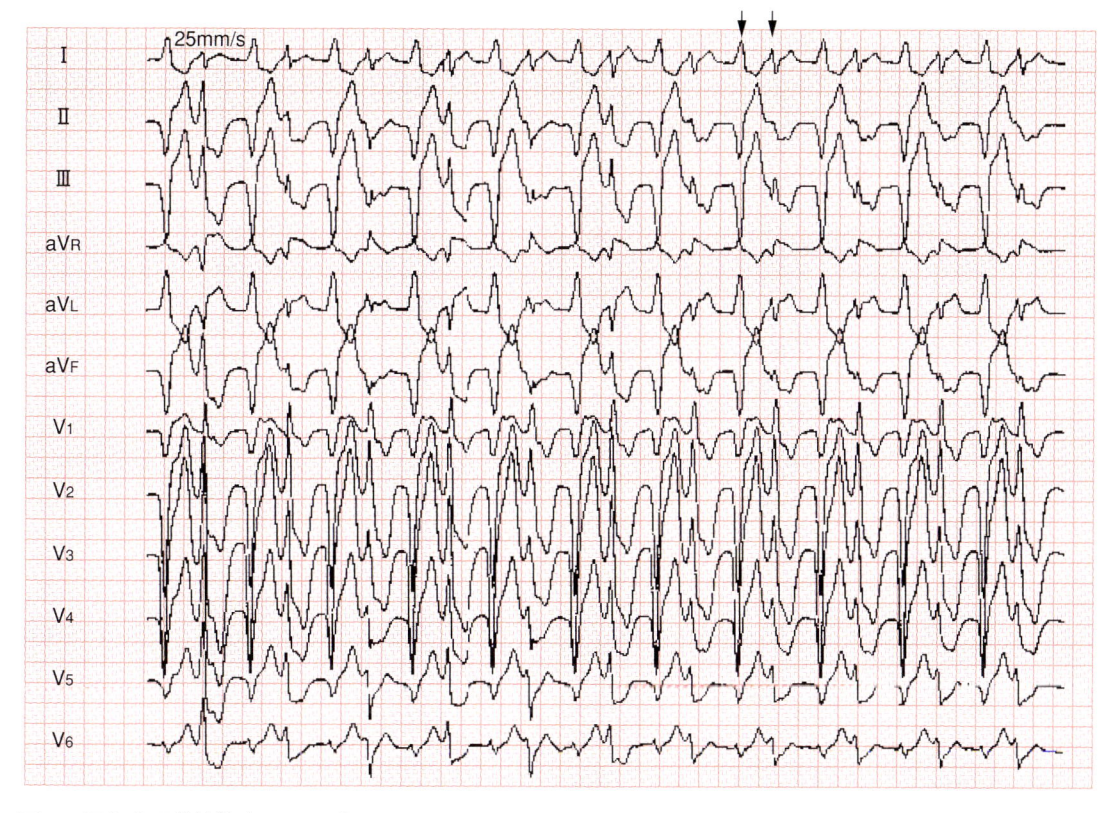

図4 電気生理学的検査：イソプロテレノール 0.1μg/kg/分投与時
1拍毎に異なるQRS波と軸が交互に出現する．bidirectional VT（＝方向性VT）とよばれる（矢印）

5. 対応・治療の方針は？

運動誘発性なのでβ遮断薬が有効であるが，突然死の確実な予防には植込み型除細動器が必須である．

6. コンサルトすべきタイミング

多形性心室頻拍は突然死につながる．したがってこの頻拍を疑った場合には専門医に相談すべきである．

文献

1) Leenhardt A, et al.: Catecholaminergic polymorphic ventricular tachycardia in children. A 7-year follow-up of 21 patients. Circulation, 91 (5): 1512-1519, 1995
2) Hayashi M, et al. Incidence and risk factors of arrhythmic events in catecholaminergic polymorphic ventricular tachycardia. Circulation, 119 (18): 2426-2434, 2009

プロフィール

丹野　郁（Tanno Kaoru）
昭和大学医学部内科学講座循環器内科部門　准教授．
詳細は第1章-3）を参照．

第3章Ⅱ 症例からみた心電図の読み方【アドバンス編】 ―心電図変化からみた臨床診断

5. QRS波終末部にみられるJ波と原因不明の失神発作 → 特発性心室細動
―原因不明の失神発作を繰り返す31歳の男性

池田隆徳

症例

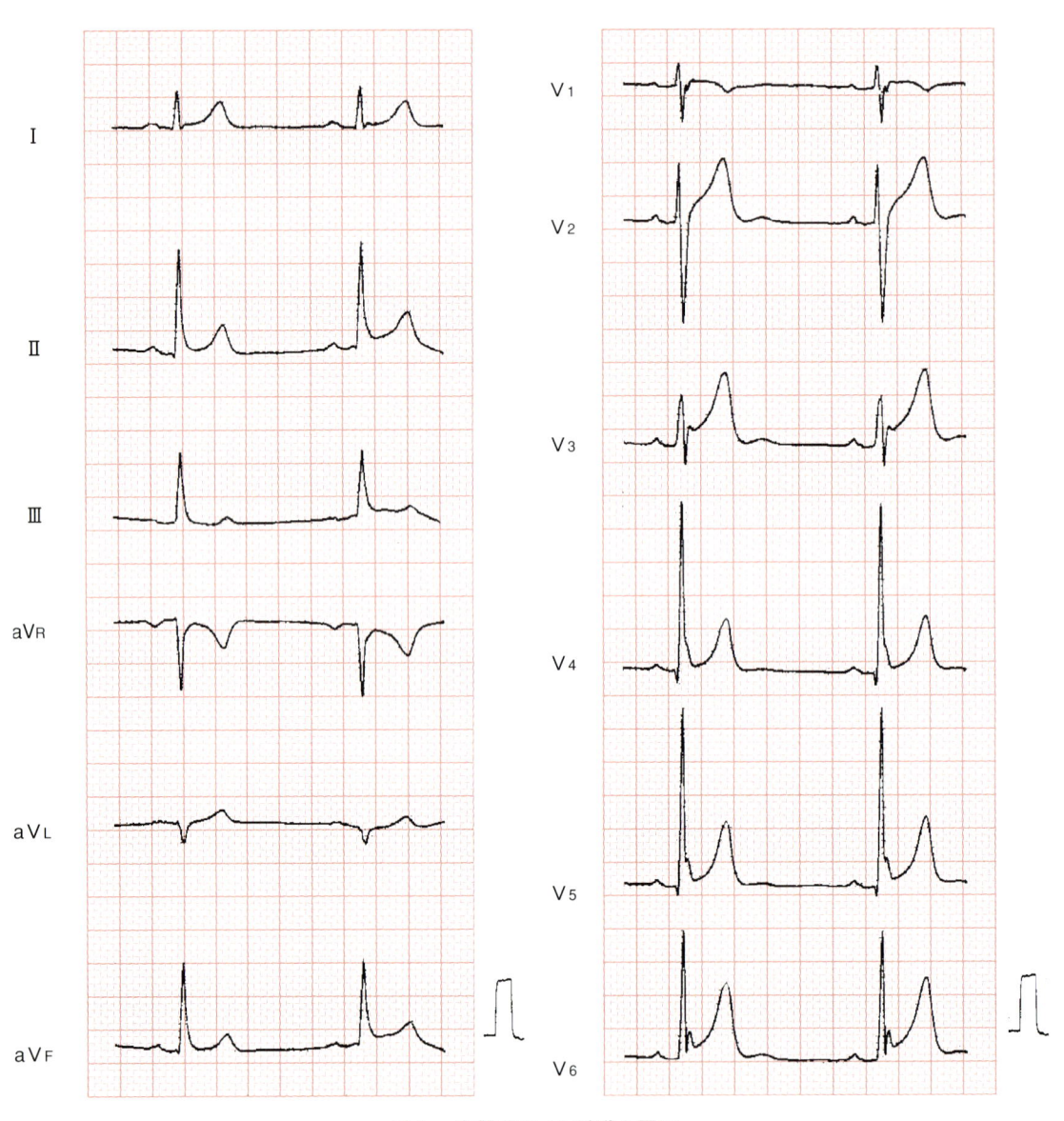

図1 安静時の12誘導心電図

症　例：31歳，男性．
主　訴：失神発作．
既往歴：特になし．
家族歴：特記すべきことなし．
現病歴：生来健康であり，これまでに健康診断などで異常を指摘されたことはない．会社でのミーティングの最中に，突然，椅子から崩れ落ち，意識消失（失神）発作をきたした．意識は約1分で完全に回復したが，心配になり，翌日，総合病院の内科を受診した．精密検査が行われたが異常は検出されず，経過観察するように言われた．しかし，その後も特に誘因なく失神発作を2度（帰宅途中の歩行時と起床後の立ちあがってすぐの状態）きたしたため，当院の循環器内科および神経内科を紹介され受診した．
身体所見：身長 179 cm，体重 74 kg，血圧 114/66 mmHg，脈拍 56/分，心音正常．呼吸音正常．腹部正常．神経学的異常所見なし．
検査所見：血液・尿検査，胸部X線写真，脳波，頭部 MRI に異常は検出されなかった．心エコーにおいても心機能は正常であり，形態的変化な異常は認められなかった．原因不明の失神発作であったことから head-up tilt 試験が行われたが，失神は誘発されなかった．来院時の12誘導心電図を別に示す（図1）．

この症例で何を考えるか？

1. 心電図診断は？

特発性心室細動による失神発作が疑われる．

2. 診断の根拠は？

12誘導心電図は正常洞調律であり，P波，QRS波，ST-T部分，T波に明らかな異常所見は認められない．しかし，QRS波の終末部に注目してみると，側壁胸部誘導（V$_5$，V$_6$）で小さなノッチが認められる（図2）．QRS波の終末部に記録される小さな鈍なノッチは，J波とよばれている．低体温時に記録される場合は Osborn 波ともよばれる．このJ波は，特発性心室細動の発現と関連することが知られている．J波が記録される誘導は，下壁誘導（Ⅱ，Ⅲ，aV$_F$）または側壁誘導（Ⅰ，aV$_L$，V$_5$，V$_6$）である．

本症例においては，入院精査中にモニター心電図で，偶然一過性の心室細動が記録され（図3），失神発作の原因は特発性心室細動と診断された．

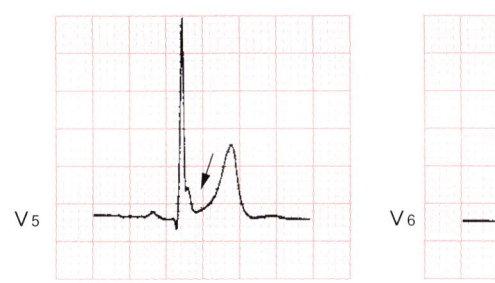

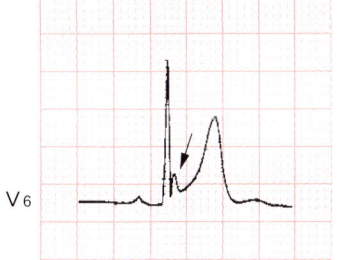

図2　V$_5$とV$_6$誘導における QRS 波終末部のノッチ（J）波（矢印）

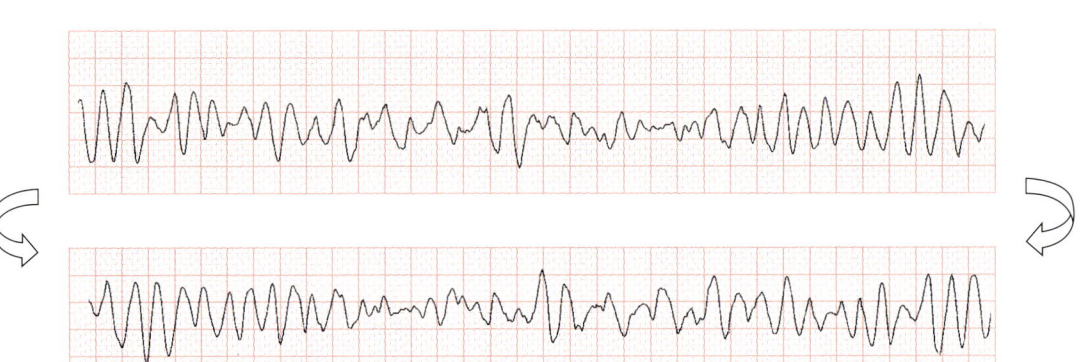

図3　モニター心電図の記録
心電図全体において個々のQRS波の形態が崩れ，大小様々な心室波が認められ，心室細動と診断される

　一般に，QRS波が異常をきたせば脱分極異常，ST部分あるいはT波が異常をきたせば再分極異常と判断される．J波はQRS波の終末部であるため，考え方によっては脱分極異常ではなく，再分極異常としてとらえることもできる．HaïssaguerreらはJ波を"早期再分極異常"としてとらえている[1]．彼らの報告によると，J波を認める特発性心室細動の患者は，比較的若い男性に多い．

　ここで注意しておきたいのは，J波は健常者にも認められることである（われわれの研究[2]では約2％）．そのため，J波が認められたからといって，すぐに異常と判断すべきではない．あくまでも，失神発作などの症状を有する患者でJ波が認められた場合に，特発性心室細動の可能性も考えるということである．今後，J波を有する特発性心室細動の特徴が十分に解明されていくものと思われるが，ぜひとも知っておいてほしい心電図異常の1つといえる．

3. 疾患の解説

　特発性心室細動は，心臓に器質的な異常がなく，突然に心室細動をきたす疾患である．広義にはBrugada症候群も含められるが，最近はBrugada症候群に特徴的な心電図変化を認めない場合に，"特発性心室細動"という診断名を用いることが一般的となっている．報告によって異なるが，特発性心室細動の20～50％くらいにJ波を認めることから，J波は特発性心室細動と関連の深い心電図異常ということになる．

4. 心電図診断として鑑別すべきものは？

　Brugada症候群，（先天性）QT延長症候群，カテコラミン感受性多形性心室頻拍が重要である．これらはいずれも心臓に器質的な異常を認めず，心室細動あるいはそれに類似した心室頻拍きたす疾患である．安静時12誘導心電図のQRS波終末部のノッチの鑑別ということであれば，不整脈原性右室心筋症を忘れてはならない．

5. 対応・治療の方針は？

　特発性心室細動と診断された場合は，植込み型除細動器（ICD）の絶対的適応となる．ICDが唯一の治療法といってもよい．薬物療法は一般に無効であり，アミオダロンなどの強力なIII群抗不整脈薬も，特発性心室細動には功を奏しない．日中の活動時のみに発症するような場合は，β遮断薬が投与されることもある．

カテーテルアブレーションについては，心室細動自体を治療することはできないが，心室細動の引き金となる心室期外収縮を消失させるために行われることもある．

6. コンサルトすべきタイミング

　心室細動は，心臓突然死の原因となるもっとも危険性の高い不整脈であるため，診断が確定されれば，早々に専門医に紹介したほうがよい．多くの専門病院では，ICDを植込み，心臓突然死の予防に全力を注ぐことになる．致死性不整脈の予知に活用されるT-wave alternans，加算平均心電図による心室late potentals，heart rare variabilityなどの指標は，特発性心室細動においては有用でないことが示されている．

文献

1) Haïssaguerre M., et al. : Sudden cardiac arrest associated with early repolarization. N. Engl. J. Med., 358 : 2016-23, 2008
2) Abe A, et al. : Circadian variation of late potentials in idiopathic ventricular fibrillation associated with J waves : Insights into pathophysiology and risk stratification. Heart Rhythm, 2010, in press

おすすめ書籍

- 「不整脈診療 Skill Up マニュアル」（池田隆徳 編），羊土社，2008
  ↑難解な不整脈の鑑別が，シェーマを用いてわかりやすく解説されている．
- 「これでわかる危険な不整脈の診かたと治療」（池田隆徳 著），南江堂，2008
  ↑不整脈の理解のみならず，基礎病態の知識の整理にも役立つ．

プロフィール

池田隆徳（Takanori Ikeda）
杏林大学医学部第二内科・不整脈センター　教授．
詳細は編者プロフィール（p.230）を参照．

索引 Index

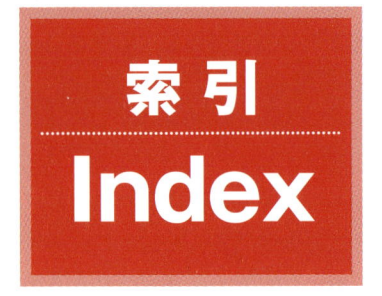

数字

1枝ブロック ……………………49, 110
I群抗不整脈薬 ……………………194
1度房室ブロック ……………46, 110
2枝ブロック ………………49, 57, 110
2度房室ブロック ………………45, 46
3枝ブロック ………………49, 57, 110
3度房室ブロック …46, 57, 110, 113
12誘導心電図 ……………………11

欧文

ATP ……………………………194
Brugada 症候群 ………………………
　　　………50, 175, 176, 217, 226
Ca 拮抗薬 ……………………194
CM5 誘導 ……………………66
δ（デルタ）波 ……………………47
ε波 ……………………………215
F 波 ……………………………55
hyper acute T wave ……………150
IABP ……………………………210
J 波 ……………………………224
Maron（の）分類 ……………169, 170
Mobitz II 型 ……………………46
Mobitz II 型2度房室ブロック ……
　　　………………………57, 110, 111
NASA 誘導 ……………………66
Na チャネル ……………………176
NSAIDs ……………………………173

Osborn 波 ……………………225
PCPS ……………………………210
QRS と解離した P 波 ……………141
QT 延長症候群 ……………49, 182
QT 時間延長 ……………………179
ST 上昇 ……………………………175
torsade(s) de pointes …49, 57, 80
type I ……………………………122
type II ……………………………122
Wenckebach 型 …………………46
Wenckebach 型2度房室ブロック …
　　　……………………………110, 111
wide QRS 頻拍 …140, 191, 192, 204
WPW（Wolff-Parkinson-White）
　症候群 ………44, 47, 55, 191, 193

和文

あ行

アデノシン感受性心室頻拍 ………56
アミオダロン ……………………194
アミロイドーシス ………………111
異型狭心症 ………………………52
異常 Q 波 …………………………52
イソプロテレノール ………………111
一時的ペーシング ………………182
移動性ペースメーカ ………………47
植込み型除細動器 ………………178
右脚ブロック ………49, 57, 176, 110
右軸偏位 ……………………………49
右室梗塞 ……………………………207
右室肥大 …………………………49, 58
右心不全 ……………………………58
右房負荷 …………………………47, 58
運動負荷心電図 …………………55, 59

か行

可逆性収縮低下 …………………212
拡張型心筋症 ……………………57
過収縮 ………………………………212
カテーテルアブレーション ……117, 194

ガドリニウム遅延造影 MRI ……154
冠性 T 波 …………………………52
完全房室ブロック 43, 46, 57, 110, 113
冠動脈インターベンション ………
　　　……………………………154, 209
冠動脈造影 ………………………208
貫壁性梗塞 ………………………154
冠攣縮性狭心症 …………………158
偽性心室頻拍 ……………………192
急性心筋梗塞 ……………52, 149, 113
急性心膜炎 ………………………171
胸部誘導 ……………………………13
鋸歯状波 ……………………………55
巨大陰性 T 波 …………………169
筋電図 ………………………………15
高カリウム血症 …………………50
高カルシウム血症 ………………50
梗塞後狭心症 ……………………54
高度伝導ブロック ………………57
高度房室ブロック ………49, 54, 110
抗不整脈薬 ………………………57

さ行

再梗塞 ………………………………55
細動波（f 波） …………………55, 115
左脚後枝ブロック ………………110
左脚前枝ブロック ………………110
左脚ブロック ……………………49, 57
左軸偏位 …………………………49, 110
左室肥大 …………………49, 57, 58
左心不全 ……………………………58
左房負荷 …………………………47, 58
ジギタリス …………………………57
ジギタリス効果 …………………58
ジギタリス中毒 …………………113
ジゴキシン ………………………194
（四）肢誘導 ……………………12
失神 ………………109, 111, 114, 178
自転車エルゴメータ負荷試験 ……60
上室性期外収縮 …………………45, 47
上室性不整脈 ……………………76

Index

情動ストレス ……………………213
徐脈 …………………………43, 111
徐脈性不整脈 ………………72, 73
心筋炎 …………………………172
心筋虚血 ………………………49
心サルコイドーシス ……………111
心室期外収縮 …………………79
心室固有調律 …………………113
心室細動 ……45, 54, 56, 57, 81, 177
心室性期外収縮 …………45, 47, 54
心室性不整脈 …………………79
心室調律 ………………………44
心室伝導遅延 …………………49
心室内変行伝導 ………………137
心室頻拍 ……43, 47, 54, 56, 80, 217
心室補充調律 …………………110
心室瘤 …………………………54
心尖部肥大型心筋症 …………169
心タンポナーデ ………………172
心電図 …………………………10
心内膜下梗塞 …………………154
心内膜下心筋梗塞 ……………153
心内膜床欠損症 ………………58
心嚢液貯留 ……………………172
心不全 …………………………114
心房期外収縮 ……………76, 136
心房細動 ……45, 55, 57, 77, 115, 191
心房粗動 ……………44, 55, 78, 120
心房頻拍 …………………47, 56, 77
心膜腔穿刺 ……………………172
ステント留置術 ………………208
ストレイン型陰性 T 波 …………49
スワン-ガンツ・カテーテル ……209
接触不良 ………………………16
絶対性不整脈 …………………115
先鋭 T 波 …………………149, 150

潜在性 WPW 症候群 ……………56
先天性 QT 延長症候群 …………57
先天性心疾患 …………………58
早期再分極 ……………………176
促進型心室固有調律 ………43, 113
促進型心室調律 ………………145

た 行

代償性休止期 …………………137
たこつぼ型心筋症 …………211, 212
単形性心室頻拍 ………………140
通常型心房粗動 ………………120
低カリウム血症 ……………50, 182
低カルシウム血症 ……………50
低マグネシウム血症 …………182
洞（機能）不全症候群 …………73
洞性徐脈 ……………43, 54, 112, 113
洞性頻脈 ……………………43, 76
洞停止 ……………………45, 113
等頻度性房室解離 …………112, 113
洞不全症候群 …………45, 57, 113
洞房ブロック …………………45, 113
特発性心室細動 ………………224
特発性心室頻拍（症）………56, 204
突然死 …………………………178
トレッドミル負荷試験 …………60

な～は 行

二次性 QT 延長症候群 …………179
入浴時心電図 …………………69
ノイズ …………………………15
ハンドグリップ負荷試験 ………61
肥大型心筋症 …………………57
非代償性休止期 ………………137
非対称性心室中隔肥厚 ………170

非特異的 STT 変化 ……………50
頻脈 ……………………………43
頻脈性不整脈 …………………72
副伝導路 ………………………192
不整脈 …………………………71
不整脈原性右室心筋症 ……215, 226
ペースメーカ ………………57, 111
ペースメーカ移動 ……………47
ベラパミル感受性心室頻拍 ……56
ベラパミル感受性特発性心室頻拍 …
 ………………………………205
変行伝導 …………………44, 45
弁膜症 …………………………58
房室回帰性頻拍 ………………56
房室解離 …………………113, 137
房室結節回帰性頻拍 …………56
房室接合部調律 …………44, 113
房室ブロック …………………74
防水型ホルター心電計 …………69
発作性上室頻拍 …………43, 44, 78
発作性心房細動 ………………115
ホルター心電図 ………………64
盆状 ST 低下 ……………57, 58

ま～ら 行

マクロリエントリー ……………122
マスター 2 階段試験 …………60
無収縮 …………………………212
めまい …………………………109
モニター心電図 ………………13
リズムコントロール …………117
硫酸アトロピン ………………111
レートコントロール …………117
労作性狭心症 …………………52

編者プロフィール

池田隆徳（Takanori Ikeda）

1961 年 生まれ	2002 年 杏林大学医学部第二内科講師
1986 年 東邦大学医学部卒業	2005 年 杏林大学医学部第二内科助教授
1993 年 東邦大学医学部第三内科助手	（准教授）
1994～96 年 米国シーダスサイナイ医療セン	2009 年 杏林大学病院不整脈センター統括責任者
ター& UCLA 留学	2010 年 杏林大学医学部第二内科教授

専門分野：内科学，循環器病学，不整脈学，心電図学．
学会役職は日本心電学会（評議員・学術諮問委員），日本不整脈学会（評議員），日本心臓病学会（FJCC），American College of Cardiology（FACC），Heart Rhythm Society（Faculty）など．
Cedars-Sinai Fellowship Award（1st Prize），Prof. T-L Wu Foundation Award，医科学応用財団日本心電学会学論文賞，日本内科学会専門医会研究奨励賞などを受賞．文部科学省科学研究費，厚生労働省循環器病研究委託費などの研究費を多数獲得．

レジデントの頃は覚えることが多くて大変ですが，心電図は医師である以上，避けて通ることのできない検査です．自分のものにしたいと思っているレジデントは多いと思います．まずは基本の基本からおさえる．それがどの領域にしろ，エキスパートになるためのもっとも早道だと思っています．頑張ってください．

レジデントノート Vol.12 No.2（増刊）

心電図の読み方，診かた，考え方

編集／池田隆徳

レジデントノート

Vol.12 No.2（増刊）2010〔通巻118号〕

ISBN978-4-7581-0497-5

定価（本体3,900円+税）　（送料実費別途）

© YODOSHA CO., LTD. 2010
本誌に掲載する著作物の複製権・上映権・譲渡権・公衆送信権（送信可能化権を含む）は（株）羊土社が保有します．

JCOPY ＜（社）出版者著作権管理機構 委託出版物＞
本誌の無断複写は著作権法上での例外を除き禁じられています．複写される場合は，そのつど事前に，（社）出版者著作権管理機構（TEL 03-3513-6969，FAX 03-3513-6979，e-mail：info@jcopy.or.jp）の許諾を得てください．

2010年4月10日発行〔第12巻 第2号（増刊）〕
発行人　一戸裕子
発行所　株式会社 羊 土 社
　　　　〒101-0052
　　　　東京都千代田区神田小川町2-5-1
　　　　TEL　03（5282）1211
　　　　FAX　03（5282）1212
　　　　E-mail eigyo@yodosha.co.jp
　　　　URL　http://www.yodosha.co.jp/
装幀　　野崎一人
印刷所　株式会社 三秀舎
広告申込　羊土社営業部までお問い合わせ下さい．

郵便振替　00130-3-38674

心電図の判読力はすべての医師に必須！

心電図の読み方
パーフェクトマニュアル

理論と波形パターンで徹底トレーニング！

編集／渡辺重行，山口　巖

- 定価（本体 5,800円＋税）
- A4変型判　366頁　ISBN4-7581-0609-2

150点以上の豊富な症例で心電図の読み方がマスターできる決定版！
見開き2ページで完結！わかりやすい！
波形パターンから項目をひけるので実践的，トレーニング問題が充実して自習に最適です．

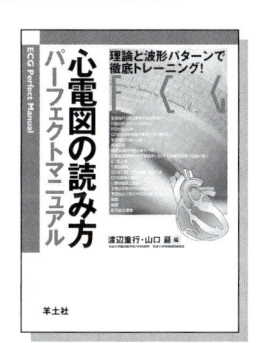

薬の選択と処方のポイントがわかる

循環器治療薬
の選び方・使い方

症例でわかる薬物療法のポイントと根拠

編集／池田隆徳

- 定価（本体 4,500円＋税）
- B6変型　383頁　ISBN 978-4-7581-0736-5

種類の多い循環器治療薬をどう使い分け，どれくらい処方するのか，症例から具体的に解説．
処方の注意点や服薬指導のポイントも一目でわかります．
現場で開いてすぐに役立つ一冊！

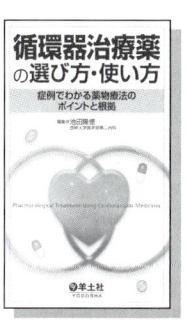

循環器病診療で頼りになるマニュアル

不整脈
診療Skill Upマニュアル

編／池田隆徳
- 定価（本体6,000円＋税）
- B5判　263頁　ISBN978-4-7581-0734-1

典型的な心電図だけでなく，鑑別が難しい例も掲載して丁寧に解説！
具体的な薬剤処方例も紹介しており，日常診療ですぐに役立ちます！

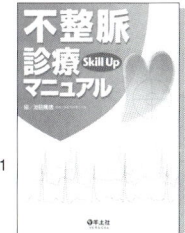

心不全
診療Skill Upマニュアル

編／北風政史
- 定価（本体6,000円＋税）
- B5判　277頁　ISBN978-4-7581-0735-8

豊富な症例で，診断に迷いやすい例や間違えやすい例もよくわかる！
診療で役立つ具体的な薬剤処方例やフローチャート，エビデンスが満載！

診療のコツと薬の数がますます充実！

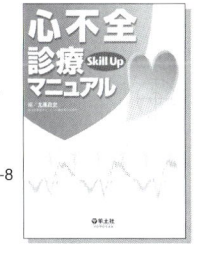

治療薬・治療指針
ポケットマニュアル
2010 年度版

監／梶井英治　編／小谷和彦，朝井靖彦

- 定価（本体3,800円＋税）
- A6変型判　863頁　ISBN978-4-7581-0902-4

初期対応から薬の処方まで初期診療の流れを1冊に凝縮！
症状・疾患から薬の処方がわかります．
もちろん循環器系疾患についても投薬・治療の基本から治療薬の処方まで豊富に掲載しています！

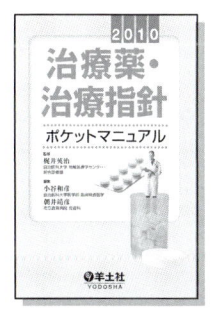

発行　羊土社 YODOSHA

〒101-0052　東京都千代田区神田小川町2-5-1　TEL 03(5282)1211　FAX 03(5282)1212
E-mail：eigyo@yodosha.co.jp
URL：http://www.yodosha.co.jp/

ご注文は最寄りの書店，または小社営業部まで

プライマリケアと救急を中心とした総合誌

レジデントノート

先輩達に信頼されて12年

医療現場での実践に役立つ研修医のための必読誌！

研修医指導にもご活用ください

特徴
1. 医師となって**最初に必要となる"基本"や"困ること"**をとりあげ、ていねいに解説！
2. **画像診断、手技、薬の使い方**など、すぐに使える内容！日常の疑問を解決できます
3. 先輩の経験や進路選択に役立つ情報も読める！

増刊 レジデントノート

1つのテーマをより広くより深く

年間4冊発行

レジデントノート Vol.11 増刊（2009年3月発行）
輸液療法パーフェクト

編集／飯野靖彦

- 具体的でわかりやすい、実際に困るようなケースがとりあげられている、と大好評！
- 輸液の実践テキスト決定版！！

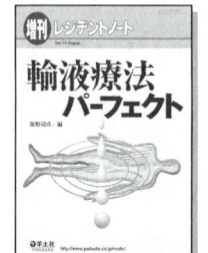

レジデントノート Vol.11 増刊（2009年9月発行）
日常診療での薬の選び方・使い方
日頃の疑問に答えます

編集／徳田安春、青木眞、岸本暢将、本村和久、堀之内秀仁

- ベテラン医師の臨床思考をわかりやすく解説！
- 頻用薬の使い分けなどよくある疑問を解決！納得のいく処方に欠かせない1冊です

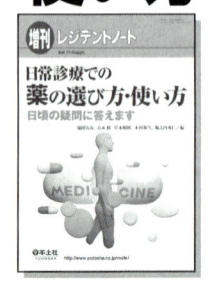

●次号増刊は2010年6月発行予定
感染症科がない、感染専門医がいない　研修医のための感染症ガイド（仮）　編集／青木 眞

□ 単冊購読料			□ 年間定期購読料			※年間定期購読は送料無料です
月刊	1冊	定価（本体2,000円＋税）	月刊のみ	12冊	定価（本体24,000円＋税）	
増刊	1冊	定価（本体3,900円＋税）	月刊＋増刊	16冊	定価（本体39,600円＋税）	
※増刊「輸液療法パーフェクト」のみ定価（3,800円＋税）			（月刊12冊＋増刊4冊）			

発行　羊土社 YODOSHA
〒101-0052　東京都千代田区神田小川町2-5-1　TEL 03(5282)1211　FAX 03(5282)1212
E-mail：eigyo@yodosha.co.jp
URL：http://www.yodosha.co.jp/

ご注文は最寄りの書店、または小社営業部まで